40代から

食べるなら、どっち!?

不安食品見極めガイド

渡辺 雄二
Yuji Watanabe

sanctuary books

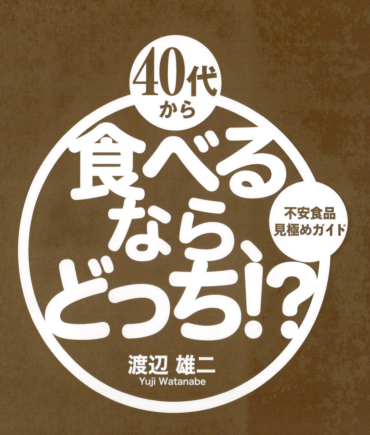

私たちは毎日、なにかを食べています。
食べている物は肉や魚、果物、野菜だけではなく、
スーパーやコンビニに並ぶ、
お惣菜、パン、飲み物、お菓子、調味料、加工肉、レトルト、乳製品など、
あらゆる加工食品を口にしています。
しかし加工食品の多くには、食べ物ではない、
添加物と呼ばれる「よくわからないもの」が含まれています。
その「よくわからないもの」を含む食品を、あなたはどんな気持ちで買っていますか。

頭の片隅では、ほんの少しだけ、

「よくわからないもの」の存在を気にしている……。

でもおいしいし、便利だし、

食べたからといって、体のどこかが痛くなったり、寝込むようなこともない。

食べ続けているけど、今までとくに問題もなかったようだし、

きっとこのまま「食べても大丈夫だろう」。

これがごく一般的な、私たちの加工食品に対する意識ではないでしょうか。

でも、よく考えてほしいのです。日本人の死因の1位はがんです。

がんは2人に1人が発病し、3人に1人を死にいたらしめている病気です。

そんな恐ろしいがんの一番の原因といえば、遺伝ではなく生活習慣、とくに食べ物だと判明しています。

日本人に多い胃がん、大腸がん、食道がんは、〝食べ物に含まれる添加物〟が大きく関係しています。

今はまだ、「食べても大丈夫」かもしれません。

でも怖い添加物は、どんどん体に蓄積していく可能性があり、
少しくらい「食べても大丈夫だろう」という油断の積み重ねが、
将来のあなたの体にどういう影響をもたらすかわからないのです。

がんだけではありません。

三大疾病といわれるがん・心臓病・脳卒中は、誰でもかかる病気です。

そしてある日突然、牙をむきます。

また年齢とともに、そのリスクは増えていきます。

だからこそ、〝今〟できる最善のことをしてほしいのです。

本当に、食べてもいいものはなにか。

逆に、食べてはいけないものはなにか。

この本を読みながら、少しずつ「食べ物を見る目」を養っていきませんか。

食べるなら、どっち!?

はじめに

はじめに

現在、コンビニやスーパーなどにはありとあらゆる種類の加工食品が売られていますが、それらはすべて2種類の原材料で製造されています。**1つは、食品原料です。**米、小麦粉、大豆、野菜類、果物類、海藻類、砂糖、塩、しょうゆなどで、人間の長い食の歴史によって安全と判断されたもので、私たちみんなが安心して食べることができるものです。

そして**もう1つは、食品添加物です。**着色料、香料、甘味料、保存料など様々な種類の添加物があります。しかし、これらは食品原料と違って、**一般に使われるようになったのは第二次世界大戦後であり、まだ70年ほどしか経っておらず、安全かどうかよく分からないまま使われている状況なのです。**

添加物は、石油製品などから化学的に合成されたり、植物や昆虫、細菌などから抽出されたものです。食べ物は栄養となって体を維持するのに役立ちますが、添加物の多くは栄養にはならず、一部は体にとって「異物」となり、体の機能を乱す恐れがあります。

厚生労働省では、使用を認可した添加物について、「安全性に問題はない」と言っていますが、**添加物の安全性は人間では確認されていません**。すべてネズミやイヌなどを使った動物実験によって調べられているだけなのです。ですから、人間にとって本当に安全なのかは分かっていないのです。

しかも、動物実験で発がん性や催奇形性（胎児に先天性障害をもたらす毒性）などの毒性が認められたにもかかわらず、認可されている添加物が少なくないのです。また、動物実験で分かるのは、がんができるか、腎臓や肝臓などの臓器に障害が出るか、体重が減るかなど、かなりはっきりと分かる症状です。人間が添加物を摂取した時の微妙な影響、すなわち、舌や歯茎の刺激感、あるいは胃が張ったり、痛んだり、もたれたりなどの胃部不快感、下腹の鈍痛、アレルギーなど自分で訴えないと他人には伝わらない症状は、動物では確かめようがないのです。

さらに、人間が受けるそうした微妙な影響は、添加物が複数使われていた時に現れやすいと考えられます。様々な添加物の刺激を胃や腸などの粘膜が受けることになるからです。ところが、動物実験では、複数の添加物を与えるという実験は行われていません。1品目についてのみ、調べられているだけなのです。

添加物は各臓器や組織の細胞や遺伝子に悪影響をもたらし、その結果、体に障害が発生

している可能性があります。それが最近になって明らかになってきました。２０１５年10月、世界保健機関（ＷＨＯ）の国際がん研究機関（ＩＡＲＣ）が、ハムやソーセージなどの加工肉が大腸がんを引き起こすというショッキングな発表を行いました。これについては、**加工食品・主食・調味料**のハムの項で詳しく述べますが、添加物の亜硝酸Ｎａ（ナトリウム）が原因していると考えられます。また、日本の国立がん研究センターの調査では、明太子やたらこなどの塩蔵魚卵を頻繁に食べていると胃がんになりやすくなることが分かっています。これも亜硝酸Ｎａが原因していると考えられます（**弁当・惣菜・パン類**のコンビニ手巻おにぎりの項参照）。

がんは、日本人の死因の第1位で、3人に1人はがんで亡くなっています。また、日本人の2人に1人ががんを発病しているという状況で、がんは50～60代で急増しています。つまり、がんをいかに防ぐかが、健康に長生きするための第一の秘訣なのです。

がんは遺伝による面が大きいと思っている人が多いようですが、それは間違いで、大部分は生活習慣が原因となっています。とくに日本人に多い胃がんや大腸がん、さらに食道がんは食べ物、とくにそれに含まれる添加物が大いに関係していると考えられます。つまり、発がん性のある、あるいは発がん性物質に変化する添加物を毎日摂取することによって、がんの発生リスクが高まっていると考えられるのです。したがって、がんを防ぐためには、危険性の高い添加物を避けることがとても重要なのです。

　さらに、日本人の死因の第２位は心臓病（心疾患）、第３位が肺炎、第４位が脳卒中（脳血管疾患）ですが、心臓病と脳卒中の原因の多くは動脈硬化であり、それを引き起こすとされるコレステロール、さらに動脈硬化になるリスクを高める高血糖や肥満を引き起こす糖質が「悪者」にされています。とくに糖質は過度に毛嫌いされ、「糖質ゼロ」や「糖質オフ」の食品が売られており、糖質の代わりに合成甘味料のアスパルテーム、アセスルファムＫ、スクラロースが使われています。しかしこれらには危険性が潜んでいるのです。

　アスパルテームについては、脳腫瘍を起こす可能性が指摘され、また動物実験では白血病やリンパ腫などのがんを起こすことが認められています。また、アセスルファムＫとスクラロースは、自然界に存在しない化学合成物質であるため、体内で分解されることがなく、血液に乗って全身をめぐります。これは、「人体汚染」を起こしているのと同じです。

　アセスルファムＫの場合、イヌを使った実験で、肝臓に対するダメージや免疫力を低下させることが示唆されています。また、スクラロースは悪名高い有機塩素化合物の一種であり、ネズミを使った実験では、免疫力を低下させることが示唆されています。

こうした危険性の高い添加物は、ふだん私たちが口にしている食品に含まれ、そして、私たちの体に悪影響をもたらしていると考えられます。したがって、それらを含む食品を避けるように心がけなければならないのです。

本書の見方

本書では、40代からの人がよく口にする代表的な製品を取り上げ、食べる（飲む）なら、どちらが適しているか、という判断をしています。**「食べる（飲む）なら、こっち」**は、基本的には添加物を使っていない、あるいは安全性の高い添加物を1～3品目程度使っているものです。ただし、**実際にはそうした製品は少ないので、危険性が高い添加物を含んでおらず、食べてもそれほど悪影響がないと考えられるものも、「食べる（飲む）なら、こっち」という判断をしています。**

一方、**「こっちは、ダメ」**は、危険性の高い添加物を含む、あるいはあまりにも多くの添加物が使われているため胃や腸などに悪影響をおよぼす可能性のあるものです。ただし、**一部これらに当てはまらないものでも、「食べる（飲む）なら、こっち」に比べて明らか**

に安全性の点で劣っている製品なども「こっちは、ダメ」と判断しているケースもあります。

その他、本書で使われているマークは次のような意味です。

「これもＯＫ！」……添加物を含んでいない、あるいは安全性の高い添加物を1～3品目程度、使っているもの。

「ギリギリＯＫ！」……添加物が複数含まれているが、明らかに危険性の高い添加物を含んでおらず、食べてもそれほど悪影響が現れないと考えられるもの。

「食べない（飲まない）方が安心！」……カラメル色素（全部で4種類あるが、そのうちの2種類には4－メチルイミダゾールという発がん性物質が含まれている）を含む製品。ただし、一部カラメル色素を含まない製品もあります。

「これもダメ」……「こっちは、ダメ」と同様に危険性の高い添加物を含む、あるいは添加物が多すぎるため胃や腸などに悪影響をおよぼす可能性のあるもの。

以上ですが、本書では具体的な製品名をあげて「食べるなら、どっち!?」の判定を行っていますので、買い物の際にぜひ参考にしていただきたいと思います。

食べるなら、どっち!?

CONTENTS

目次

目次 CONTENTS

はじめに　5

弁当・惣菜・パン類

コンビニ手巻おにぎり　18
セブン-イレブン おにぎり 辛子明太子／ローソン おにぎり 手巻 辛子明太子／ファミリーマート おむすび 手巻 辛子明太子／サンクス おにぎり（辛子明太子）

コンビニ直巻おにぎり　22
ファミリーマート おむすび 直巻 炙り焼たらこ／ファミリーマート おむすび 直巻 明太子マヨネーズ／ローソン おにぎり てっぺん盛り 玉子焼と明太子／サンクス おにぎり（紅鮭ハラミ）

コンビニ弁当　26
セブン-イレブン 特製ロースかつ丼／サンクス のり弁／ローソン 肉野菜炒め弁当／ファミリーマート 炙り焼ガーリックチキンステーキ弁当

コンビニ惣菜　30
ローソンセレクト ポテトサラダ／ローソンセレクト マカロニサラダ／セブンプレミアム 北海道男爵いものポテトサラダ／スタイルワン 北海道産じゃがいも使用ポテトサラダ

ハンバーグ　34
イシイのチキンハンバーグ／直火焼でおいしいハンバーグ／ローソンセレクト おさかなハンバーグ／きのこ入り和風ソース ソースで食べるハンバーグ

ミートボール　38
トマトソース味 ミートボール／てりやき味 ミートボール／イシイのおべんとクン ミートボール／温めなくてもそのまま食べられるミートボール

漬け物　42
岩下の新生姜／スライスたくあん／きゅうりのキューちゃん／国産ふんわりなすび

煮豆　46
おまめさん うずら豆／しお豆 うす塩味／おかず畑 七目野菜豆／セブンプレミアム 北海道産黒豆

佃煮　50
ふじっ子 しそ昆布／パクパクつぼ漬こんぶ／しそ味ひじき（ごま入り）／江戸むらさき 唐がらしのり

梅干し　54
紀州南高梅 しそ漬（中田食品）／紀州南高梅 しそ漬（南紀梅干）／ローソンセレクト 紀州産南高梅干 しそ漬／こりこり小梅

珍味　58
芳醇 うにいか／函館百味 うにくらげ／桃屋のいか塩辛

コンビニサンドイッチ　62
セブン-イレブン たっぷりたまごサンド／セブン-イレブン ミックスサンド／ファミリーマート ミックスサンド／ローソン ツナ&たまごサンド

惣菜パン　66
ファミリーマート コーンの甘味広がるたっぷりコーンパン／ファミリーマート 大きいウインナー／ローソン ダブルソーセージ／セブン-イレブン こだわりソースのコロッケパン

菓子パン　70
ふんわりメロンパン／セブンプレミアム 生チョコクリームコロネ／北海道粒あんぱん／パスコ ジャムパン

飲み物

紅茶飲料　74
午後の紅茶 ストレートティー／ヘルシア紅茶 ストレートティー／紅茶花伝 ロイヤルミルクティー／シンビーノ ジャワティストレート レッド

缶コーヒー 78
ブラックボス 無糖・ブラック／ワンダ 金の微糖／ジョージア エメラルドマウンテン ブレンド／ワンダ モーニングショット

カフェラテ・カフェオレ 82
セブンプレミアム カフェラテ ノンスウィート／マウントレーニア カフェラッテ ノンシュガー／スターバックス カフェラテ／グリコ カフェオーレ

飲むヨーグルト 86
明治 プロビオヨーグルトR-1 ドリンクタイプ／恵 ガセリ菌SP株ヨーグルト／ビフィックス1000／セブンプレミアム 生きて腸まで届く乳酸菌入り のむプレーンヨーグルト

スポーツ飲料 90
グリーン ダ・カ・ラ／ポカリスエット イオンウォーター／ポカリスエット／アクエリアス

炭酸飲料 94
C.C.レモン／カルピスソーダ／ファンタ グレープ／三ツ矢サイダー

エナジードリンク 98
リアルゴールド ワークス／モンスターエナジー／レッドブル エナジードリンク／ライジン グリーンウイング

ゼリー飲料 102
カロリーメイトゼリー アップル／1日分のビタミン グレープフルーツ味／ウイダーinゼリー エネルギー マスカット味／クラッシュタイプの蒟蒻畑 ぶどう味

スティックコーヒー 106
ブレンディ スティック ブラック／ブレンディ スティック カフェオレ カロリーハーフ／UCC ザ・ブレンド117 スティック／UCC ジャパンプレミアム 黒糖入りミルク珈琲

トクホ・栄養・機能性食品

脂肪を減らす茶系飲料 110
伊右衛門 特茶／ヘルシア緑茶／カテキン緑茶／黒烏龍茶

血圧を下げる飲料 114
胡麻麦茶／プレティオ／トマト酢生活

栄養・機能性ドリンク 118
オロナミンCドリンク／リポビタンD／デカビタC／ウコンの力

コラーゲン食品 122
〈ドリンク〉ゼライス／ザ・コラーゲン／パーフェクトアスタコラーゲンリフター

加工食品・主食・調味料

ハム 126
信州ハム 無塩せきハム ロース／日本ハム ロースハム ゼロプラス／セブンプレミアム 無塩せき・低塩スライスハム（ロース）／丸大食品 ロースハム（スライス）

ウインナーソーセージ 130
トップバリュ・グリーンアイ ポークあらびきウインナー／アルトバイエルン／無塩せき あらびきポークウインナー／シャウエッセン

焼豚 134
丸大屋のこだわり黒叉焼／直火焼焼豚／旨焼

魚肉ソーセージ 138
おさかなのソーセージ／ホモソーセージ／マルハ フィッシュソーセージ／カルシウムたっぷり フィッシュソーセージ

カップめん 142
麺づくり 鶏だし塩／スーパーカップ 鶏ガラ醤油／日清麺職人 香る野菜しお／カップヌードル

インスタントラーメン 146
マルちゃん正麺 塩味／サッポロ一番 みそラーメン／セブンプレミアム 金の麺 塩／チャルメラ しょうゆ

カップスープ 150
クノール つぶたっぷりコーンクリーム［ポタージュ］／クノール オニオンコンソメ／じっくりコトコト 濃厚コーンポタージュ／マルちゃん素材のチカラ 野菜が美味しいスープ

カレールゥ 154
特製 エスビーカレー／こくまろカレー 中辛／プレミアム熟カレー辛口／S&B ゴールデンカレー 中辛

ふりかけ 158
のりたま／超ふりかけ これぞ、鶏そぼろ／永谷園のお茶づけ海苔／ごはんの定番 かつおおかかふりかけ

レトルト食品 162
トップバリュ バターチキンカレー／ボンカレー ゴールド 中辛／ローソンセレクト 親子丼／クックドゥ 赤麻婆豆腐用

パスタソース 166
マ・マー 旨辛ペペロンチーニ／マ・マー ミルクたっぷりのカルボナーラ／まぜるだけのスパゲッティソース バジル／パスタ倶楽部 ナポリタンソース

冷凍食品 170
具だくさんエビピラフ／マ・マー ソテースパゲティ ナポリタン／わが家の麺自慢 ちゃんぽん／こんがりジューシー！ ミニハンバーグ

めんつゆ 174
桃屋のつゆ 大徳利／創味のつゆ／本つゆ／ヤマキ めんつゆ

ドレッシング 178
マコーミック フレンチドレッシング／日清ドレッシングダイエット うまくち和風／キユーピー 和風醤油ごま入ドレッシング／リケンのノンオイル 青じそ

砂糖 182
カップ印 きび砂糖／カップ印 三温糖／スプーン印 上白糖／パールエース印 中ザラ糖

卓上甘味料 186
オリゴのおかげ／パルスイート ビオリゴ／ラカントS

お菓子

チョコレート 190
ダース ミルクチョコレート／ゼロ ノンシュガーチョコレート／明治 ミルクチョコレート／ポッキー チョコレート

クッキー・ビスケット 194
贅沢バターのシャルウィ？ エクセレント／ハーベスト メープルバター／ムーンライトクッキー／ブルボン ルーベラ

ゼリー 198
ほろにがコーヒーゼリー／ごろっと白桃／セブンプレミアム くだもの充実みかんゼリー／ＥＭＩＡＬ 珈琲ゼリー

ヨーグルト 202
明治 プロビオヨーグルト ＬＧ21 低脂肪／恵 ガセリ菌ＳＰ株ヨーグルト／ラクトフェリンヨーグルト／小岩井生乳１００％ヨーグルト

プリン 206
こだわり極プリン／Ｂｉｇ プッチンプリン／森永の焼プリン／メイトーのなめらかプリン

ガム ― 210
ロッテ ノータイムガム／ロッテ キシリトールガム／キシリッシュ クリスタルミント／クロレッツ×P オリジナルミント

のど飴 ― 214
はちみつ100％のキャンデー／ノンシュガー 果実のど飴／キシリクリスタル ミルクミントのど飴／VC-3000のど飴

スナックバー ― 218
ソイジョイ アーモンド&チョコレート／1本満足バー シリアルブラック／1本満足バー シリアルチョコ／ウイダーinバー プロテイン バニラ

せんべい ― 222
お醤油屋さんのつけやき／辛子明太子 大型揚せん／金吾堂 手造りの味厚焼 しょうゆ味 ごま味／せんべい とろ火焼 サラダ味

豆菓子 ― 226
でん六 ポリッピー しお味／Kasugai グリーン豆／三幸の柿の種／豆しば おつまみアソート

おつまみ ― 230
セブンプレミアム ミックスナッツ／黒胡椒サラミ／イカリ豆 うまか豆／糸柳焼かまぼこ

アイスクリーム ― 234
ハーゲンダッツ バニラ／カロリーコントロールアイス バニラ／エッセル スーパーカップ 超バニラ／バニラモナカ ジャンボ

お酒・ノンアルコール飲料

発泡酒 ― 238
淡麗 グリーンラベル／淡麗 プラチナダブル／淡麗／極ZERO

第三のビール ― 242
金麦／のどごし オールライト／のどごし／クリアアサヒ

ワイン ― 246
ポリフェノールたっぷり酸化防止剤無添加赤ワイン〈有機プレミアム〉／ボン・ルージュ（赤）／フルーティでおいしい 酸化防止剤無添加ワイン 赤／リラ ぶどう香る まろやか赤

日本酒 ― 250
浦霞 特別純米酒／ワンカップ大関／黄桜 通の純米冷酒／白鶴まる

缶チューハイ ― 254
キリン氷結 グレープフルーツ／ストロングゼロ ダブルグレープフルーツ／こくしぼり グレープフルーツ チューハイ／もぎたて 新鮮オレンジライム【チューハイ】

ノンアルコールビール ― 258
キリンフリー／オールフリー／ドライゼロ／サッポロプラス

ノンアルコール飲料 ― 262
ウメッシュ ノンアルコール／のんある気分 カシスオレンジテイスト／まるで梅酒なノンアルコール

巻末特典1 食品添加物の基礎知識 ― 267

巻末特典2 がん・心臓病・脳卒中を防ぐコツ ― 275

とくに危険な添加物一覧 ― 282

おわりに ― 284

コンビニ手巻おにぎり

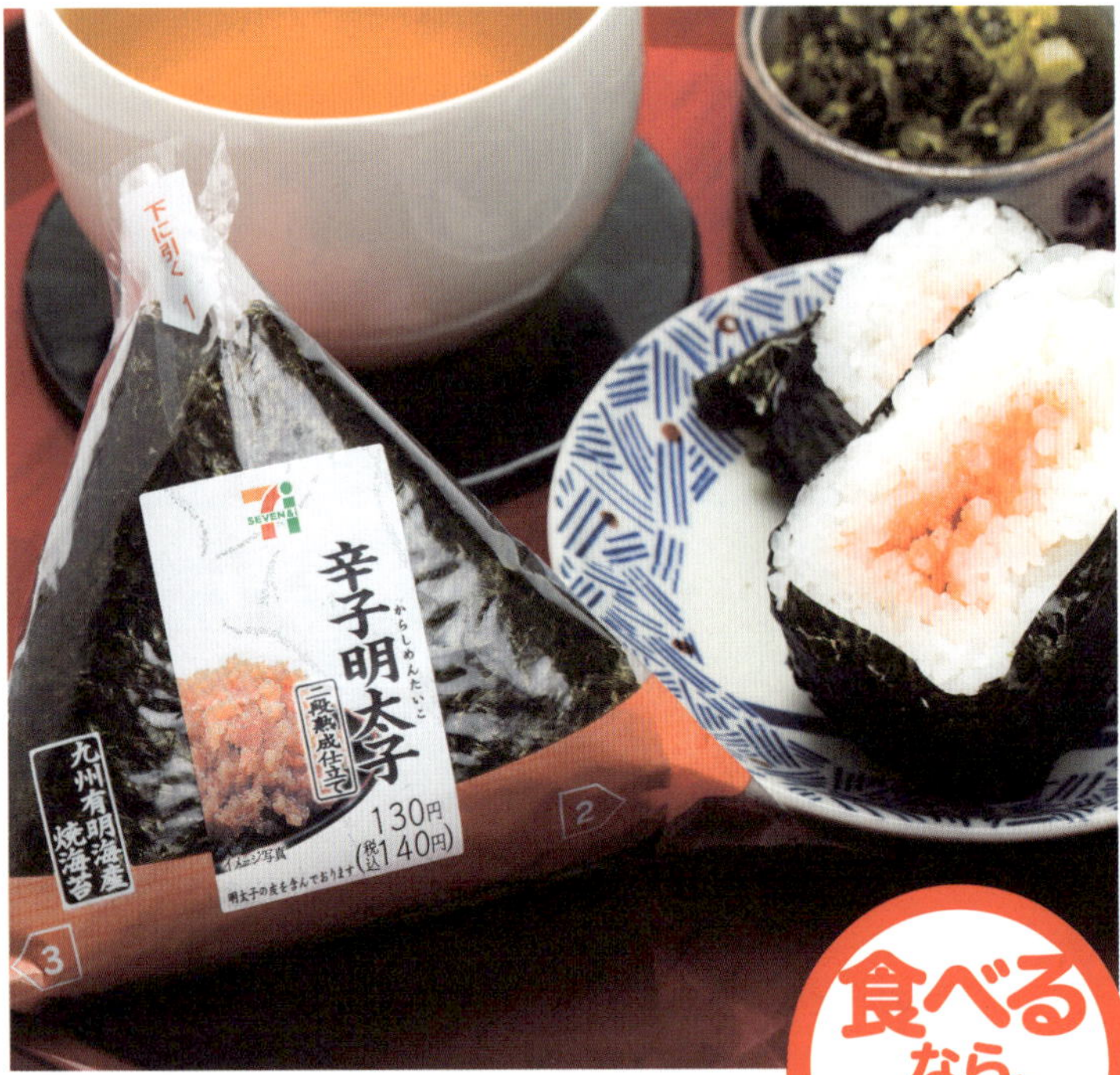

食べるなら、こっち

おにぎり 辛子明太子

(セブン - イレブン)

塩飯（国産米使用）、辛子明太子、海苔 / 調味料（アミノ酸等）、pH 調整剤、酸化防止剤（V.C）、ベニコウジ色素、野菜色素、酵素、香辛料抽出物

ビートレッドやムラサキイモなどの野菜から抽出された赤い色素。安全性に問題なし

ビタミンCのこと。成分が酸化して、味や香り、色などが変化するのを防ぐ

こんぶのうま味成分のL-グルタミン酸Naをメインとしたもの。毒性はほとんどないが、一度に大量に摂取すると、人によっては腕や顔に灼熱感を覚えたり、動悸を感じることがある

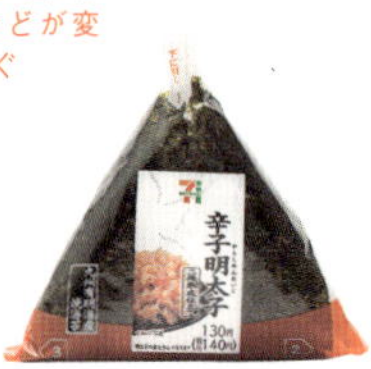

具の辛子明太子には、発がん性物質に変化する添加物が使われていることが多いが、この製品には使われていない。

誰もが親しんでいるコンビニの定番おにぎり。がんのリスクを高めるものは避けよう！

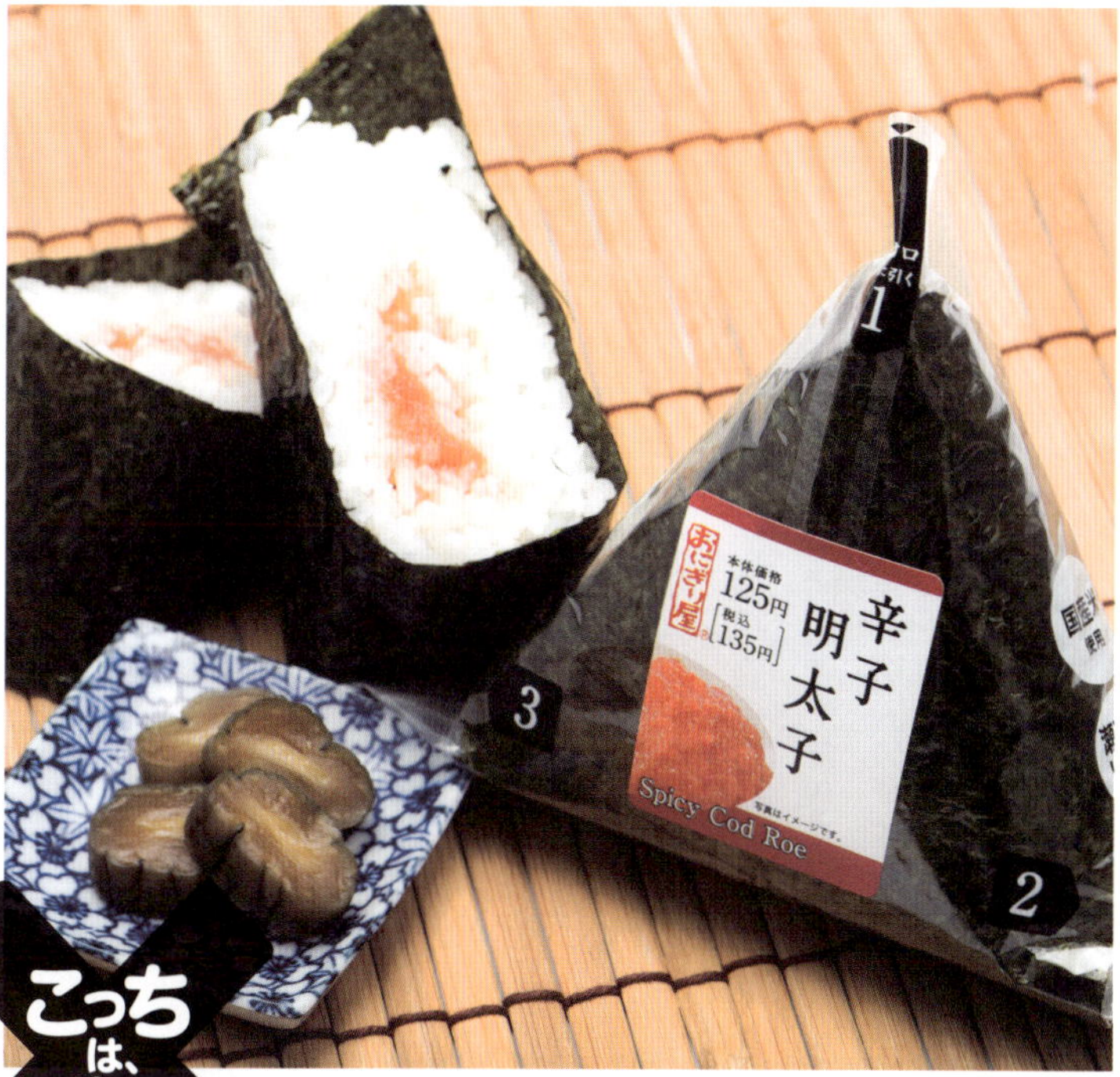

こっちは、ダメ

おにぎり 手巻 辛子明太子
（ローソン）

辛子明太子に発がん性物質に変化する発色剤の亜硝酸Naが添加されているのでNG。

塩飯、辛子明太子、海苔 / 調味料（アミノ酸等）、pH 調整剤、グリシン、酸化防止剤（V.C）、増粘剤（加工澱粉、増粘多糖類）、カロチノイド色素、モナスカス色素、発色剤（亜硝酸 Na）、酵素、炭酸 Mg、ナイアシン、（原材料の一部に大豆を含む）

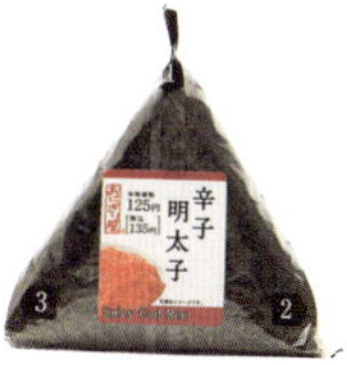

アミノ酸の一種。鶏やモルモットに大量に投与した実験では、中毒を起こして死亡する例も見られたが、多くの人がグリシンを大量に摂取しているにもかかわらず、被害を受けた話は聞かない

魚卵に多く含まれるアミンという物質と化学反応を起こして、強い発がん性のあるニトロソアミン類に変化

コンビニ手巻おにぎり

コンビニおにぎりの中でも、とくに人気のある「辛子明太子」ですが、ある大きな問題を抱えています。それは製品によっては、胃がんになる可能性があることです。明太子おにぎりには当然ながら明太子が入っていますが、実は明太子を頻繁に食べていると、胃がんになるリスクが高まるという疫学データがあるのです。

国立がん研究センター「がん予防・検診研究センター」の津金昌一郎センター長らは、40～59歳の男性約2万人について、約10年間追跡調査を行いました。その結果、**食塩摂取量の多い男性ほど胃がんの発生リスクが高く、とくに明太子やたらこ、いくらなどの塩蔵魚卵を頻繁に食べている人ほど発生リスクが高かった**のです。

この調査では、塩蔵魚卵を「ほとんど食べない」「週に1～2日」「週3～4日」「ほとんど毎日」に分類しました。そして、それぞれ

おむすび 手巻 辛子明太子

（ファミリーマート）

ギリギリ OK!

発色剤の亜硝酸 Na が添加されていない。調味料（アミノ酸等）や着色料（紅麹）、乳化剤などが添加されているが、ギリギリ OK。

ご飯、からし明太子、海苔、食塩 / 調味料（アミノ酸等）、増粘剤（加工デンプン）、酸化防止剤（V.C）、着色料（紅麹）、乳化剤、酵素、香辛料抽出物、（原材料の一部に小麦、大豆、ゼラチンを含む）

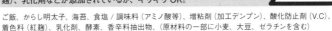

のグループの胃がん発生率を調べたのです。その結果、「ほとんど食べない」人の胃がん発生率を1とすると、「週に1〜2日」が1・58倍、「週3〜4日」が2・18倍、そして「ほとんど毎日」は2・44倍にも達していたのです。

津金センター長は、著書『がんになる人　ならない人』（講談社刊）の中で、塩分濃度の高い食品が胃の炎症を引き起こし、胃の細胞が分裂しながら炎症を修復する際に発がん性物質が作用してがん化が起こると考えられている、と指摘しています。

市販の明太子には、**黒ずみを防ぐ目的で発色剤の亜硝酸Ｎａが添加されていますが、それは魚卵に多く含まれるアミンという物質と化学反応を起こして、強い発がん性のあるニトロソアミン類に変化します。**これが発がん性物質として作用して、胃がんの発生リスクを高めていると考えられます。したがって、亜硝酸Ｎａが添加された明太子が入ったおにぎりは避けるべきです。

おにぎり（辛子明太子）

（サンクス）

ギリギリ OK!

発色剤の亜硝酸 Na が添加されていない。調味料（アミノ酸等）や pH 調整剤、紅麹色素、増粘多糖類などが添加されているが、これもギリギリ OK。

塩飯、辛子明太子、のり / 調味料（アミノ酸等）、酸化防止剤（V.C）、pH 調整剤、加工デンプン、紅麹色素、乳酸 Ca、増粘多糖類、パプリカ色素、香料、酸味料、香辛料抽出物、（原材料の一部に小麦、大豆を含む）

コンビニ直巻おにぎり

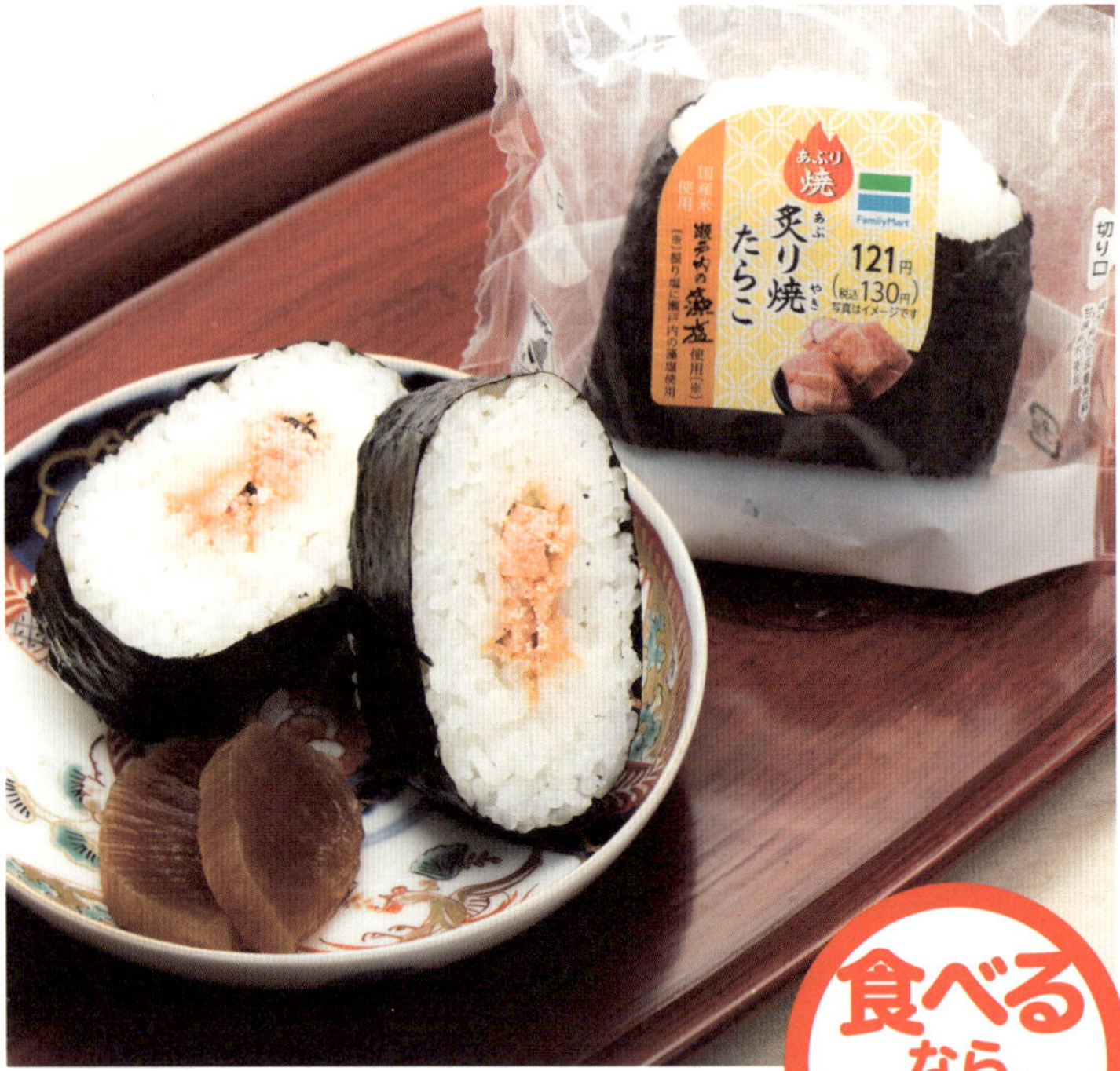

食べるなら、こっち

おむすび直巻 炙り焼たらこ

（ファミリーマート）

ご飯、焼きたらこ、海苔、食塩 / 調味料（アミノ酸等）、pH 調整剤、乳化剤、酸化防止剤（V.C）、着色料（野菜色素、カロチノイド、紅麹）、酵素、（原材料の一部に小麦、大豆を含む）

全部で 30 品目程度あり、一括名しか表示されないが、毒性の強いものは見当たらない

合成のものが 12 品目ある。うち 6 品目は安全性が高いが、そのほかは問題あり。しかし、一括名表示が認められていて、どれを使っているかわからない点は不安

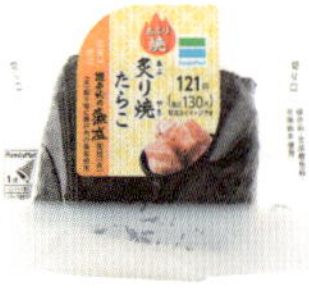

【おむすび直巻 炙り焼たらこ】には亜硝酸 Na が添加されていない、より安全なたらこが使われている。たらこのおにぎりを食べるならこっち。

家庭の手作り感を楽しめる直巻おにぎり。
おいしいけど、余計な添加物も口にしてるかも。

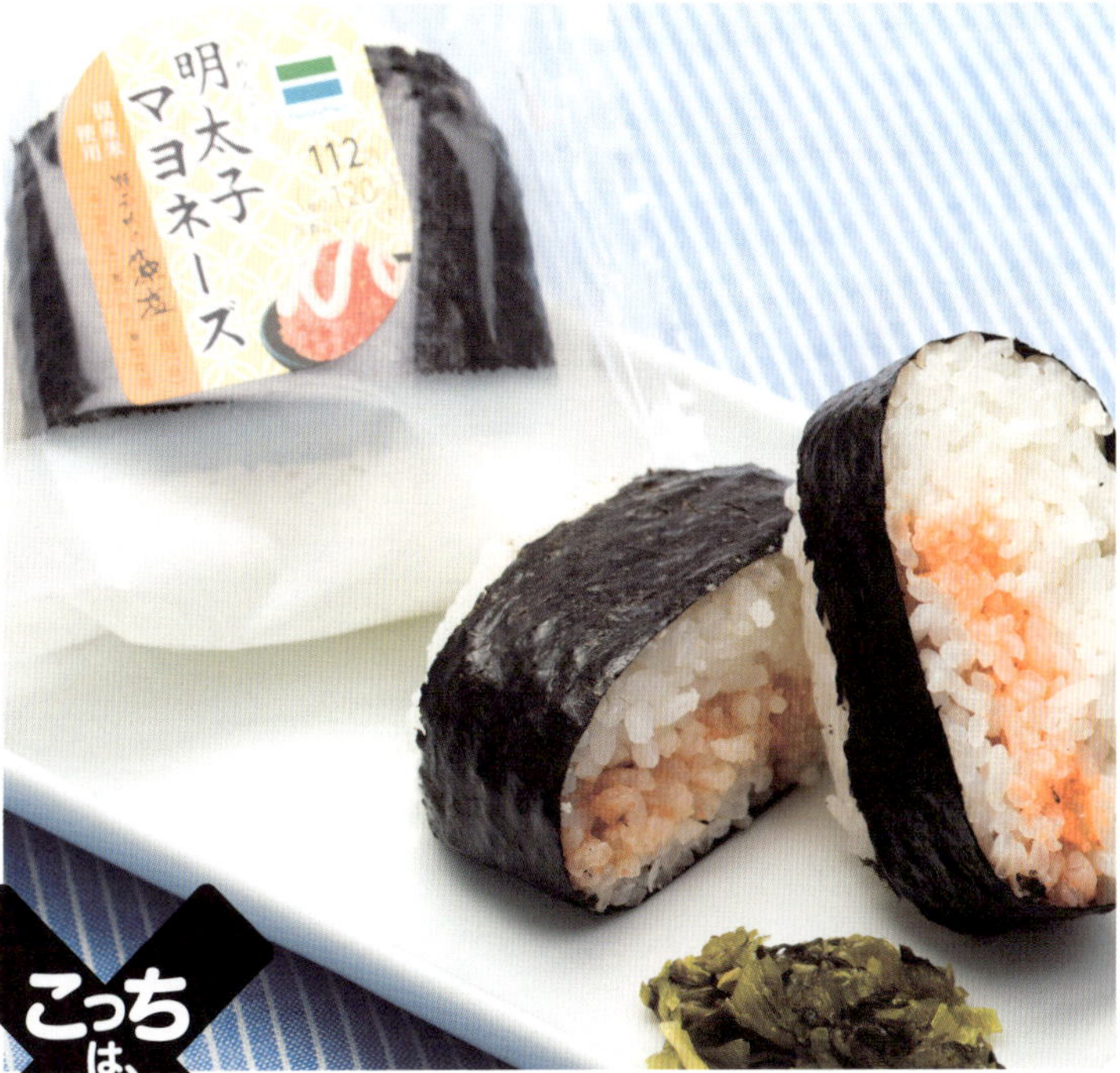

こっちは、ダメ

おむすび直巻 明太子マヨネーズ

（ファミリーマート）

具に使われている明太子に亜硝酸 Na が添加されている時点で NG。がんのリスクが高まる 40 代以降にはとくにおすすめできない。

ご飯、からし明太子ソース和え、海苔、食塩 / 調味料（アミノ酸等）、糊料（加工デンプン、増粘多糖類）、pH 調整剤、グリシン、酸化防止剤（V.C）、着色料（紅麹）、乳化剤、酵素、香辛料抽出物、発色剤（亜硝酸 Na）、（原材料の一部に小麦、卵、大豆、ゼラチンを含む）

酸化デンプンや酢酸デンプンなど全部で 11 品目あるが、すべての安全性が十分に確認されているとはいえない

黒ずみを防ぐための発色剤。たらの卵に多く含まれるアミンと化学反応を起こして、強い発がん性のあるニトロソアミン類に変化

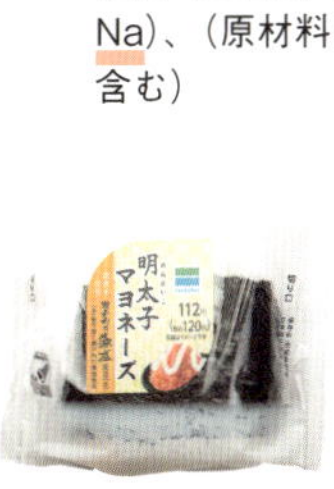

コンビニ直巻おにぎり

「コンビニおにぎりは、手巻よりも直巻のほうが好き」という人も少なくないでしょう。直巻おにぎりの中で人気のあるたらこですが、辛子明太子と同じ問題があります。辛子明太子もたらこも原料はたらの卵で、それが黒ずむのを防ぐため発色剤の亜硝酸Ｎａが添加されているからです。

コンビニ手巻おにぎりの項でも述べたように、魚卵にはアミンという物質が多く含まれており、それと亜硝酸Ｎａが化学反応を起こして、強い発がん性のあるニトロソアミン類に変化します。ニトロソアミン類は、たらこに含まれている可能性がありますし、**さらに酸性状態の胃の中でできることもあります。**ですから、原材料をよく見て、亜硝酸Ｎａが使われていない製品を選ぶ必要があるのです。

おにぎり てっぺん盛り玉子焼と明太子

（ローソン）

これもダメ

具として、発色剤の亜硝酸 Na が添加された辛子明太子が使われている。また、添加物が全部で 15 種類と多い。

塩飯、玉子焼、辛子明太子、海苔、塩 / 調味料（アミノ酸等）、pH 調整剤、グリシン、酢酸 Na、酸化防止剤（V.C）、糊料（加工澱粉、増粘多糖類）、加工澱粉、ソルビット、ベニコウジ色素、パプリカ色素、発色剤（亜硝酸 Na）、酵素、炭酸 Mg、ナイアシン、（原材料の一部に小麦、大豆、豚肉を含む）

【おむすび直巻 炙り焼たらこ】の場合、亜硝酸Ｎａが添加されていないたらこを使っているので、ニトロソアミン類ができる心配はありません。添加物の調味料（アミノ酸等）は、Ｌ－グルタミン酸Ｎａ（ナトリウム）をメインとしたものです。Ｌ－グルタミン酸Ｎａは、もともとはこんぶに含まれるうま味成分で、サトウキビなどを原料に発酵法によって製造されています。動物実験では毒性はほとんど見られていませんが、人間が一度に大量に摂取すると、人によっては腕や顔に灼熱感を覚えたり、動悸を感じたりすることがあります。

ｐＨ調整剤は、酸性度とアルカリ度を調整するほか、保存性を高める働きもあります。クエン酸やリン酸などの酸が多く、全部で30品目程度ありますが、毒性の強いものは見当たりません。ただし、どれが使われても「ｐＨ調整剤」という一括名しか表示されません。

一方、【おむすび直巻 明太子マヨネーズ】には、亜硝酸Ｎａが使われているのでＮＧです。

おにぎり（紅鮭ハラミ）

（サンクス）

ギリギリOK!

pH 調整剤や加工デンプン、香料などが使われているが、ギリギリ OK。炭酸 Mg（マグネシウム）は、安全性に問題はない。

塩飯、紅鮭焼、のり、食塩 /pH 調整剤、加工デンプン、酸化防止剤（V.C）、香料、炭酸 Mg、増粘多糖類、（原材料の一部に大豆を含む）

コンビニ弁当

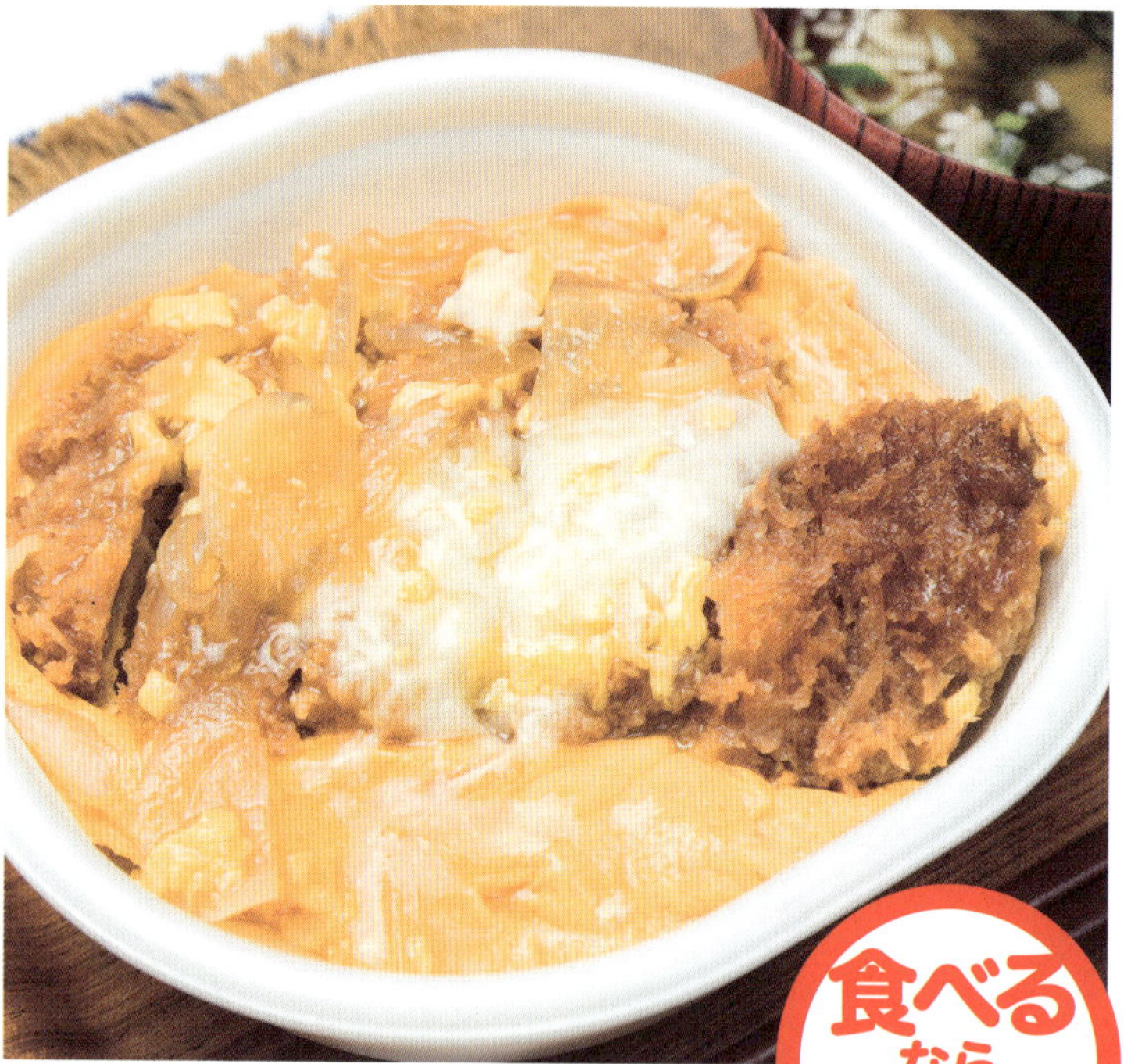

食べるならこっち

特製ロースかつ丼

（セブン - イレブン）

とんかつ玉葱玉子とじ、御飯（国産米使用）/ 加工澱粉、トレハロース、増粘剤（加工澱粉、増粘多糖類、アルギン酸 Na）、pH 調整剤、調味料（アミノ酸等）、ソルビット、グリシン、カロチノイド色素、焼成 Ca、酢酸 Na、セルロース、乳化剤、微粒酸化ケイ素、（原材料の一部に小麦、乳成分、ゼラチン、大豆を含む）

ソルビット：合成甘味料の一種で、低カロリーのためいろいろな食品に使われている。もともと果実などに含まれる成分なので、毒性は弱く、急性毒性はほとんどなし

トレハロース：天然添加物の一種で、麦芽糖を酵素で処理するか、酵母などから抽出したものを酵素処理して得る。ぶどう糖が２つ結合した二糖類で、きのこやエビなどにも含まれているので、安全性に問題なし

コンビニ弁当にしては、添加物は少ないほうといえる。また亜硝酸 Na やカラメル色素も使われていないので食べるならこっち。

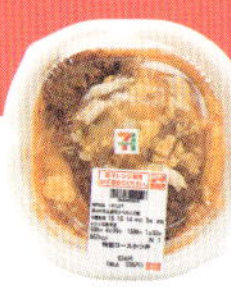

いつでも手軽に食べられるコンビニ弁当は、どんな基準で選ぶのが正解なの？

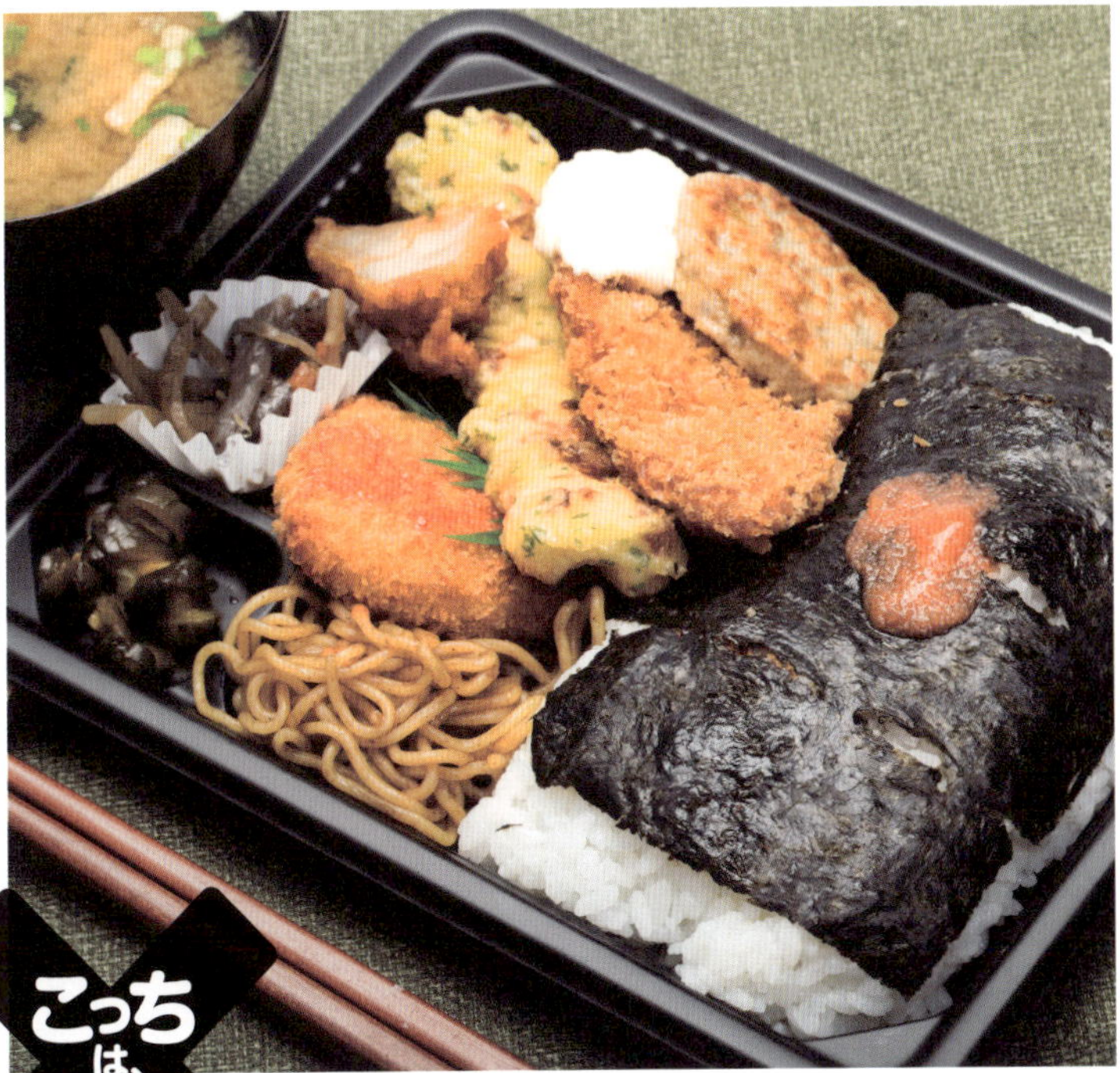

こっちは、ダメ

のり弁

（サンクス）

ご飯（国産米使用）、白身魚フライ、コロッケ、磯ちくわ天ぷら、ソース焼そば、ハンバーグ、鶏唐揚、きんぴらごぼう、タルタルソース、きゅうり醤油漬、かつおおかかつくだ煮、トマトケチャップ入タレ、醤油タレ、辛子明太子、のり、添付醤油 / 加工デンプン、ソルビット、調味料（アミノ酸等）、pH 調整剤、増粘剤（加工デンプン、増粘多糖類）、着色料（カラメル、紅麹、カロチノイド、ウコン）、トレハロース、炭酸 Ca、リン酸塩（Na）、膨張剤、かんすい、酸味料、グリシン、酒精、乳化剤、酸化防止剤（V.C）、酢酸 Na、水酸化 Ca、香辛料抽出物、甘味料（カンゾウ）、香料、発色剤（亜硝酸 Na）、（原材料の一部に小麦、卵、乳成分、さば、牛肉、豚肉、りんご、ごま、ゼラチン、魚醤〈魚介類〉を含む）

表示された添加物は危険なものも含めて、全部で 26 種類もあり、とてもおすすめできない。体のことを考えるなら食べるべきではない。

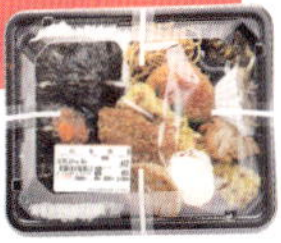

コンビニ弁当

コンビニ弁当には、主に3つの問題点があります。まず辛子明太子やたらこ、あるいはハムやウィンナーソーセージなどを具とした製品が多いため、それらに発色剤の亜硝酸Naが使われていること。次にカラメル色素が使われている製品が非常に多いこと。3番目は、**いろんな具材が使われており、それぞれに添加物が複数入っているため、それらを合計するとかなり多い添加物を含むことになること。**

【のり弁】は、これらの問題をすべて抱えている製品です。まず辛子明太子が入っているため、発色剤の亜硝酸Naが含まれます。そのため、強い発がん性のあるニトロソアミン類ができる心配があります。また着色料のカラメル（カラメル色素）が含まれています。さらに表示された添加物は、全部でなんと26種類にも上ります。こ

肉野菜炒め弁当

（ローソン）

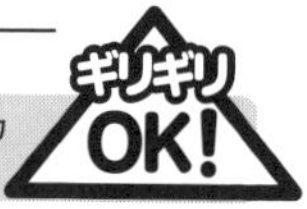

調味料（アミノ酸等）やpH調整剤などが使われているが、亜硝酸Naもカラメル色素も使われていないので、ギリギリOK。

ご飯（国産米使用）、野菜炒め（もやし、キャベツ、玉ねぎ、人参、その他）、豚肉炒め、キクラゲたれ和え、茹にら、調味油、黒ごま / 調味料（アミノ酸等）、pH調整剤、グリシン、酒精、酸化防止剤（V.E）、増粘剤（増粘多糖類、加工澱粉）、乳化剤、香料、酵素、（原材料の一部に小麦、卵、さば、大豆、鶏肉、ゼラチンを含む）

れだけの添加物が一度に胃の中に入るのですから、人によっては、胃が痛んだり、張ったような感じになる、重苦しくなるという胃部不快感に陥る可能性があります。

一方、【特製ロースかつ丼】は、亜硝酸Ｎａは使われていません。また、コンビニ弁当としては珍しくカラメル色素も使われていません。加工デンプン（加工澱粉）やｐＨ調整剤、調味料（アミノ酸等）が使われていますが、コンビニ弁当の中では、添加物は少ない方です。

乳化剤は、水と油など混じりにくい液体を混じりやすくするためのものです。合成添加物の乳化剤は、グリセリン脂肪酸エステルやショ糖脂肪酸エステルなど12品目ありますが、6品目はもともと食品に含まれている、またはそれに近い成分なので、安全性にほとんど問題はありません。しかし、ほかの6品目については、安全性が十分確認されていません。ただし、「乳化剤」としか表示されないため、どれが使われているのか不明です。

炙り焼ガーリックチキンステーキ弁当

（ファミリーマート）

これもダメ

発色剤の亜硝酸 Na とカラメル色素が使われている。添加物を合計すると、全部で 20 種類になるため、人によっては胃部不快感を覚える心配がある。

ご飯（国産米使用）、焼鳥、たれ、じゃがいも炒め（じゃがいも、玉ねぎ、コーン、ベーコン、植物油、バター風味ソース、顆粒スープ、食塩、黒こしょう、こしょう）、ペンネたれ和え、ガーリックフライ、黒ごま /pH 調整剤、グリシン、増粘剤（加工デンプン、増粘多糖類）、調味料（アミノ酸等）、酒精、着色料（カラメル、クチナシ、コチニール）、加工デンプン、カゼイン Na、リン酸塩（Na）、酵素、乳化剤、くん液、酸化防止剤（V.C）、香料、香辛料、発色剤（亜硝酸 Na）、酸味料、（原材料の一部に小麦、卵、乳、牛肉、大豆、豚肉、ゼラチンを含む）

コンビニ惣菜

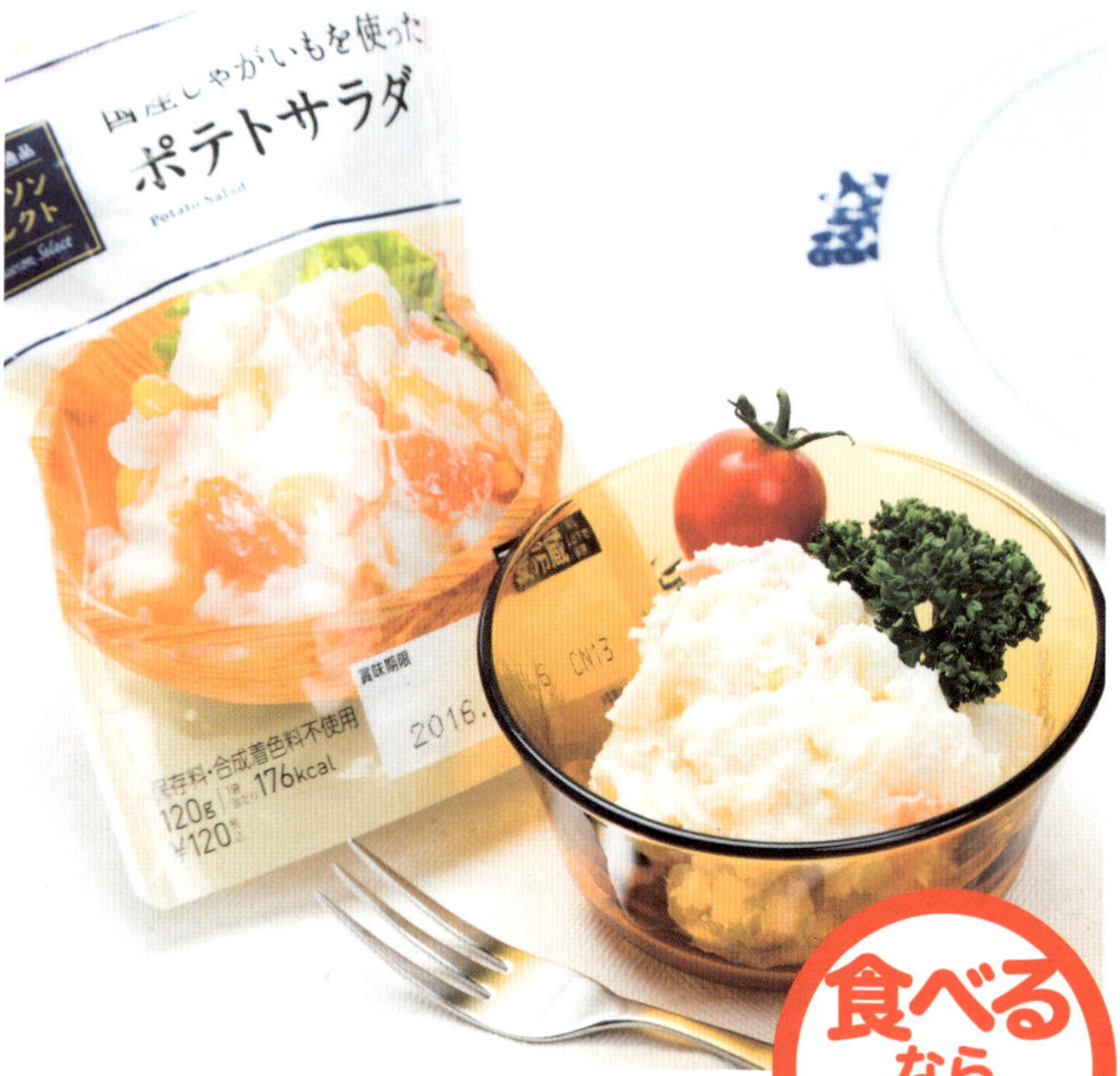

食べるならこっち

ローソンセレクト ポテトサラダ

(ローソン)

じゃがいも、マヨネーズ、たまねぎ、とうもろこし、にんじん、砂糖、食塩、醸造酢、還元水あめ、水あめ、卵黄、香辛料、酵母エキス / 調味料（アミノ酸等）、増粘剤（キサンタンガム）、香辛料抽出物、（原材料の一部に大豆を含む）

人間に投与したところ、血液、尿、免疫、善玉コレステロールなどに影響は見られず、総コレステロールが10％減っていた。人間への悪影響はほとんどない

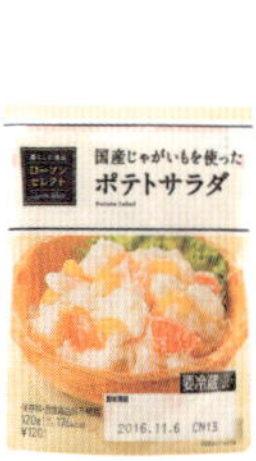

表示を見た限りでは危険な添加物は入っておらず、発がんリスクを高めるハムも使われていないので食べるならこっち。

もう一品ほしいときに便利なコンビニ惣菜だけど、安心していつでも食べられるのはどれ？

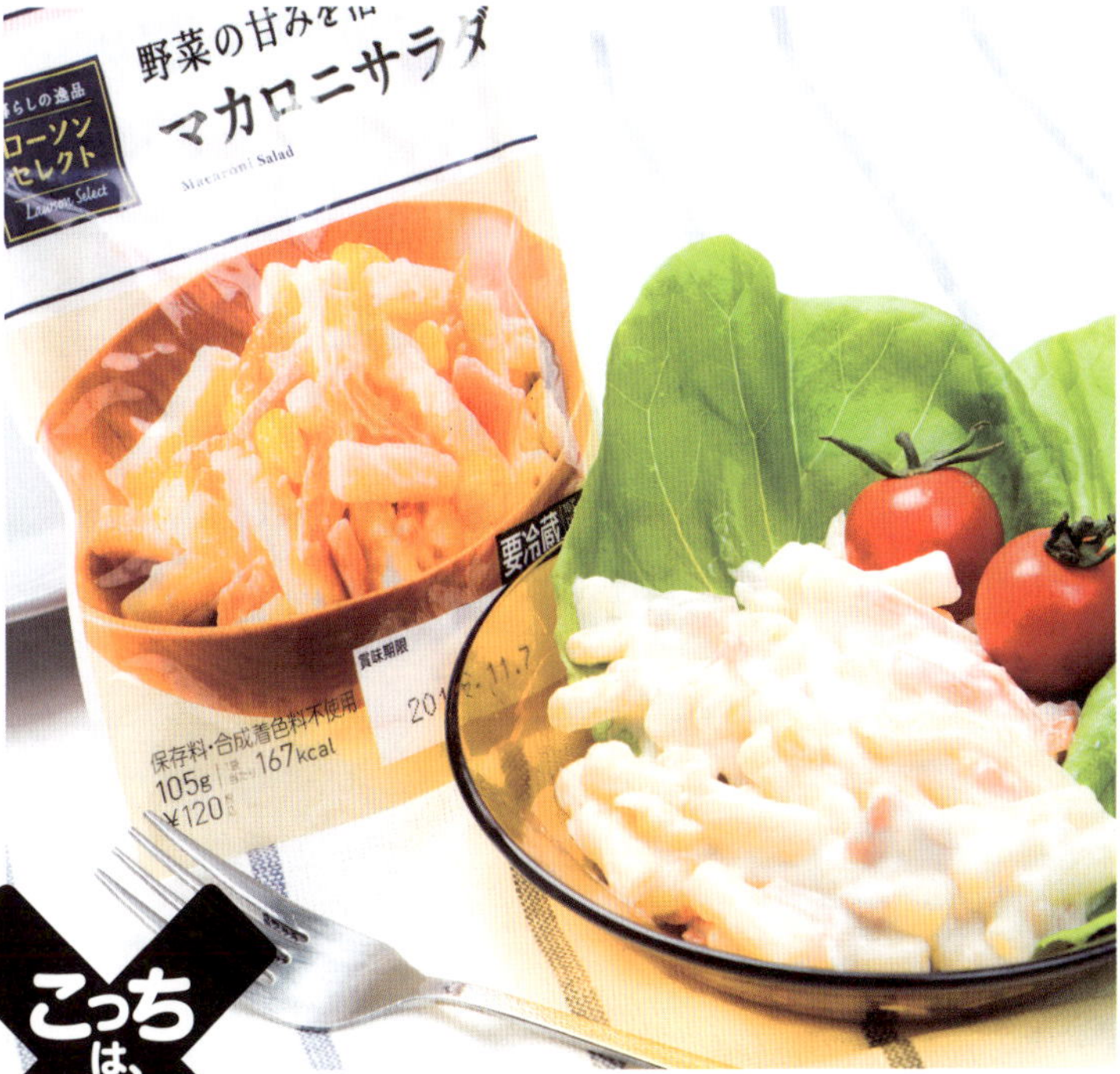

こっちは、ダメ

ローソンセレクト マカロニサラダ

（ローソン）

亜硝酸Naが添加されたハムには、大腸がんになるリスクが潜んでいるので、できれば口にすることは避けた方がいい。

マカロニ、チョップドハム、たまねぎ、にんじん、とうもろこし、砂糖、食塩、醸造酢、還元水あめ、卵黄、香辛料、しょうゆ、動植物性たん白加水分解物／調味料（アミノ酸等）、増粘剤（加工でん粉、キサンタンガム）、加工でん粉、リン酸塩（Na）、香辛料抽出物、発色剤（亜硝酸ナトリウム）、ベニコウジ色素、（原材料の一部に乳成分、小麦、豚肉、ゼラチンを含む）

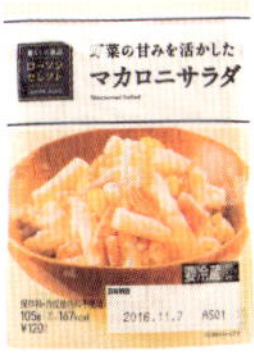

すでに発がん性物質ができている可能性もあり、見逃すことはできない

コンビニ惣菜

ごはんのちょっとしたおかずに便利なコンビニ惣菜ですが、注意しなければならない点があります。それは、【ローソンセレクト マカロニサラダ】のように**ハムが入っていると、それに発色剤の亜硝酸Ｎａ（ナトリウム）が添加されているので、発がん性物質ができている可能性がある**ことです。

ハムの場合、原材料に豚肉が使われていますが、時間がたつにつれて酸化して、黒ずんでいきます。そうなると「おいしくなさそう」に見えてしまうので、それを防ぐために発色剤の亜硝酸Ｎａが添加されています。それによって黒ずむことは防げるのですが、一方で問題点が発生してしまいます。

豚肉には魚卵と同様にアミンが多く含まれていて、亜硝酸Ｎａはアミンと化学反応を起こして、ニトロソアミン類ができてしまう

セブンプレミアム 北海道男爵いものポテトサラダ

（セブン＆アイ・ホールディングス）

ギリギリOK!

酸味料は何らかの酸であり、もともと食品に含まれているものも多く、毒性の強いものは見当たらない。しかし、具体的に何が使われているのか不明。

じゃがいも（遺伝子組換えでない）、マヨネーズ、にんじん、たまねぎ、砂糖、醸造酢、食塩、マスタード、こしょう / 酸味料、（原材料の一部に大豆を含む）

のです。ニトロソアミン類には強い発がん性があります。
ニトロソアミン類は、酸性状態の胃の中でできやすいことが分かっています。**また、ハム自体にできていることもあります。**
したがって、ハムを食べていると、ニトロソアミン類の影響によって、体内でがん、とくに大腸がんになるリスクが高まるのです。世界保健機関（WHO）の国際がん研究機関（IARC）が、2015年10月、「ハムやベーコンなどの加工肉を食べていると、大腸がんになりやすくなる」という発表を行っています（詳しくは**加工食品・主食・調味料**のハムの項参照）。
一方、【ローソンセレクト ポテトサラダ】のほうは、ハムが使われていないので、そうした心配はありません。なお、増粘剤のキサンタンガムは、ある種の細菌から抽出された多糖類で、安全性に問題はありません。

スタイルワン 北海道産じゃがいも使用ポテトサラダ

（サンクス）

ギリギリOK!

香辛料抽出物は、一般に香辛料として使われているものから抽出した成分なので、安全性に問題はない。ほかに調味料（アミノ酸等）が使われている。

じゃがいも、マヨネーズ、人参、玉ねぎ、食塩、砂糖、りんご酢、調味酢、香辛料 / 調味料（アミノ酸等）、香辛料抽出物、（原材料の一部に卵、大豆、ゼラチン、魚醤〈魚介類〉を含む）

ハンバーグ

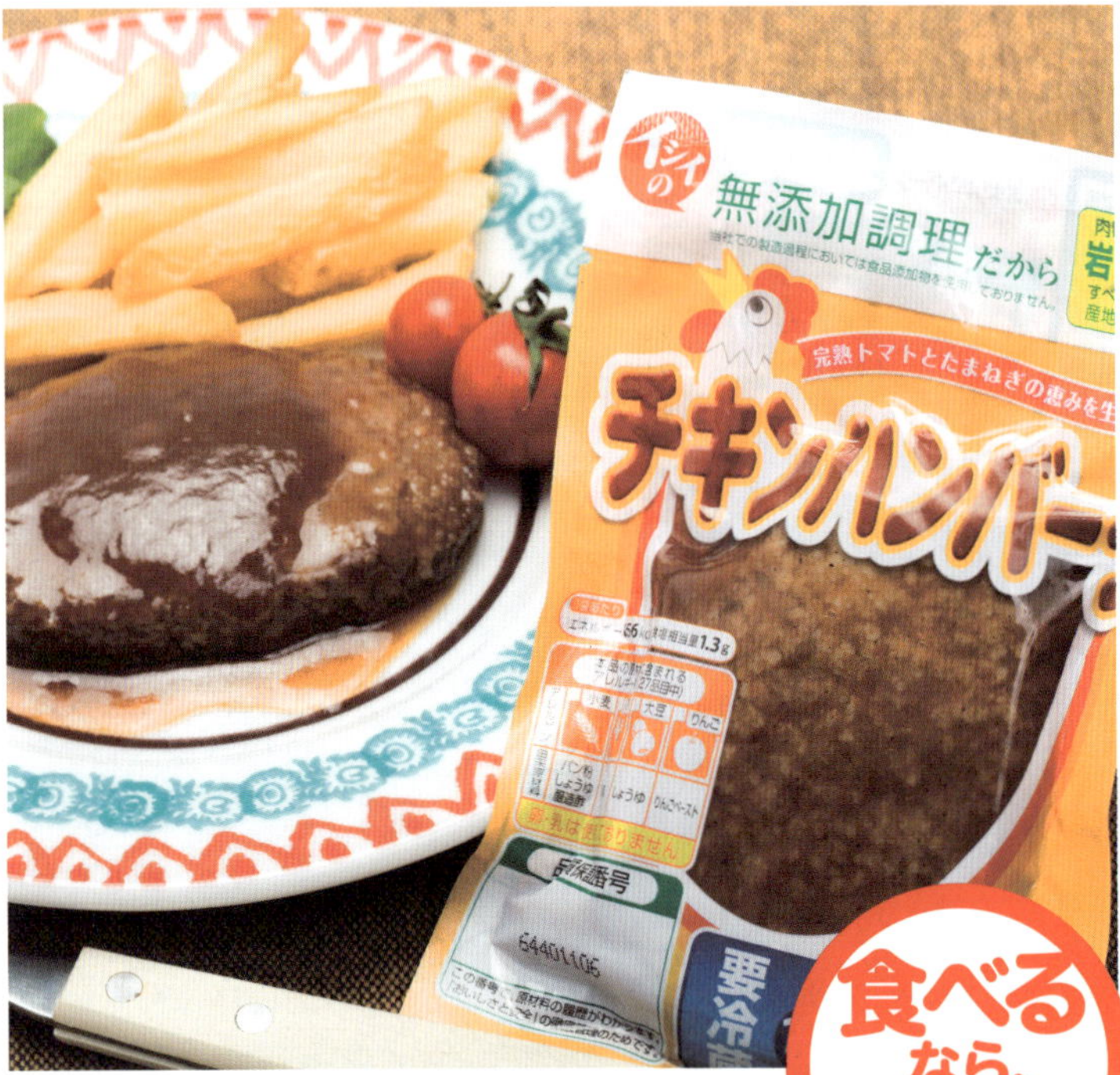

食べる
なら、
こっち

イシイのチキンハンバーグ

（石井食品）

鶏肉、たまねぎ、パン粉（小麦を含む）、ウスターソース、砂糖、しょうゆ（大豆、小麦を含む）、水あめ、食塩、香辛料、醸造酢（小麦を含む）、揚げ油（なたね油）、ソース［ウスターソース、砂糖、トマトペースト、たまねぎ、しょうゆ（大豆、小麦を含む）、醸造酢（小麦を含む）、でん粉、りんごペースト、食塩、香辛料］

添加物は使われていない

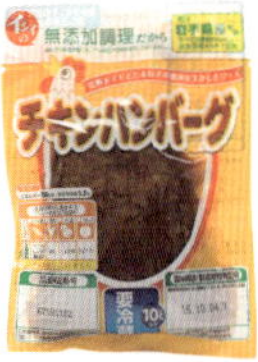

体に悪そうなイメージを持たれがちなレトルトハンバーグだが、【イシイのチキンハンバーグ】は添加物が使われておらず、問題ない。

お弁当に、カレーに、ドリアにと大活躍。より安心して家族に食べさせられるのはどれ？

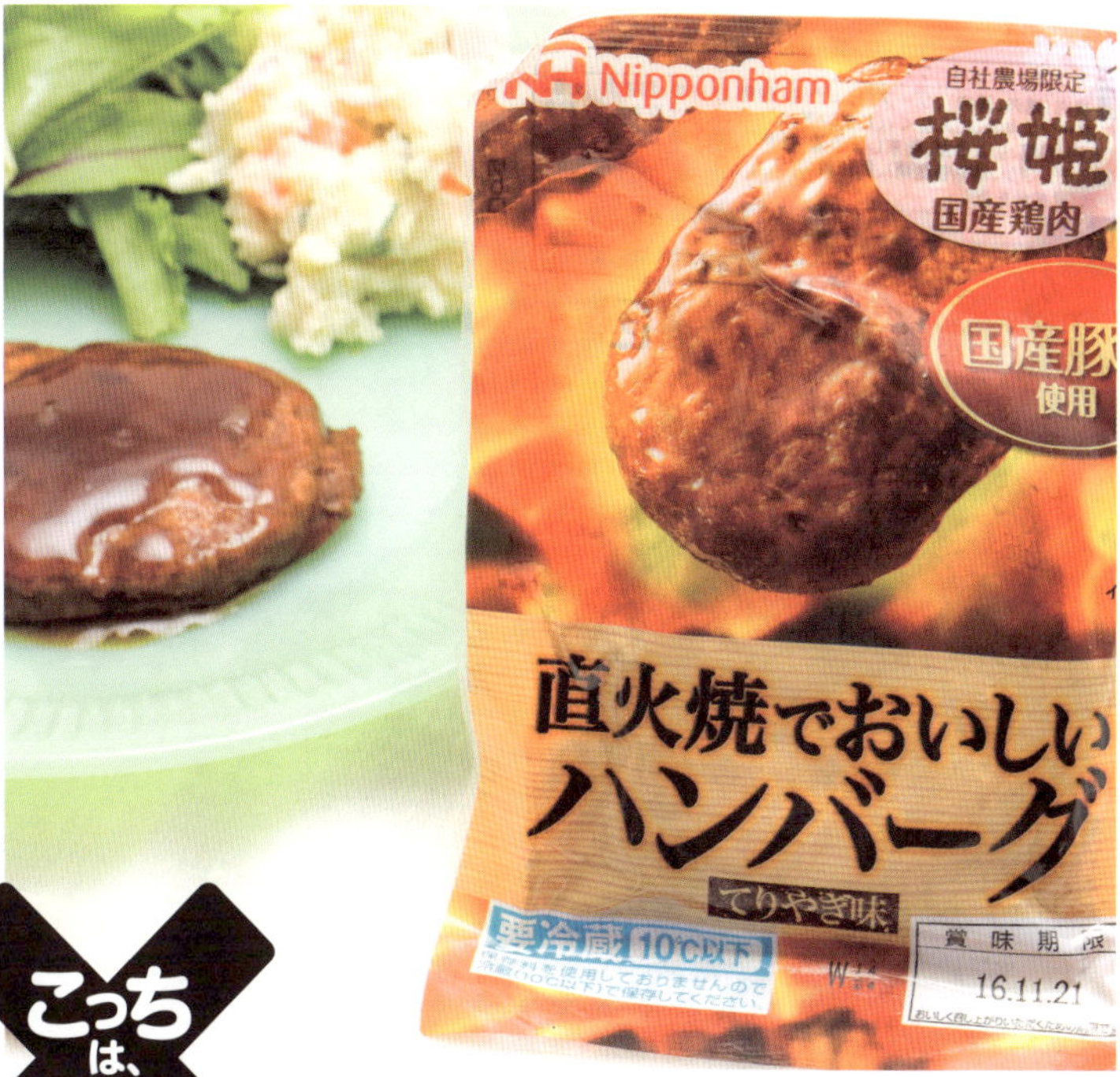

こっちは、ダメ

直火焼でおいしいハンバーグ

（ニッポンハム）

この製品に限らずレトルトハンバーグにはカラメル色素が添加された製品がとても多い。しっかりチェックしてなるべく買わないようにするべき。

食肉（鶏肉、豚肉）、ソース（しょう油、砂糖、水あめ、醸造酢、食塩、しょうが、ポークエキス、にんにく）、たまねぎ、パン粉、粒状大豆たん白、粉末状大豆たん白、食塩、しょうが、粉末しょう油、香辛料、卵白末／加工デンプン、増粘剤（加工デンプン、増粘多糖類）、調味料（アミノ酸等）、カラメル色素、（原材料の一部に乳成分を含む）

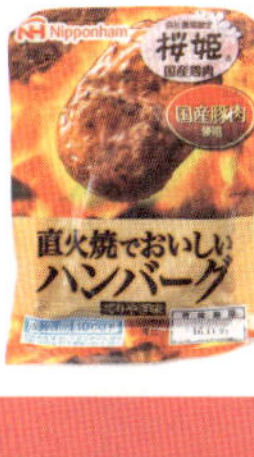

4種類あるうち2種類には発がん性物質が含まれているが、「カラメル色素」としか表示されず、どれが使われているかわからない点が不安

それほど毒性の強いものはないが、2品目以上使った場合は、「増粘多糖類」としか表示されないので、何が使われているかわからない

ハンバーグ

コンビニやスーパーなどで売られているハンバーグは、お湯か電子レンジで温めればすぐに食べられる便利な食品です。しかし困った問題があるのです。それは、カラメル色素が添加された製品がとても多いことです。【直火焼でおいしいハンバーグ】もその一つです。

カラメル色素にはⅠ～Ⅳの4種類がありますが、カラメルⅢとカラメルⅣの場合、発がん性のある4－メチルイミダゾールが含まれています。原料にアンモニウム化合物が含まれるため、色素を作る熱処理でそれが変化して、4－メチルイミダゾールができてしまうのです。したがって、カラメルⅢまたはカラメルⅣが添加された食品を食べるということは、発がん性物質も一緒に摂取してしまうことになるのです。

ところが、製品には「カラメル色素」としか表示されていません。

ローソンセレクト おさかなハンバーグ

（ローソン）

ギリギリOK!

加工デンプンや調味料（アミノ酸等）などが使われているが、カラメル色素が使われていないのでギリギリOK。炭酸Caは骨の成分でもあり、問題なし。

ハンバーグ（魚肉すりみ、水くわい、たまねぎ、小麦たん白、ラード、粒状植物性たん白、牛脂、パン粉、砂糖、でん粉、精製魚油、ポーク香味調味料、食塩、卵白粉、かつおエキス、粉末しょうゆ、香辛料）、ソース［たまねぎ、エキス（かつお、野菜）、しょうゆ、かつお節、食塩、砂糖、香辛料］／増粘剤（加工でん粉）、加工でん粉、炭酸Ca、調味料（アミノ酸等）、香辛料抽出物、くん液、（原材料の一部に卵、ゼラチンを含む）

ですから、Ⅰ～Ⅳのどれが使われているのか分からないのです。メーカーがどのカラメル色素なのか明示してくれない以上、消費者としては「君子危うきに近寄らず」ではないですが、**カラメル色素と表示された製品はなるべく買わないようにするという姿勢で臨まざるをえないのです。**

加工デンプンは、デンプンに化学処理を施し、酸化デンプンや酢酸デンプンなどに変えたもので、全部で11品目あります。内閣府の食品安全委員会は、「添加物として適切に使用される場合、安全性に懸念がないと考えられる」と言っています。デンプンを基に作っているので、「安全性は高い」と判断しているようです。しかし、発がん性や生殖毒性に関して試験データのない品目もあるので、すべて安全性が十分に確認されているとはいえません。

一方、【イシイのチキンハンバーグ】のほうは、カラメル色素およびその他の添加物も使われていません。ですから、安心して食べられるといえるでしょう。

きのこ入り和風ソース ソースで食べるハンバーグ

（プリマハム）

食べない方が安心！

カラメル色素が使われている。リン酸塩（Na、K）は、ピロリン酸四ナトリウムとメタリン酸カリウムの簡略名で、摂りすぎると骨が弱くなる心配がある。

ハンバーグ［食肉（鶏肉、豚肉、牛肉）、たまねぎ、粒状大豆たん白、パン粉（乳成分、小麦、大豆を含む）、食塩、砂糖、オニオンシーズニング、ミート風調味料、香辛料、デキストリン、たん白加水分解物（小麦を含む）、脱脂粉乳、乾燥卵白］、ソース［ひらたけ、砂糖、発酵調味料、しょうゆ（小麦、大豆を含む）、醸造酢（小麦を含む）、ごま、食塩、かつおぶしエキス、しょうが］／増粘剤（加工でん粉）、調味料（アミノ酸等）、カラメル色素、リン酸塩（Na、K）

ミートボール

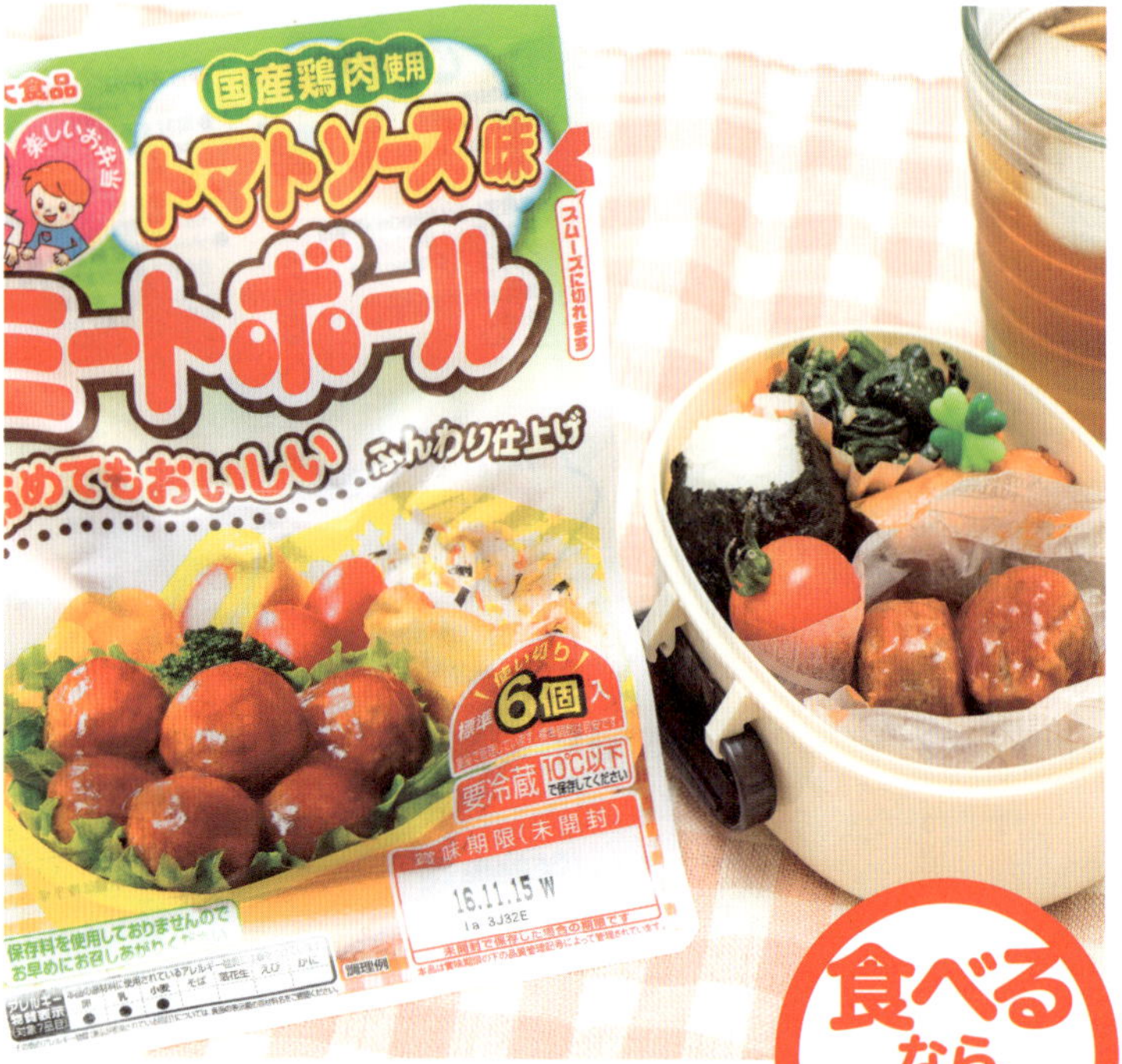

食べるなら、こっち

トマトソース味 ミートボール

（丸大食品）

鶏肉、たまねぎ、パン粉、砂糖、トマトケチャップ、食塩、しょうゆ、マヨネーズ、香辛料、チキンエキス、ポークエキス、調味料（有機酸等）、加工でん粉、ソース〔トマトケチャップ、砂糖、野菜ペースト、発酵調味料、しょうゆ、水あめ、醸造酢、りんご、食塩、トマトエキス、果糖ぶどう糖液糖、酵母エキス／増粘剤（加工でん粉）、調味料（アミノ酸等）〕、（原材料の一部に乳、牛肉、ゼラチンを含む）

食品安全委員会は「安全性は高い」と判断している。だが、試験データのない品目もあるので、すべて安全性が十分に確認されているとはいえない

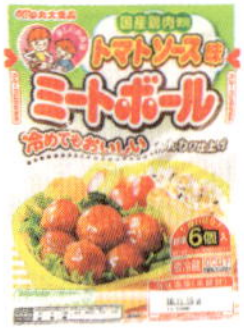

同じメーカーの似た製品であっても、カラメル色素の有無によって安全性は大きく変わるので、食べるならカラメル色素の入っていないこっち。

冷めてもおいしいお弁当の定番だけど、
カラメル色素を含むか要チェック。

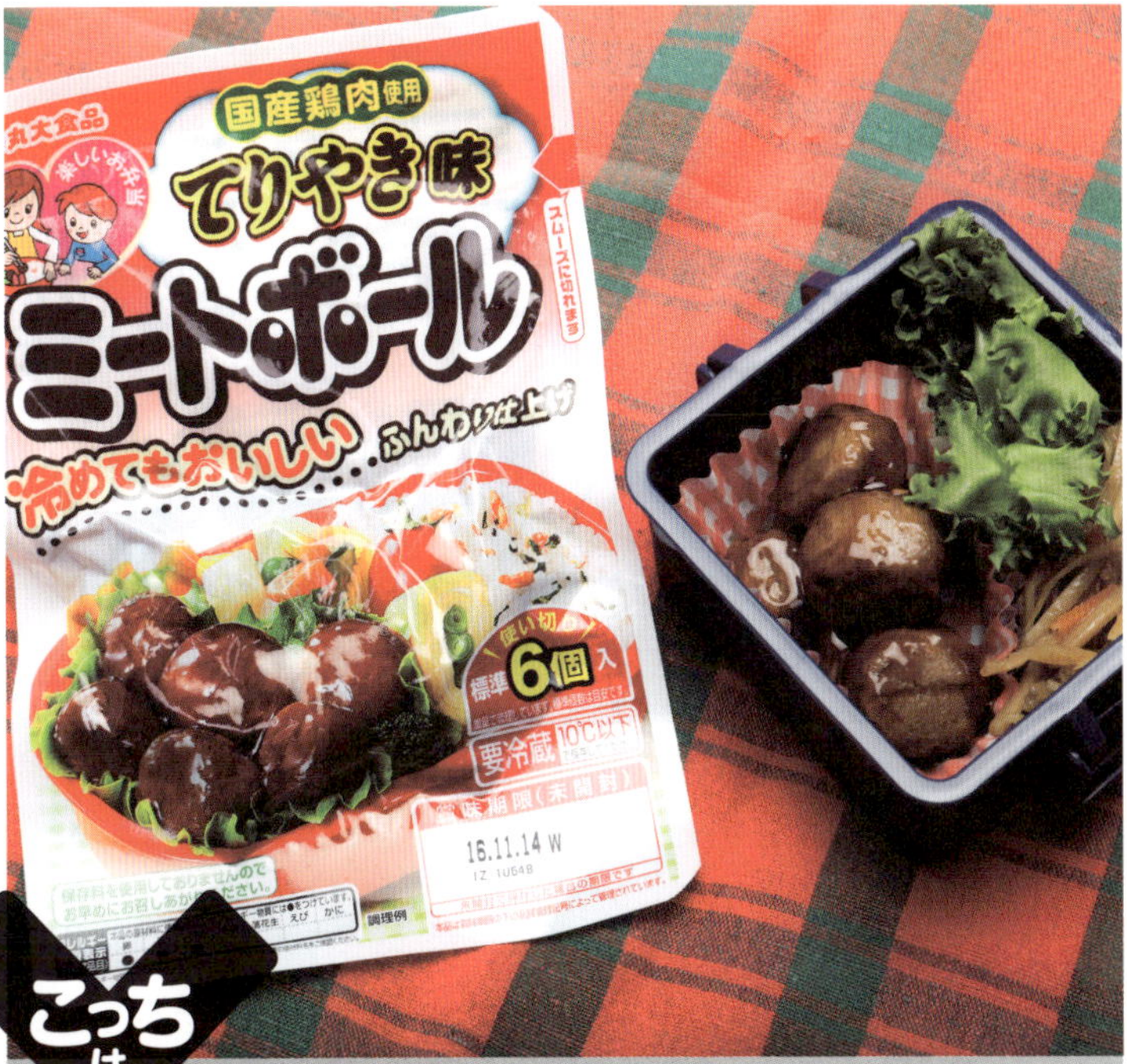

こっちは、ダメ

てりやき味 ミートボール

（丸大食品）

「てりやき」は褐色を強調するためにカラメル色素が使われることが多い。てりやきが好きな人は気の毒だが、選んではダメ。

鶏肉、たまねぎ、パン粉、砂糖、トマトケチャップ、食塩、しょうゆ、マヨネーズ、香辛料、チキンエキス、ポークエキス / 調味料（有機酸等）、加工でん粉、ソース［砂糖、しょうゆ、オイスターソース、食塩、はちみつ、にんにく、増粘剤（加工でん粉）、カラメル色素、調味料（アミノ酸等）］、（原材料の一部に乳、牛肉、りんご、ゼラチンを含む）

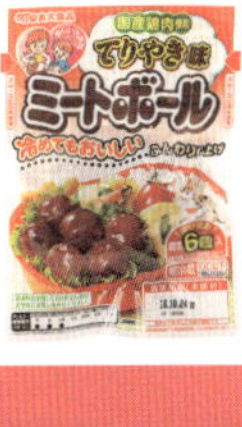

酸味によって、味を調整するために使われている。毒性の強いものは見当たらないが、具体的に何が使われているのか不明

発がん性物質を含むものがあるので、できるだけ避けるべき

ミートボール

ミートボールは、ハンバーグと同様にお湯か電子レンジで温めれば食べられるという便利な食品です。そして、ハンバーグと同じ問題があります。つまり、カラメル色素が使われた製品が多いことです。【てりやき味 ミートボール】もその一つ。**「てりやき」にした場合、褐色を強調する必要があり、カラメル色素を使っているようです。**しかし、前述のようにカラメル色素には、発がん性物質を含むものがあるので、できるだけ避けるようにしましょう。

この製品には、調味料（有機酸等）が使われています。調味料には、アミノ酸系、核酸系、有機酸、無機塩の4種類があり、一番よく使われているはアミノ酸系です。これは、こんぶのうまみ成分であるＬ－グルタミン酸Ｎａをメインとしたものです。一方、有機

イシイのおべんとクン ミートボール

（石井食品）

これもOK!

添加物は使われていないので、安心して食べることができる。

鶏肉、たまねぎ、つなぎ［パン粉（小麦を含む）、でん粉］、砂糖、しょうゆ（大豆、小麦を含む）、しょうが汁、食塩、水あめ、醸造酢（小麦を含む）、揚げ油（なたね油）、ソース［砂糖、トマトペースト、醸造酢（小麦を含む）、みりん、しょうゆ（大豆、小麦を含む）、でん粉、食塩、香辛料］

酸は、クエン酸Ｃａや乳酸Ｃａ、コハク酸などの酸をメインとしたものです。酸味によって、味を調整するために使われています。毒性の強いものは見当たりませんが、具体的に何が使われているのか分かりません。

【温めなくてもそのまま食べられるミートボール】に使われている増粘剤のキサンタン（キサンタンガム）は、細菌のキサントモナス・キャンペストリスの培養液から得られた多糖類です。健康な男性5人に1日に10・4〜12・9ｇ（3回に分けて）のキサンタンガムを23日間与えたところ、血液、尿、免疫、善玉コレステロールになどに影響は見られず、総コレステロールが10％減っていました。この結果とキサンタンガムが多糖類であることを考え合わせると、人間への悪影響はほとんどないと考えられます。

なお、【イシイのおべんとクン ミートボール】には、添加物は使われていません。**石井食品は、基本的には添加物を使わない方針の会社のようです。**

温めなくてもそのまま食べられるミートボール

（伊藤ハム）

ギリギリOK!

調味料（アミノ酸等）や加工デンプン（加工でん粉）、pH 調整剤が使われているが、カラメル色素が使われてないので、ギリギリ OK。

食肉等（鶏肉、豚脂肪、牛脂肪）、たまねぎ、つなぎ（パン粉、でん粉、卵白、粉末状植物性たん白）、揚げ油（植物油）、粒状植物性たん白、砂糖、食塩、醸造酢、香辛料 / 調味料（アミノ酸等）、ソース（トマトペースト、果糖ぶどう糖液糖、砂糖、しょうゆ、ソテーオニオン、赤ワイン、食塩、醸造酢 / 増粘剤（加工でん粉、キサンタン）、酒精、調味料（アミノ酸等）、pH 調整剤、（原材料の一部に卵、乳成分、小麦を含む）

漬け物

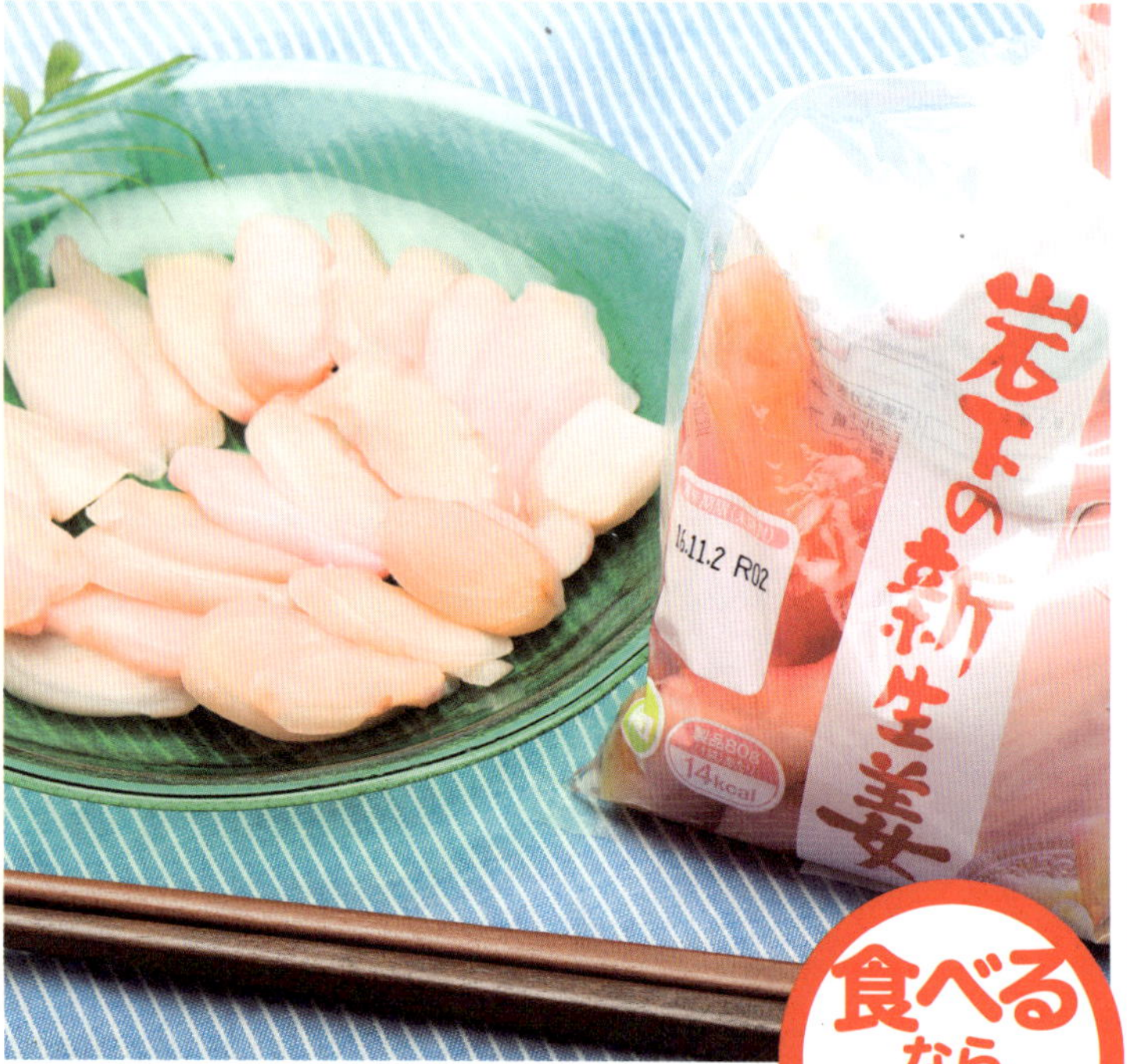

食べるなら、こっち

岩下の新生姜

（岩下食品）

しょうが（台湾）、漬け原材料［食塩、醸造酢、酒精、たん白加水分解物］/ 調味料（アミノ酸等）、酸味料、キトサン（かに由来）、野菜色素、ホップ抽出物

キトサン：エビやカニの甲羅、またはイカの甲から得られたキチンを少し変化させたもの。安全性に問題はないと考えられる

野菜色素：ビートレッドやムラサキイモなどの野菜から抽出される赤い色素

ホップ抽出物：ビールの原料に使われているホップから得られたもの

酸味料：その名の通り酸味を出すために添加されるものだが、もともと食品に含まれているものも多く、毒性の強いものは見当たらない

薄いピンク色は野菜色素によるものなので問題はない。体を温めると評判の生姜を手軽に食べられることもあり、おすすめ。

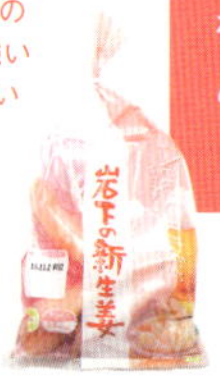

ごはんのおかずに欠かせない一品だけど、あの色は一体どうやって出しているの？

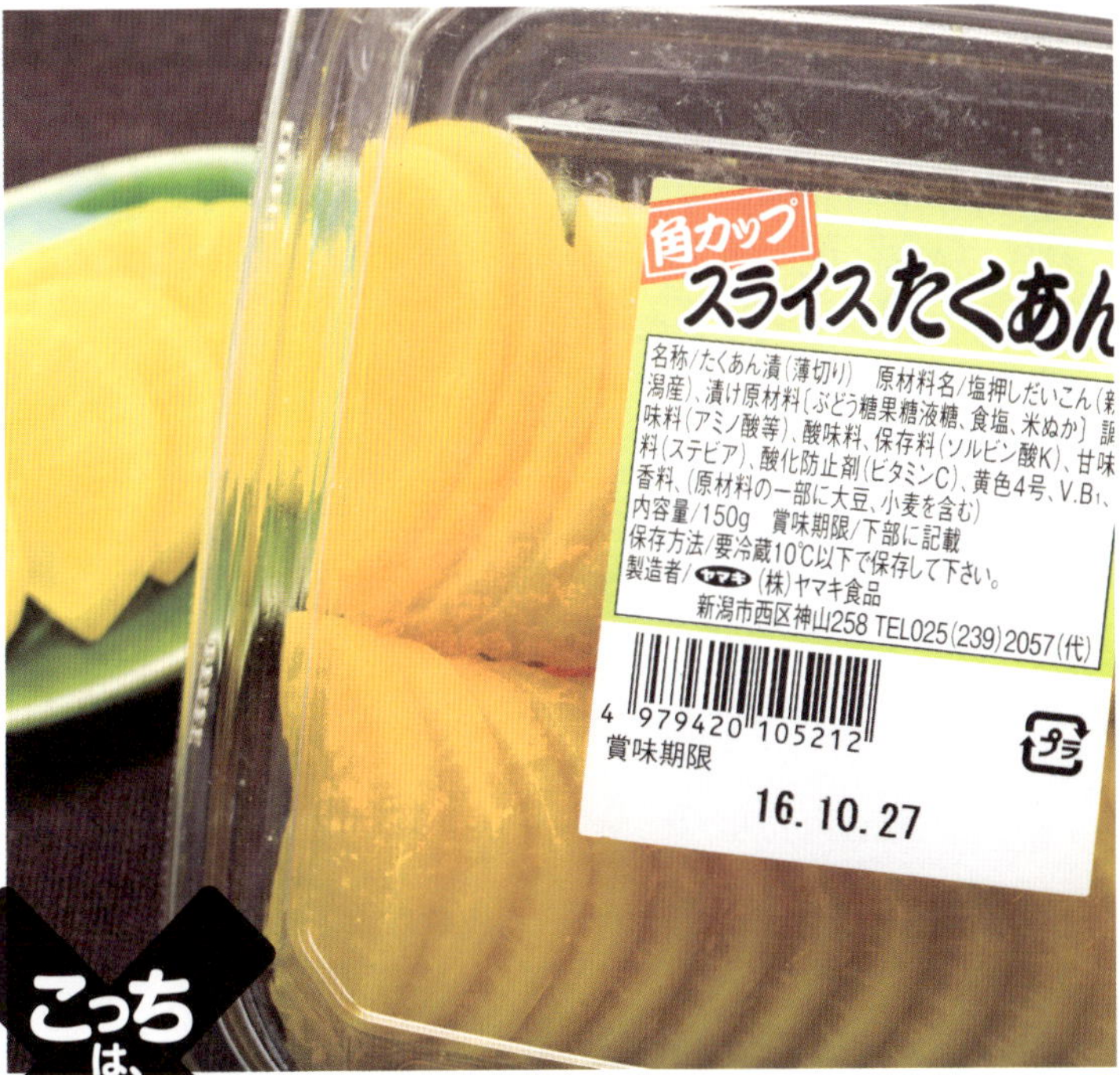

こっちは、ダメ

スライスたくあん

（ヤマキ食品）

タール色素の黄色4号や、合成保存料のソルビン酸Kなど、発がん性の疑いのあるものが使われているのでNG。

塩押しだいこん（新潟産）、漬け原材料［ぶどう糖化糖液糖、食塩、米ぬか］/調味料（アミノ酸等）、酸味料、保存料（ソルビン酸K）、甘味料（ステビア）、酸化防止剤（ビタミンC）、黄色4号、V.B1、香料、（原材料の一部に大豆、小麦を含む）

細胞の遺伝子に異常を起こすことがわかっている

EU（欧州連合）では2011年12月まで使用が認められていなかったため、多少不安が残る

タール色素の1つ。分解されにくい化学物質で、発がん性の疑いがあり、じんましんの原因になることも

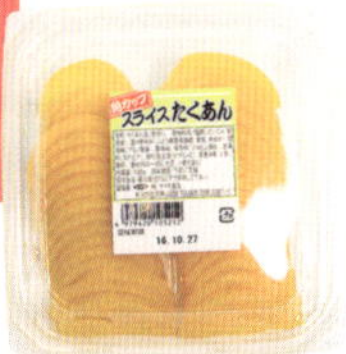

漬け物

「生姜は体を温める」といわれ、とくに冷え性の女性に人気がありますが、そんな生姜を手軽に食べられるようにしたのが、【岩下の新生姜】です。薄いピンク色をしていますが、これは野菜色素によるものなので、問題ありません。

酸味料は、その名の通り酸味を出すために添加されるもので、アジピン酸、クエン酸、グルコン酸、乳酸、氷酢酸など約25品目あります。いずれも何らかの酸であり、もともと食品に含まれているものも多く、毒性の強いものは見当たりません。とくによく使われているのは、乳酸、クエン酸、氷酢酸などです。ただし、どれがいくつ使われていても、具体名は表示されず、「酸味料」という一括名しか表示されません。

キトサンは、エビやカニの甲羅、またはイカの甲から得られたキ

きゅうりのキューちゃん

（東海漬物）

ギリギリOK!

紅麹（ベニコウジ色素）はベニコウジカビより抽出した赤色の色素で、5%含むえさをラットに与えた実験で腎細管に壊死が認められたのでやや不安。

きゅうり（中国、ラオス）、しょうが、しその実、ごま、漬け原材料［しょうゆ、魚介エキス、還元水あめ、醸造酢、たん白加水分解物、香辛料、食塩］/調味料（アミノ酸等）、酸味料、酸化防止剤（ビタミンC）、着色料（クチナシ、紅麹）、（原材料の一部に小麦を含む）

チンを少し変化させたものです。その由来から、安全性に問題はないと考えられます。またホップ抽出物は、ビールの原料に使われているホップから得られたものなので、これも問題はないでしょう。

一方、【スライスたくあん】のほうは、タール色素の黄色4号が使われているので、これがまず問題です。さらに、合成保存料のソルビン酸Ｋが使われています。

ソルビン酸Ｋは、遺伝子への影響を調べる実験で、染色体異常、およびＤＮＡ修復を妨げる作用があることが分かっています。これは、細胞の遺伝子を突然変異させて、がん化に導く可能性があるということです。

また甘味料のステビアは、南米に生息するステビアの葉から抽出された天然甘味料ですが、動物実験で、精巣に対する悪影響が懸念されています。ＥＵ（欧州連合）では、体重１ｋｇあたり４ｍｇ以下の摂取に抑えるという条件付きで使用を認めています。

国産 ふんわりなすび

（マルハチ）

ギリギリOK!

ソルビットは果実や海藻に含まれる甘味成分で問題なし。調味料（アミノ酸等）や酸味料が添加されているが、ギリギリOK。環状オリゴ糖も問題なし。

茄子、漬け原材料［食塩、かつお節エキス、しょうゆ］/ソルビット、酸化防止剤（ビタミンC）、酸味料、調味料（アミノ酸等）、環状オリゴ糖、（原材料の一部に小麦を含む）

煮豆

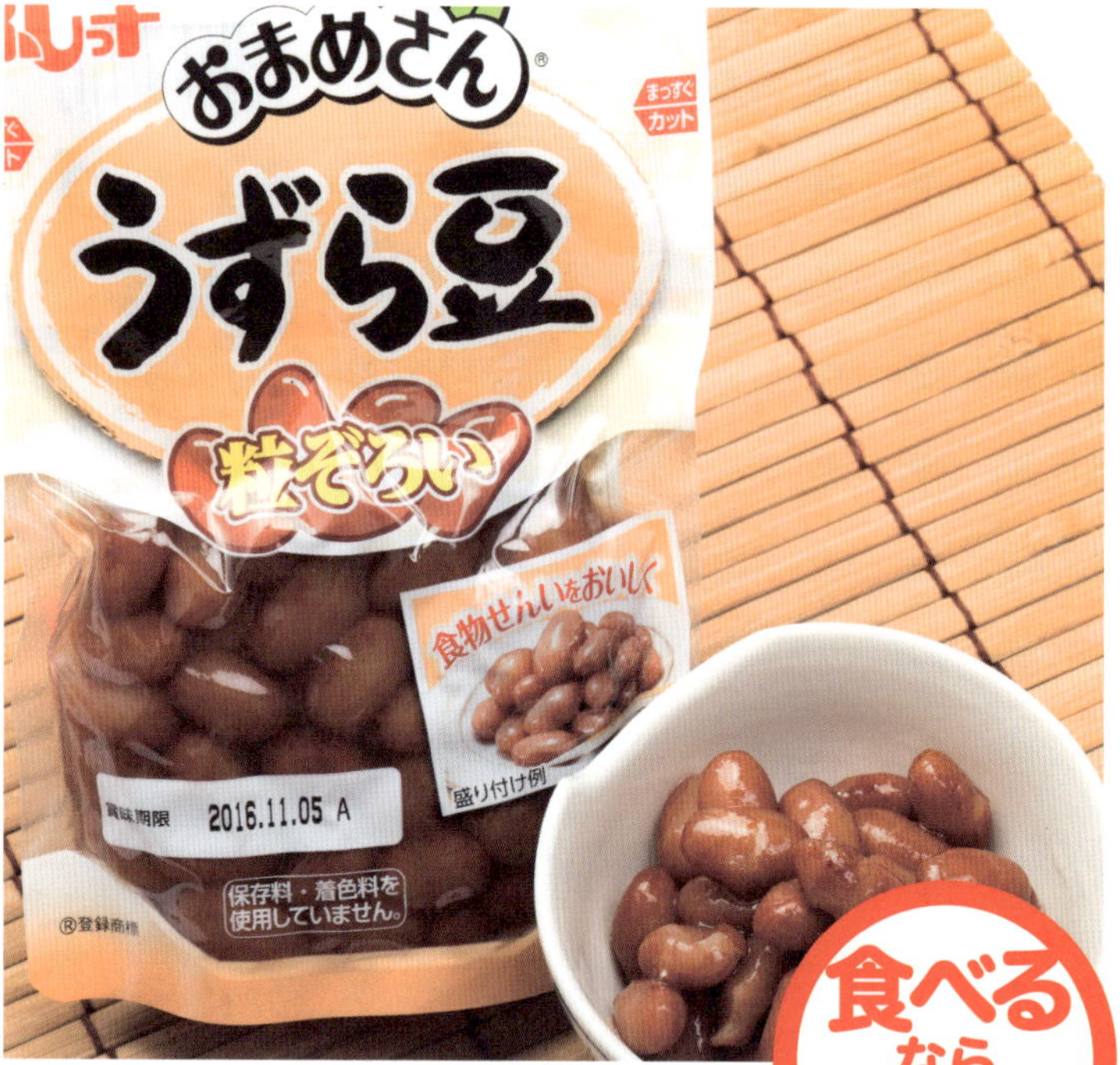

食べるなら、こっち

おまめさん うずら豆

（フジッコ）

クランベリー豆、砂糖、還元水あめ、果糖ぶどう糖液糖、食塩 / 乳酸カルシウム

酸味を付けるとともに、栄養強化のために添加されるもので、安全性に問題はない

必要最低限の添加物として、乳酸カルシウムしか使われていない。カルシウムの補給にもなるので、食べるならこっち。

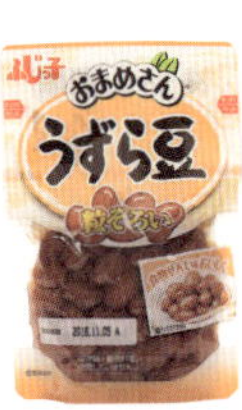

食卓の彩りに、一品あるとうれしい副菜。
ただ、危険性の高い製品もあるから気をつけて。

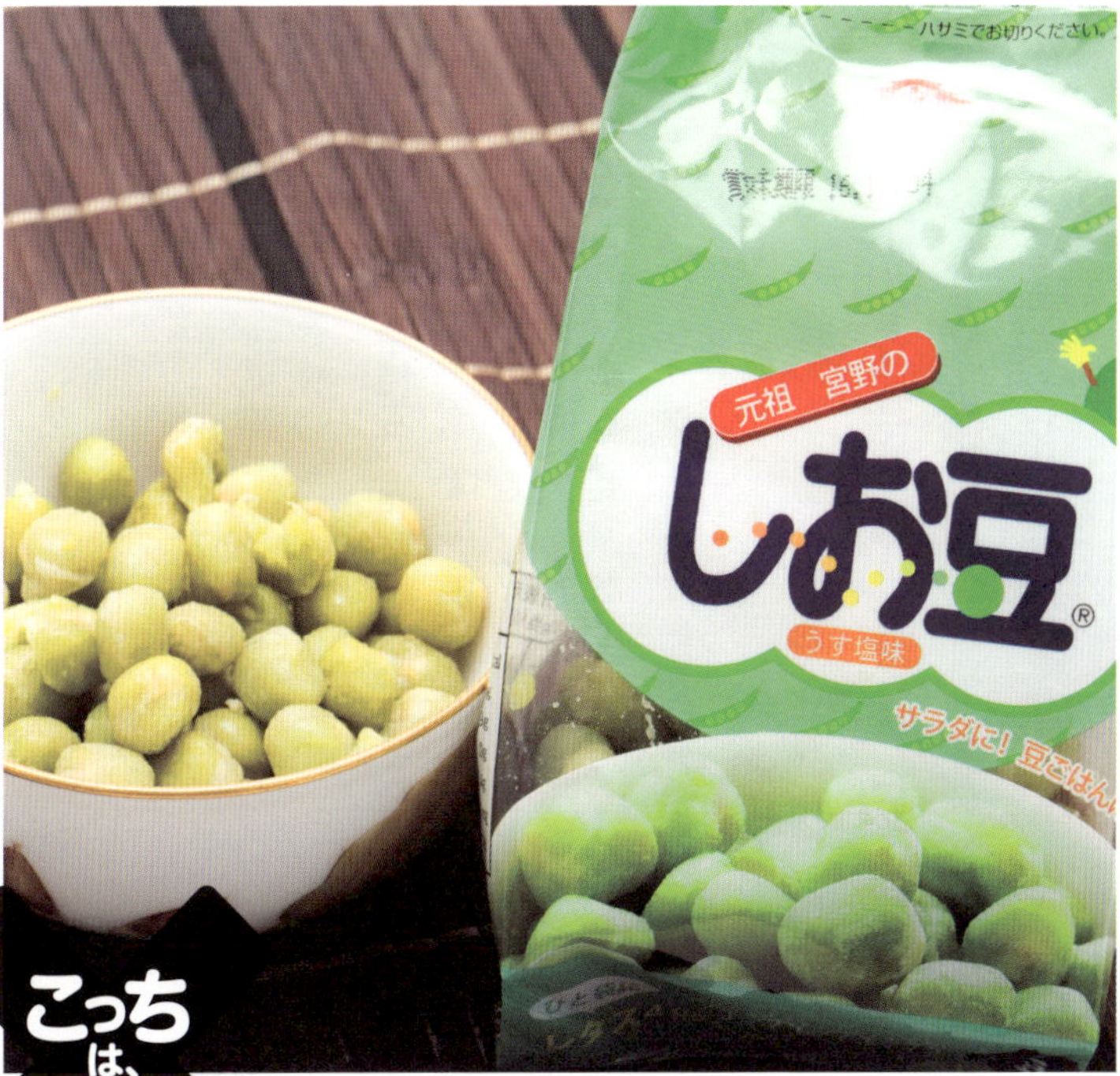

こっちは、ダメ

しお豆 うす塩味
（宮野食品工業所）

青えんどう、食塩 / 調味料（アミノ酸）、着色料（黄4、青1）

いずれもタール色素の１つ。分解されにくい化学物質で、発がん性の疑いがあり、じんましんの原因になることも。とくに青１号は、ラット実験において高いがん発生率が見られた

合成着色料の黄４と青１が使われているので×。がんのリスクだけでなく、人によってはじんましんを起こす危険性もある。

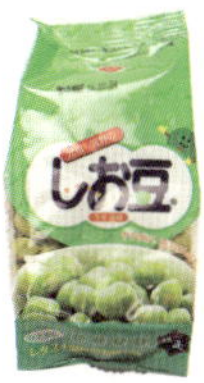

煮豆

スーパーには煮豆のコーナーがあって、いろんな種類の煮豆がずらっと並んでいますが、フジッコの独壇場といった観があります。**うずら豆のほか、金時豆、黒豆、おたふく豆など実に数多くの種類が並んでいます。それらはほとんどが安心して食べられるものです。**

これらの煮豆は真空パックに入っていて、しかも砂糖を多く含んでいるため、長期間腐る心配がありません。そのため保存料は使われていません。またフジッコでは、着色料や香料など余計な添加物は使わない方針のようで、必要最低限の添加物しか使っていないのです。

【おまめさん うずら豆】の場合、添加物は乳酸カルシウムのみです。乳酸はヨーグルトや乳酸菌飲料などに含まれるもので、それに骨や歯の成分であるカルシウムが結合したものが乳酸カルシウムです。

おかず畑 七目野菜豆

（フジッコ）

ギリギリOK!

こんにゃくに水酸化カルシウムが添加されているが、微量なので影響はほとんどないと考えられる。乳化剤などが添加されているが、ギリギリ OK。

大豆（遺伝子組換えでない）、にんじん、砂糖、こんにゃく、ごぼう、たけのこ、還元水あめ、しょうゆ、和風だしの素（そうだかつお節、煮干しいわし、さば節、かつおエキス、酵母エキス）、しいたけ、かつおエキス、食塩、きくらげ / 調味料（アミノ酸）、環状オリゴ糖、乳化剤、水酸化カルシウム（こんにゃく用凝固剤）、（原材料の一部に小麦、さば、大豆を含む）

ですから安全性に問題はありません。乳酸は酸の一種なので、酸味を付けるとともに、細菌の増殖を抑える働きがあります。またこれでカルシウム補給にもなります。

一方、【しお豆 うす塩味】には、合成着色料でタール色素の黄４（黄色４号）と青１（青色１号）が使われています。タール色素は、動物実験やその化学構造から発がん性の疑いがあるので、摂取はできるだけ避けるようにしてください。

とくに青色１号の場合、２％または３％を含む液１ｍｌをラットに週に１回、94～99週にわたって皮下注射した実験では、76％以上にがんが発生しました。また、別のラットを使った実験でも、注射によってがんが発生することが確認されています。経口投与によるがんと注射によるがんを同じと見ることはできませんが、**青色１号が動物の細胞を突然変異させ、がんを引き起こしたことは間違いありません。**

また、黄色４号は、人間にじんましんを起こすことが知られています。

セブンプレミアム 北海道産黒豆

（セブン＆アイ・ホールディングス）

これもOK!

添加物が使われていないので、黒豆本来の味のする煮豆に仕上がっている。還元水あめは、水あめに水素を結合させたもので、安全性に問題はないと考えられる。

黒大豆（遺伝子組換えでない）、砂糖、還元水あめ、食塩

佃煮

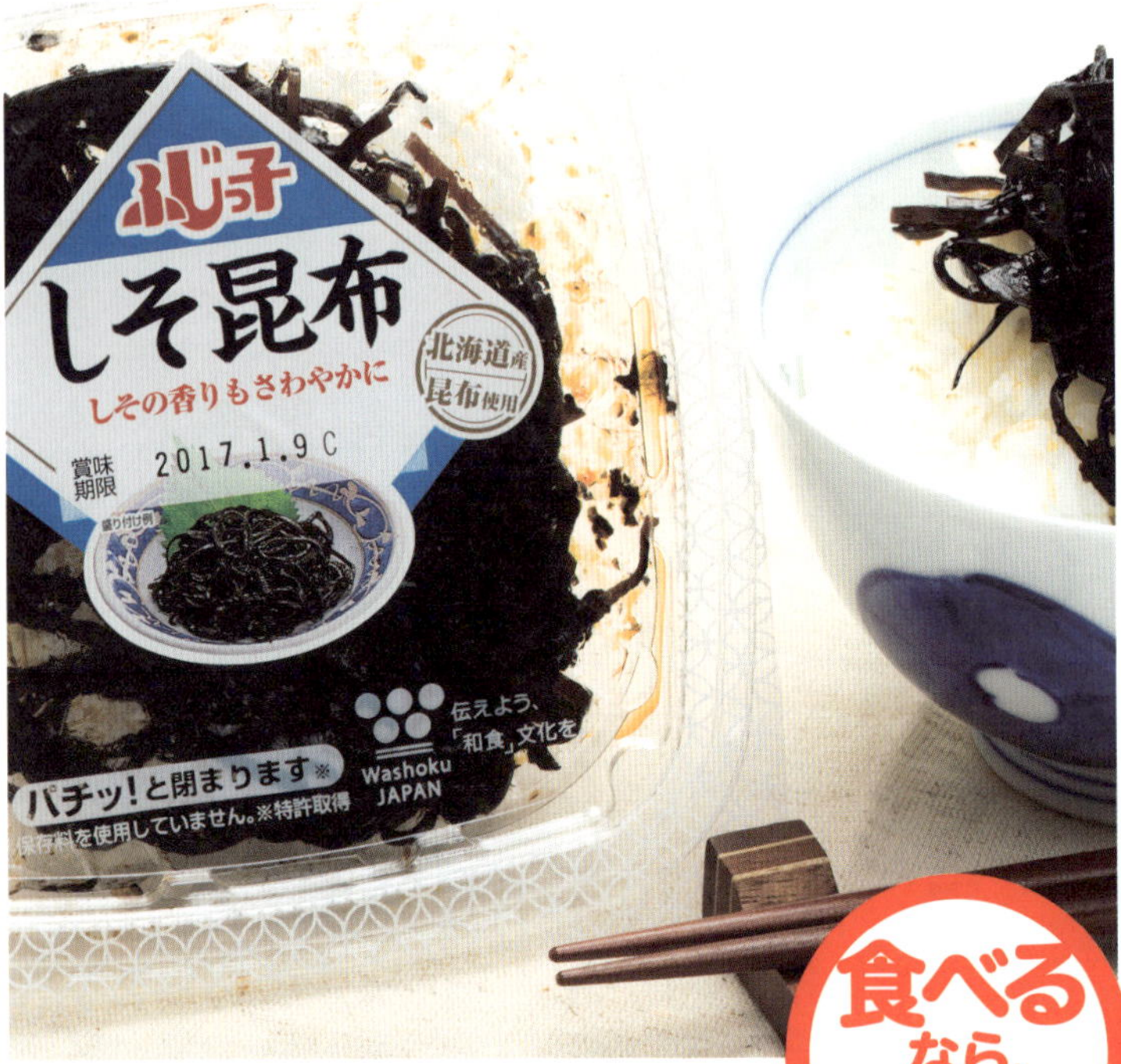

食べるならこっち、

ふじっ子 しそ昆布

（フジッコ）

昆布、しょうゆ、砂糖、還元水あめ、たんぱく加水分解物、水あめ、果糖ぶどう糖液糖、醸造酢、しそ、ほたてエキス、寒天／酸味料、調味料（アミノ酸等）、香料、増粘多糖類、（原材料の一部に小麦、大豆を含む）

香料には合成が約150品目、天然が約600品目ある。中には危険性のあるものもあるが、添加量が通常0.01％以下と少なく、また使用される品目数が多いため、一括名表示が認められている

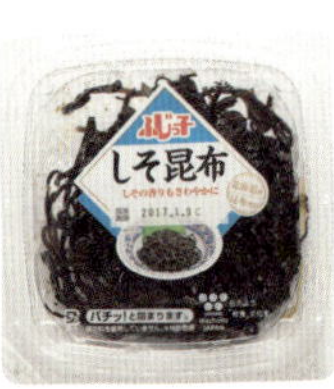

酸味料、香料、増粘多糖類は具体名がないので気になるが、明らかに危険性の高い添加物は見当たらない。

何回かに分けて食べられる日本の伝統的おかず。
気にするべきは塩分と糖分だけじゃない？

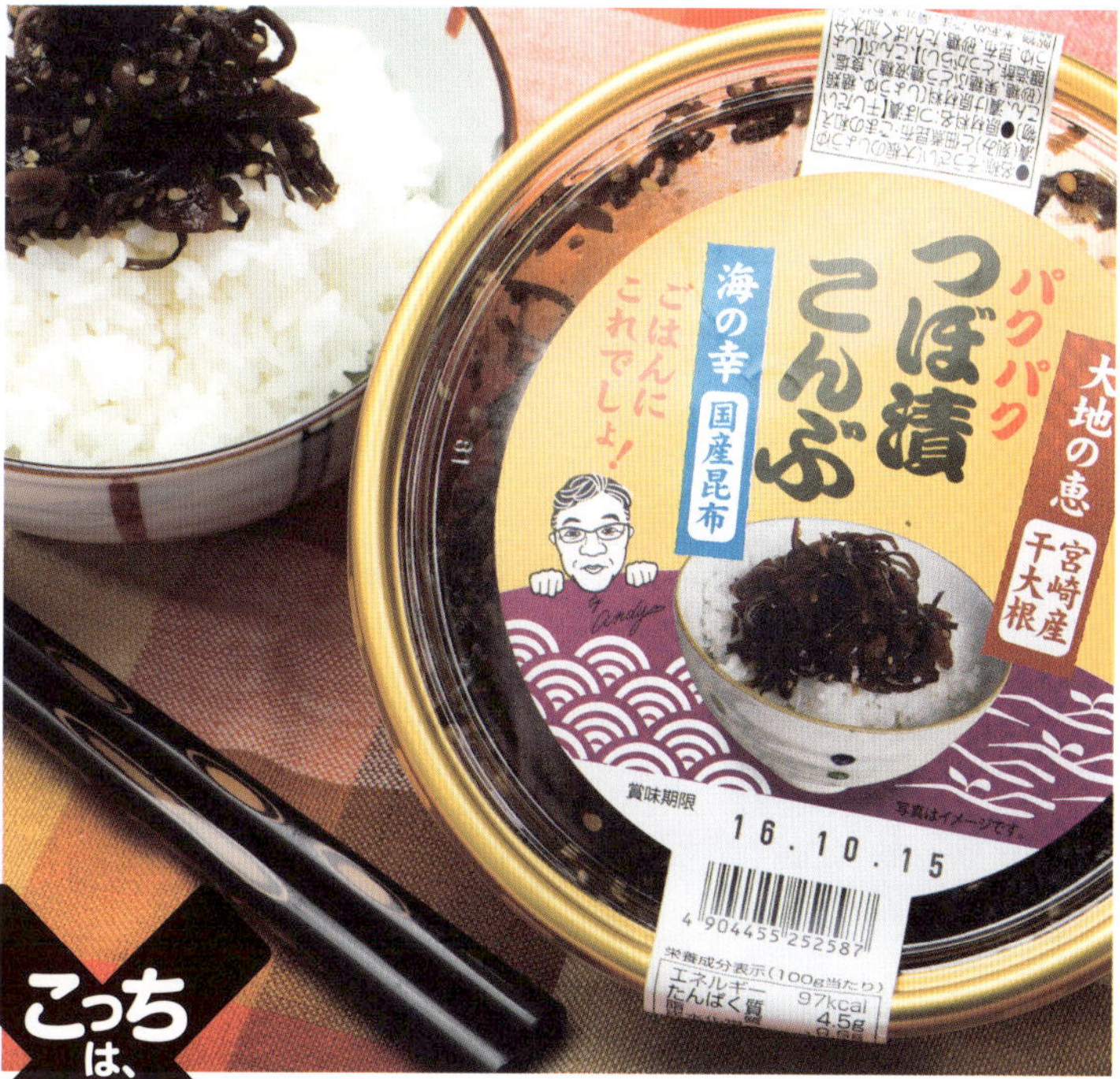

こっちは、ダメ

パクパクつぼ漬こんぶ

（新倉食品）

そそられるネーミングだが、健康リスクの高い黄4やスクラロース、ソルビン酸Kをはじめ11種類もの添加物が使われているので、選ぶのは×。

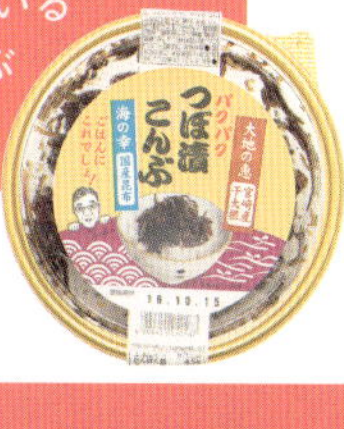

つぼ漬〈干しだいこん、漬け原材料［しょうゆ、糖類（砂糖、果糖ぶどう糖液糖）、食塩、醸造酢、とうがらし］〉、こんぶ［しょうゆ、昆布、砂糖、たんぱく加水分解物、水あめ、ごま、還元水あめ、発酵調味料、寒天］、ごま／ソルビトール、調味料（アミノ酸等）、酒精、着色料（カラメル、黄4）、酸味料、甘味料（ステビア、甘草、スクラロース）、増粘多糖類、保存料（ソルビン酸K）、（一部に小麦、大豆、ごまを含む）

甘草の根から抽出された甘味成分で、漢方薬にも広く使われているのでこれは安全

細胞の遺伝子に異常を起こすことがわかっている

免疫などのシステムを乱す心配がある

タール色素の1つ。分解されにくい化学物質で、発がん性の疑いが持たれる

佃煮

昔から日本人に親しまれている佃煮ですが、中でも昆布の佃煮は定番といえるものです。一つの製品で、何回もおかずとして食べられるので経済的でもあるでしょう。しかし、最近では添加物が多く使われている製品も少なくないので、表示をよく見て買う必要があります。**【パクパクつぼ漬こんぶ】もそんな製品の一つで、11種類の添加物が使われています。**

これらの中でまず問題なのは、タール色素の黄4（黄色4号）です。タール色素は、その化学構造や動物実験の結果から、発がん性の疑いが持たれています。黄4（黄色4号）の場合、0・5、1、2、5%含むえさをラットに対して2年間食べさせた実験では、5%群では明瞭な、2%群では軽度な下痢が見られました。黄色4号は、自然界に存在しない化学合成物質なので、体がうまく処理

しそ味ひじき（ごま入り）

（ヒロツク）

これもダメ

タール色素の赤102（赤色102号）や合成保存料のソルビン酸Kが使われているので×。ソルビン酸Kは、遺伝子に傷を付ける作用があることが分かっている。

しょうゆ、砂糖、ひじき、梅、食塩、ごま、食用油脂 / ソルビトール、調味料（アミノ酸等）、酸味料、保存料（ソルビン酸K）、香料、着色料（赤102）、（一部に小麦、ごま、大豆を含む）

できず、こうしたことが起こると考えられます。また、黄色4号は、人間にじんましんを起こすことが知られています。

それから合成甘味料のスクラロースも問題です。これは、悪名高い有機塩素化合物の一種で、妊娠したウサギに体重1kgあたり0・7gのスクラロースを強制的に食べさせた実験では、下痢を起こして、それにともなう体重減少が見られ、死亡や流産が一部で見られました。また、5%を含むえさをラットに食べさせた実験では、胸腺や脾臓のリンパ組織の委縮が認められました。さらに、脳にまで入り込むことが分かっているのです。このほかにも、合成保存料のソルビン酸Kなど問題のあるものが使われています。

一方、**【ふじっ子 しそ昆布】のほうは、使用添加物は4種類で、危険性の高いものは見当たりません。**ただし、酸味料、香料（**弁当・惣菜・パン類**の菓子パンの項参照）、増粘多糖類（同じ項参照）の具体名が分からないのが気がかり。それでも、【パクパクつぼ漬こんぶ】に比べれば安心でしょう。

江戸むらさき 唐がらしのり

（桃屋）

ギリギリOK!

調味料（アミノ酸等）は、L-グルタミン酸Naをメインとしたもの。L-グルタミン酸Naは、一度に多量に摂取すると、灼熱感や動悸を覚えることがある。

のり（国産）、しょうゆ（小麦を含む）、水飴、砂糖混合ぶどう糖果糖液糖、唐辛子ペースト、魚介エキス（鰹、ほたて）、澱粉、醸造酢、食塩、寒天／調味料（アミノ酸等）

梅干し

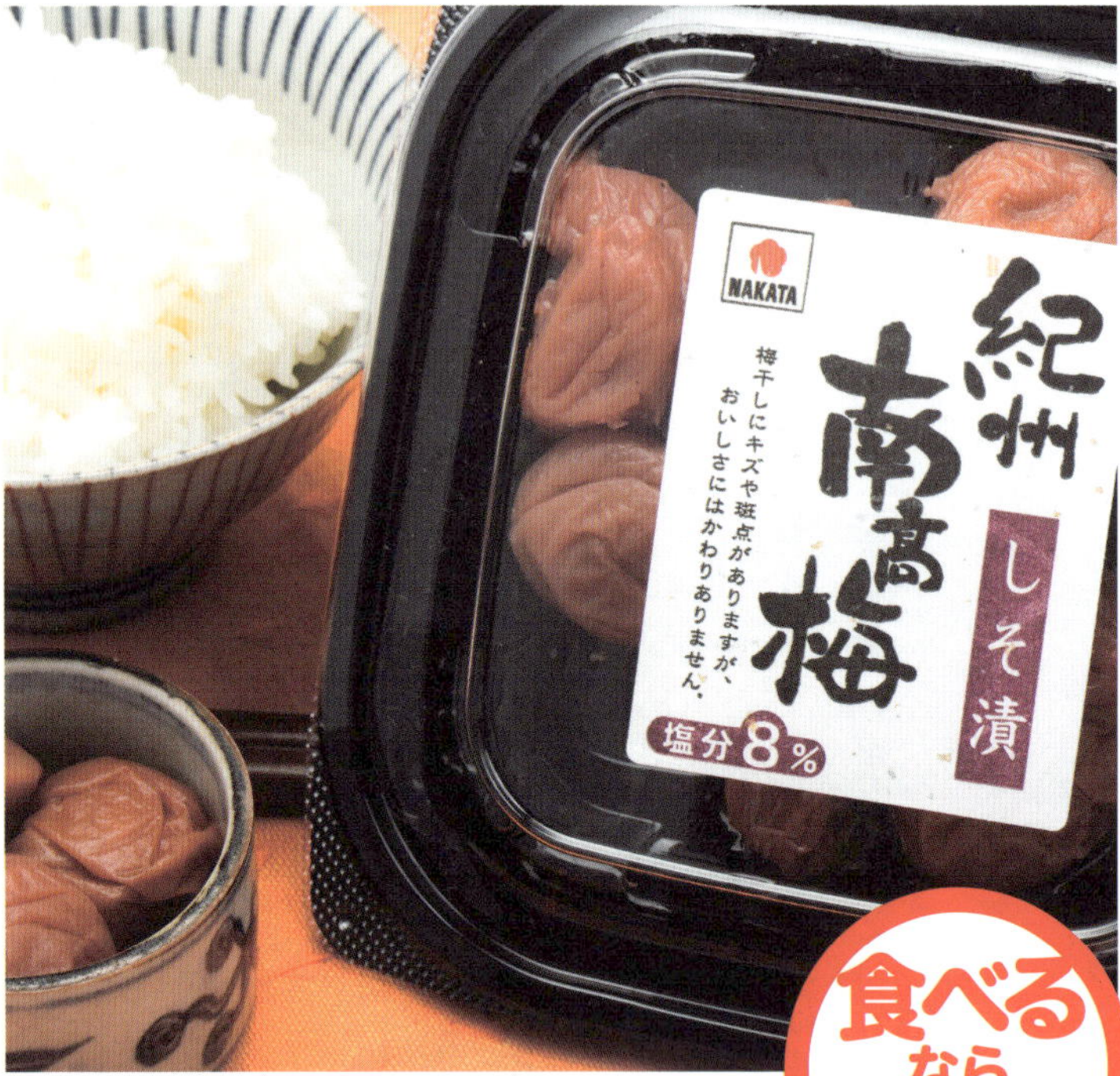

食べるなら、こっち

紀州南高梅 しそ漬

（中田食品）

梅、しそ、漬け原材料［糖類（砂糖、果糖ぶどう糖液糖）、食塩、醸造酢（りんごを含む）、しそ液］/酒精、調味料（アミノ酸等）、酸味料、野菜色素、V.B1

日本酒やビールに含まれるエチルアルコールのこと。保存性を高める働きがある

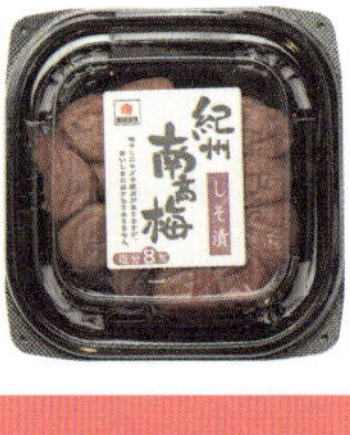

梅干しは塩分が多いので食べすぎには注意したいが、問題のある添加物は見当たらないので、食べるならこっち。

夏バテ解消などの良いイメージがあるけれど、どれを選んでも安全性に問題はないの？

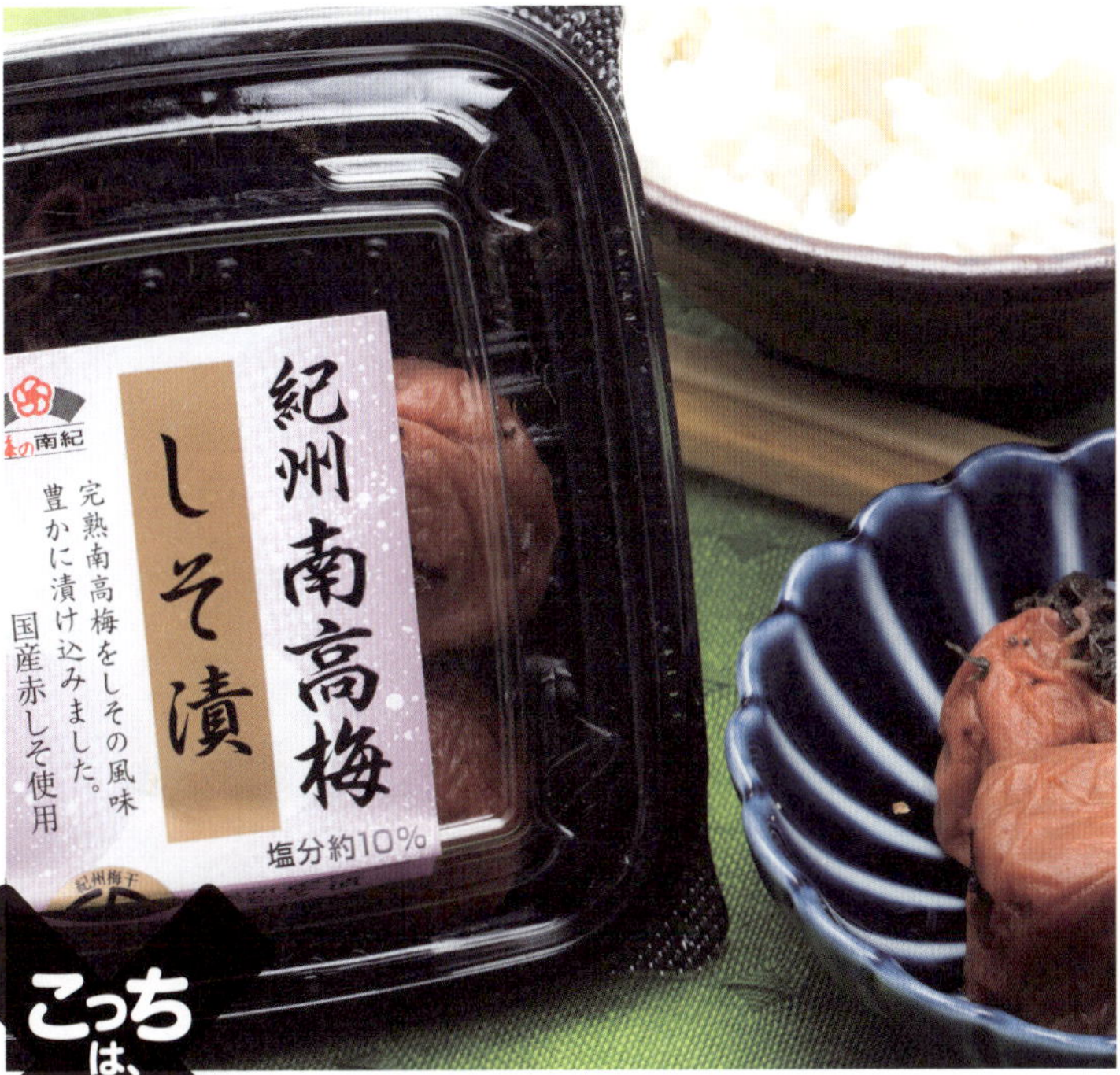

こっちは、ダメ

紀州南高梅 しそ漬

（南紀梅干）

日本の伝統食ながら、市販の多くの梅干しには合成甘味料が添加されている。そのうちの一つである【紀州南高梅 しそ漬】もNG。

梅、しそ、漬け原材料［還元水あめ、食塩、しそ液］/酒精、調味料（アミノ酸等）、酸味料、野菜色素、甘味料（スクラロース）、ビタミンB1

体内で分解されることなく、血液中に入り異物となってぐるぐるめぐる

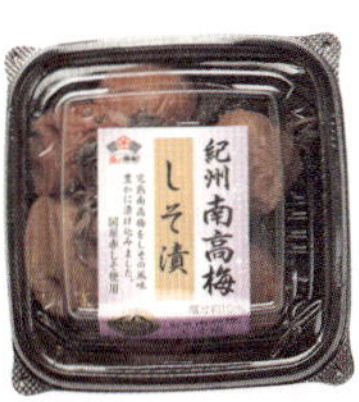

梅干し

梅干しは、日本の伝統食といえるものです。その梅干しに「合成甘味料が添加されている」といったら、にわかには信じられない人もいるでしょうが、実際には市販の多くの梅干しに合成甘味料のスクラロースが添加されているのです。南紀梅干の【紀州南高梅しそ漬】はその一例にすぎません。

スクラロースは前述のように有機塩素化合物の一種であり、体内で分解されることなく、血液中に入り異物となってぐるぐるめぐります。そのため、血管壁への影響が懸念されます。

最近の研究では、**心筋梗塞や脳梗塞を引き起こすとされる動脈硬化は、血管壁に何らかの原因で傷がつき、それを修復しようとコレステロールなどが集まり、その結果起こることが分かってきました。**

その「何らかの原因」が問題です。まだはっきり分かっていませ

ローソンセレクト 紀州産南高梅干 しそ漬

(ローソン)

これもOK!

添加物は使われていない。食塩と醸造酢によって、保存料や酸味料を添加しなくても、保存性を高めることに成功している。

梅、漬け原材料［食塩、還元水飴、醸造酢、しそ、梅酢、赤しそエキス］

んが、活性酸素やタバコの煙に含まれる有害物質、過酸化脂質（脂肪が酸化したもの）などが挙げられています。同じようにスクラロースもその原因となる可能性が考えられます。

私はスクラロース入りの飲料を何度か口に含んだことがありますが、必ず舌がしびれました。また痛みを感じることもありました。これは、スクラロースが舌の細胞をかなり刺激しているからと考えられます。また、細胞を壊している可能性もあります。

したがって、スクラロースが同様に血管壁の細胞に作用し、それを壊すようなことがあれば、血管壁は傷つくと考えられるのです。これはまだあくまで仮説ですが、今後検証する必要があると思います。

なお、中田食品の【紀州南高梅 しそ漬】に使われている酒精とは、発酵アルコールのことです。発酵アルコールは、ビールや日本酒などにも含まれるものなので、安全性に問題はありません。

こりこり小梅

（神尾食品工業）

これも ダメ

タール色素の赤色 102 号が使われている。タール色素は発がん性の疑いがある。
また、赤色 102 号は、アレルギーの一種の蕁麻疹を起こすことが知られている。

小梅、漬け原材料［食塩、醸造酢］／甘味料（ソルビット）、調味料（アミノ酸等）、酒精、酸味料、赤色 102 号、（一部に大豆を含む）

珍味

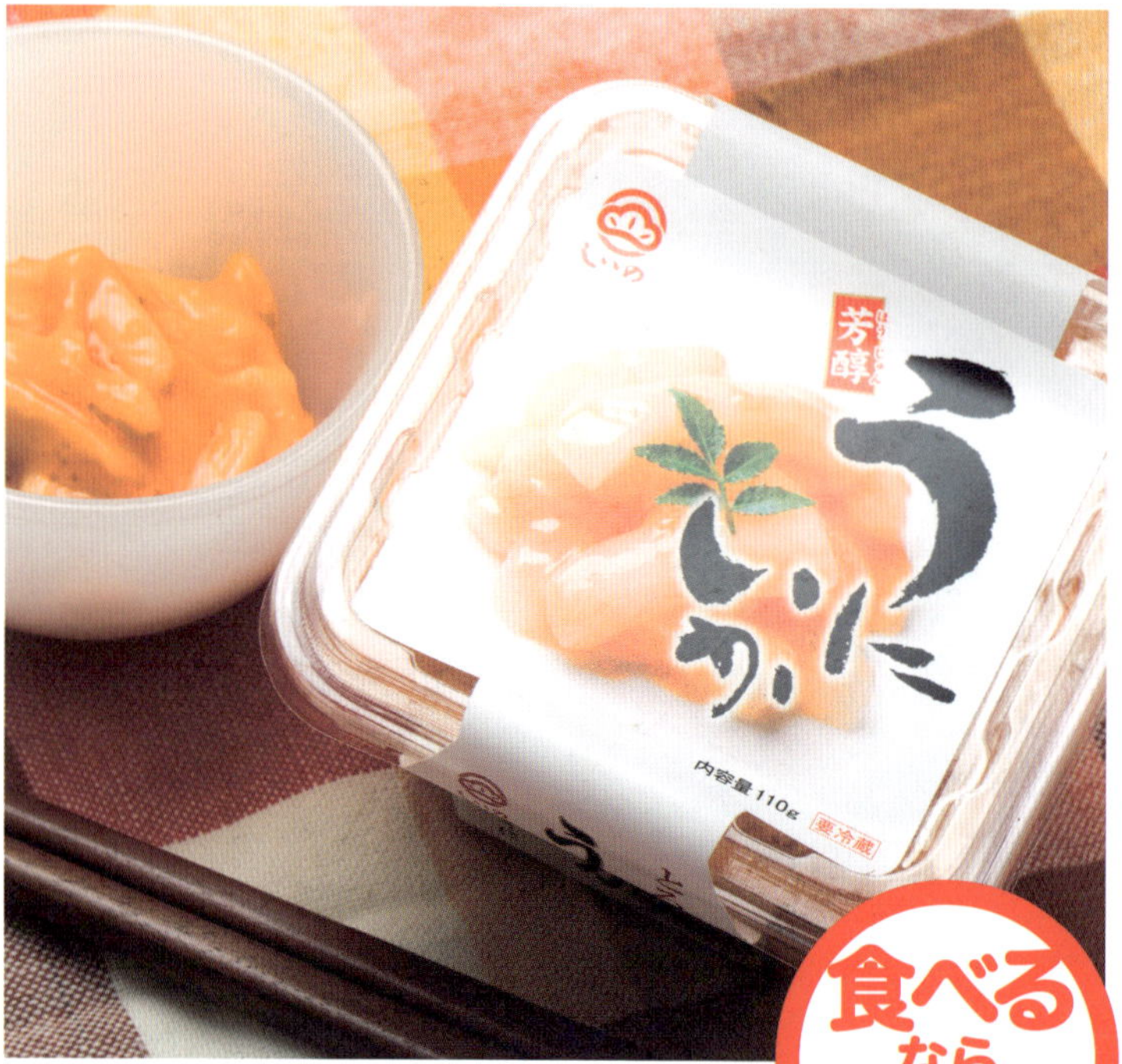

食べるなら、こっち

芳醇 うにいか

（しいの食品）

いか（北海道沖）、塩うに、酒粕、食塩、塩数の子、砂糖、発酵調味料、たん白加水分解物、魚醤／ソルビット、調味料（アミノ酸等）、酒精、増粘多糖類、パプリカ色素、（原材料の一部に大豆、りんごを含む）

合成甘味料の一種。もともと果実などに含まれる成分なので、毒性は弱く、急性毒性はほとんどなし

唐辛子から抽出された色素。安全性には問題ない

食べるならこっち。ただし塩分を摂りすぎると胃の粘膜が炎症を起こし、発がん性物質が作用しやすくなると考えられるので食べすぎには注意。

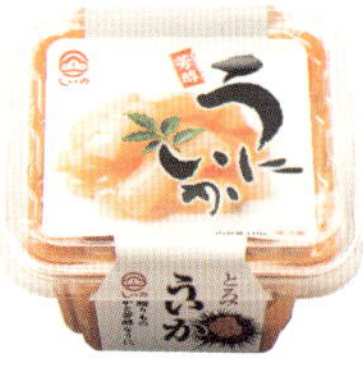

お酒好きにはたまらない珍味系。
つい食べすぎてしまうから、より安全なものを。

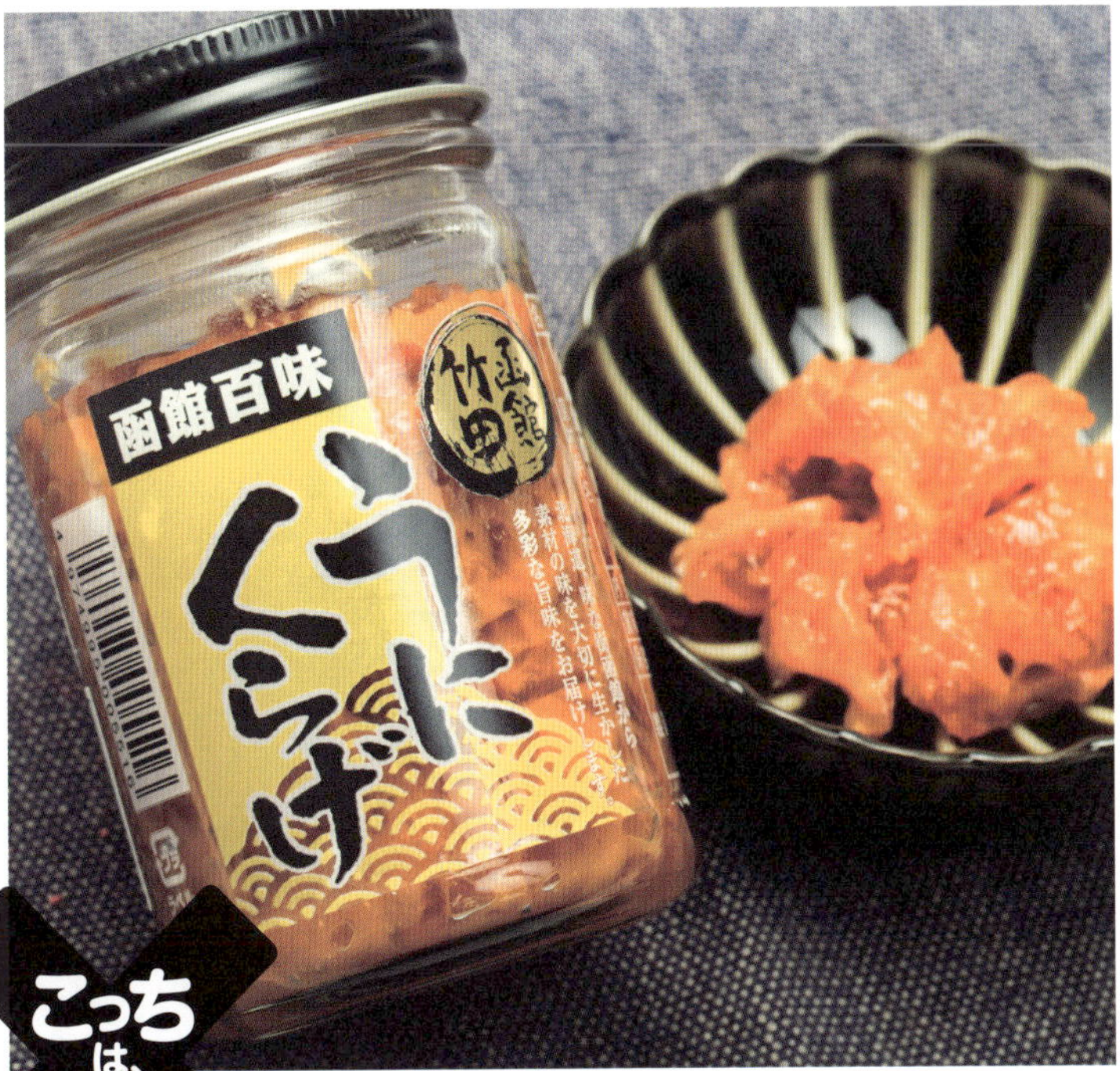

こっちは、ダメ

函館百味 うにくらげ

（竹田食品）

発がん性の疑いが持たれている黄 4、黄 5、赤 102、赤 106 と 4 品目ものタール色素が使われているため、口にするのは NG。

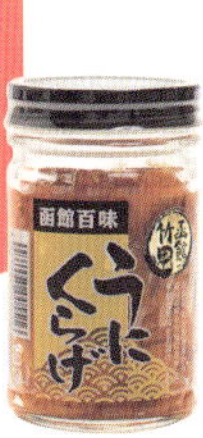

くらげ、酒かす、砂糖、食塩、うに、発酵調味料、脱脂大豆、酒精調整品、焼酎、食用植物油 / ソルビット、調味料（アミノ酸等）、加工デンプン、増粘多糖類、着色料（黄 4、黄 5、赤 102、赤 106）、レシチン、酸化防止剤（亜硫酸塩）

黄4：分解されにくい化学物質で、発がん性の疑いがあり、じんましんの原因になることも

黄5：食品添加物として認可されているタール色素は、全部で 12 品目あり、どれも発がん性の疑いがある

赤102：動物実験の結果、赤血球の数が減り、ヘモグロビン値が低下した。さらに、じんましんを起こすことでも知られている

赤106：細菌の遺伝子に突然変異を起こしたり、染色体異常を引き起こす作用がある。日本以外のほとんどの国で使用が認められていない

珍味

コンビニ手巻おにぎりの項目で、国立がん研究センター・津金昌一郎センター長らが行った胃がんと塩蔵魚卵との関係についての疫学調査のデータを紹介しましたが、この調査ではもう一つ興味深いデータがあります。それは、塩辛・練りうにと胃がんとの関係を調べたものです。塩辛・練りうにを「ほとんど食べない」「週1~2日」「週3~4日」「ほとんど毎日」食べるという人に分類して、胃がんの発生率を調べたのです。

その結果、「ほとんど食べない」人の胃がん発生率を1とすると、「週1~2日」が1・47倍、「週3~4日」が1・75倍、「ほとんど毎日」が3・12倍にも達していたのです。つまり、**塩辛や練りうにを頻繁に食べている人は、胃がんになりやすいということです。**

どうしてこうした結果になったのでしょうか？　その理由は、明

桃屋のいか塩辛

（桃屋）

ギリギリOK!

タール色素は使われていない。調味料（アミノ酸等）、グリセロール、ソルビットなどいくつか添加物が使われているが、ギリギリOK。

いか、食塩、みりん、発酵調味料 / 調味料（アミノ酸等）、グリセロール、ソルビット、酒精、甘味料（甘草）、安定剤（キサンタン）、酸化防止剤（ビタミンE）

太子やたらこなどの塩蔵魚卵と同様と考えられます。つまり、多量の塩分によって胃の粘膜が炎症を起こしてしまい、それを修復するために細胞が再生した際に、発がん性物質が作用したためと考えられます。そして、この場合の発がん性物質とは、おそらくタール色素と考えられます。

練りうにや塩辛には、発色剤の亜硝酸Ｎａは使われていません。その代わりに、練りうにには着色のためのタール色素が使われているのです。【函館百味 うにくらげ】の場合、黄４、黄５、赤１０２、赤１０６と4品目ものタール色素が使われています。

現在、日本では12品目のタール色素が添加物として使用が認められていますが、いずれも動物実験やその化学構造から発がん性の疑いが持たれています。ですから、タール色素を含む練りうにを食べていると、タール色素が胃の粘膜細胞に作用し、遺伝子が突然変異を起こして、細胞ががん化する確率が高まることになると考えられるのです。

コンビニサンドイッチ

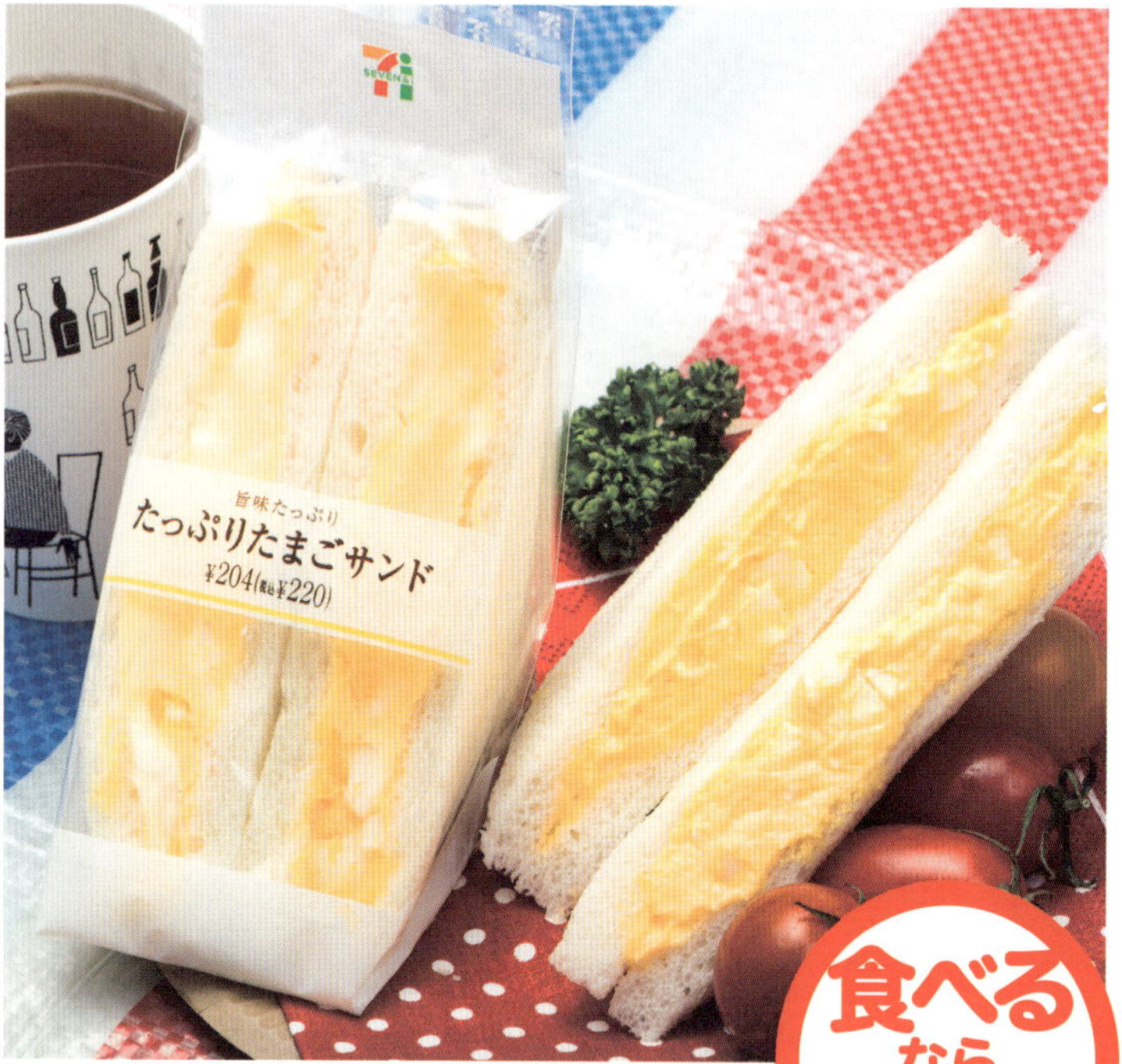

食べるなら、こっち

たっぷりたまごサンド

（セブン - イレブン）

玉子サラダ、パン / 増粘剤（加工でん粉、アルギン酸エステル）、調味料（アミノ酸）、乳化剤、V.C、（原材料の一部に乳成分、大豆を含む）

アレルギー体質の人がとると、皮膚発疹を起こすこともある

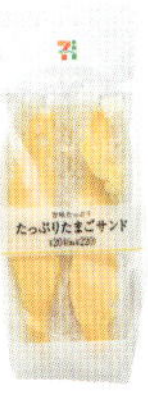

炭水化物のほか、たんぱく質や脂肪、ビタミンなどを一度に手軽に摂ることができるので、添加物さえなければ優秀な食品。

時間がないとき買うことが多いけど、なるべく体に安心なものを選びたい。

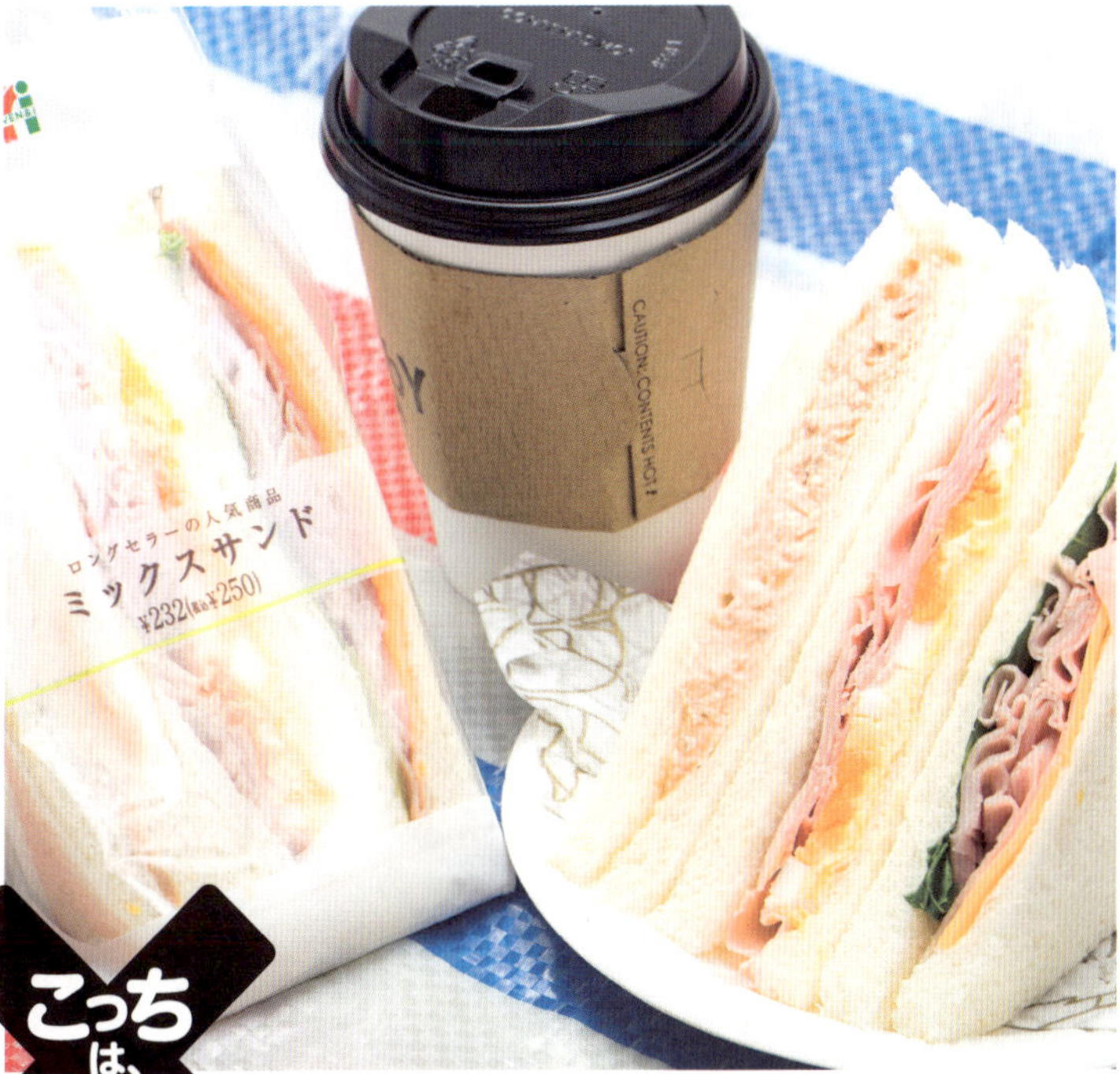

こっちは、ダメ

ミックスサンド

(セブン - イレブン)

ハムが使われると発色剤の亜硝酸 Na が含まれる。またミックスサンドの場合、具の中に何種類もの添加物が使われている。

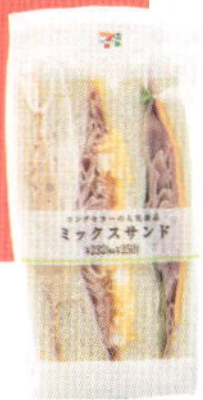

パン、ツナサラダ（マグロ、カツオ油水煮、マヨネーズ、玉葱、その他）、玉子サラダ、ポークハム、レタス、茹で玉子、チーズ、フレンチソース、ファットスプレッド、マヨネーズ / 加工でん粉、乳化剤、糊料（加工でん粉、増粘多糖類、アルギン酸エステル）、調味料（アミノ酸等）、カゼイン Na、酸化防止剤（V.C、V.E）、トレハロース、クチナシ色素、カロチノイド色素、発色剤（亜硝酸 Na）、香料、グルコン酸 Na、V.C、酸味料、香辛料、pH 調整剤、グリシン、（原材料の一部に卵、乳成分、小麦、大豆、りんごを含む）

ハムの中、または酸性状態の胃の中に、強い発がん性のあるニトロソアミン類ができている可能性がある

糊料として使われる。添加物として微量使われる分には問題ない

コンビニサンドイッチ

サンドイッチは、パンに玉子や野菜などを挟んであるため、炭水化物のほか、たんぱく質や脂肪、ビタミンなどを一度に手軽に摂取することができます。そのため、朝食や昼食、あるいは夕食としても利用することができます。しかし、注意しなければならない点があります。**【ミックスサンド】**のようにハムが使われていた場合、それに発色剤の亜硝酸Ｎａが含まれていることです。そのため、その中に強い発がん性のあるニトロソアミン類ができている可能性があります。また酸性状態の胃の中で、ニトロソアミン類ができる可能性もあります。

さらに一般にミックスサンドの場合、ハムのほかにツナサラダや玉子サラダなどが使われており、**それらの具に添加物がいくつも使われているため、添加物を合計するととても多くなってしまいます。**

ミックスサンド

（ファミリーマート）

これもダメ

発色剤の亜硝酸 Na が添加されたハムが使われている。また全部で 23 種類もの添加物が使われているので、人によっては胃部不快感を覚える心配がある。

パン、ツナ玉葱ポテトサラダ、卵サラダ、ハム、茹卵、レタス、チーズ、マヨソース、グリーンリーフ/糊料（加工澱粉、増粘多糖類、アルギン酸エステル）、加工澱粉、pH 調整剤、乳化剤、調味料（アミノ酸等）、グリシン、リン酸塩（Na）、酸化防止剤（V.C）、ソルビット、酸味料、イーストフード、着色料（クチナシ、カロチノイド、ウコン）、V.C、発色剤（亜硝酸 Na）、アンモニウムミョウバン、香辛料、酵素、グリセリンエステル、香料、（原材料の一部にさけ、大豆、豚肉、りんごを含む）

【ミックスサンド】の場合、全部で20種類にも達します。それらが一度に胃の中に入って、粘膜を刺激するので、人によっては胃がもたれる、張ったようになる、重苦しくなるなどの胃部不快感を覚えることがあるのです。

一方、【たっぷりたまごサンド】のほうは、ハムが入っていないので、亜硝酸Ｎａは含まれておらず、具も玉子サラダだけなので、添加物は全部で5種類です。これなら胃部不快感を覚えることはないでしょう。私も試食してみましたが、胃に違和感を覚えることはありませんでした。

なお、アルギン酸エステルは簡略名で、正しくはアルギン酸プロピレングリコールエステルといいます。海藻に含まれる粘性物質のアルギン酸とプロピレングリコールを結合させたものです。アルギン酸プロピレングリコールエステルについては、これまでの動物実験では毒性はほとんど認められていません。ただし、アレルギー体質の人が摂取すると、皮膚発疹を起こすことがあります。

ツナ&たまごサンド

（ローソン）

ギリギリOK!

卵サラダとツナサラダを挟んでいるため、それらに含まれる添加物を合計すると多くなってしまう。危険性の高いものは含まれないのでギリギリOK。

パン、卵サラダ、ツナサラダ（かつお油漬、玉葱炒め、マヨネーズ、その他）、まぐろ油漬、マヨネーズ/イーストフード、乳化剤、V.C、調味料（アミノ酸等）、グリシン、酢酸Na、糊料（アルギン酸エステル、アルギン酸Na、増粘多糖類、加工澱粉）、加工澱粉、香辛料、カロチノイド色素、酵素、（原材料の一部に乳、大豆、りんご、ゼラチンを含む）

惣菜パン

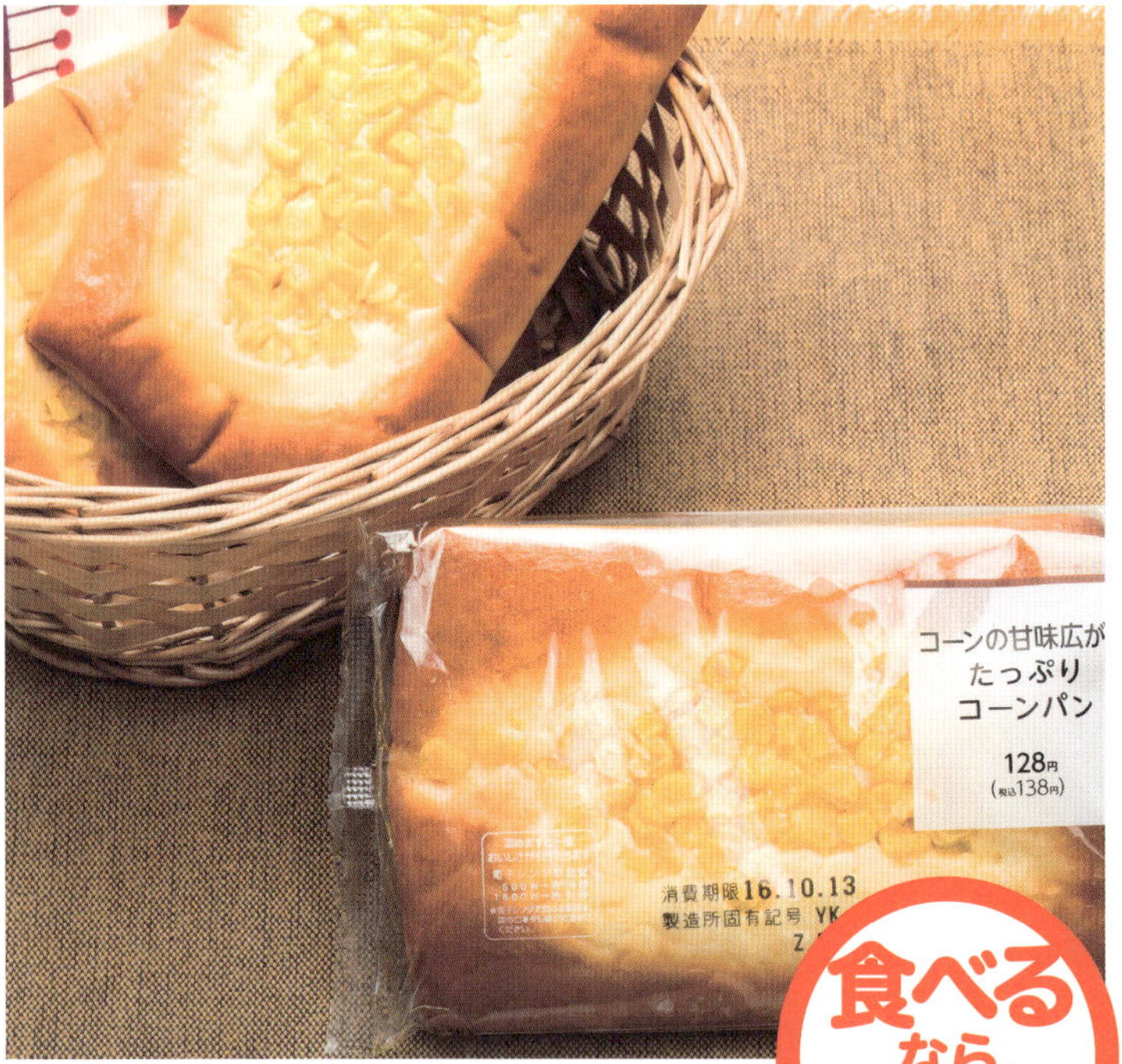

食べるなら、こっち

コーンの甘味広がるたっぷりコーンパン（ファミリーマート）

コーン、小麦粉、マヨネーズ、マーガリン、加糖脱脂粉乳、砂糖、パン酵母、ぶどう糖、食塩、乳化油脂、発酵調味料、発酵種 /pH 調整剤、トレハロース、調味料（アミノ酸）、乳化剤、増粘剤（キサンタン）、酢酸 Na、酵素、イーストフード、香辛料抽出物、V.C、（原材料の一部に乳成分、卵、小麦、大豆を含む）

膨張剤の役割を果たす。18品目あり、中には毒性の強いものもあるので不安が残る

全部で10種類の添加物が使わているが、意外にも明らかに危険性の高いものは見当たらない。ただしカロリーは高いので食べすぎには注意。

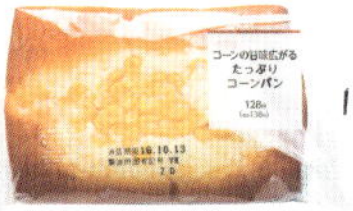

種類が豊富で、ついつい手が伸びるけど
実は「添加物がいっぱい」だって知ってました？

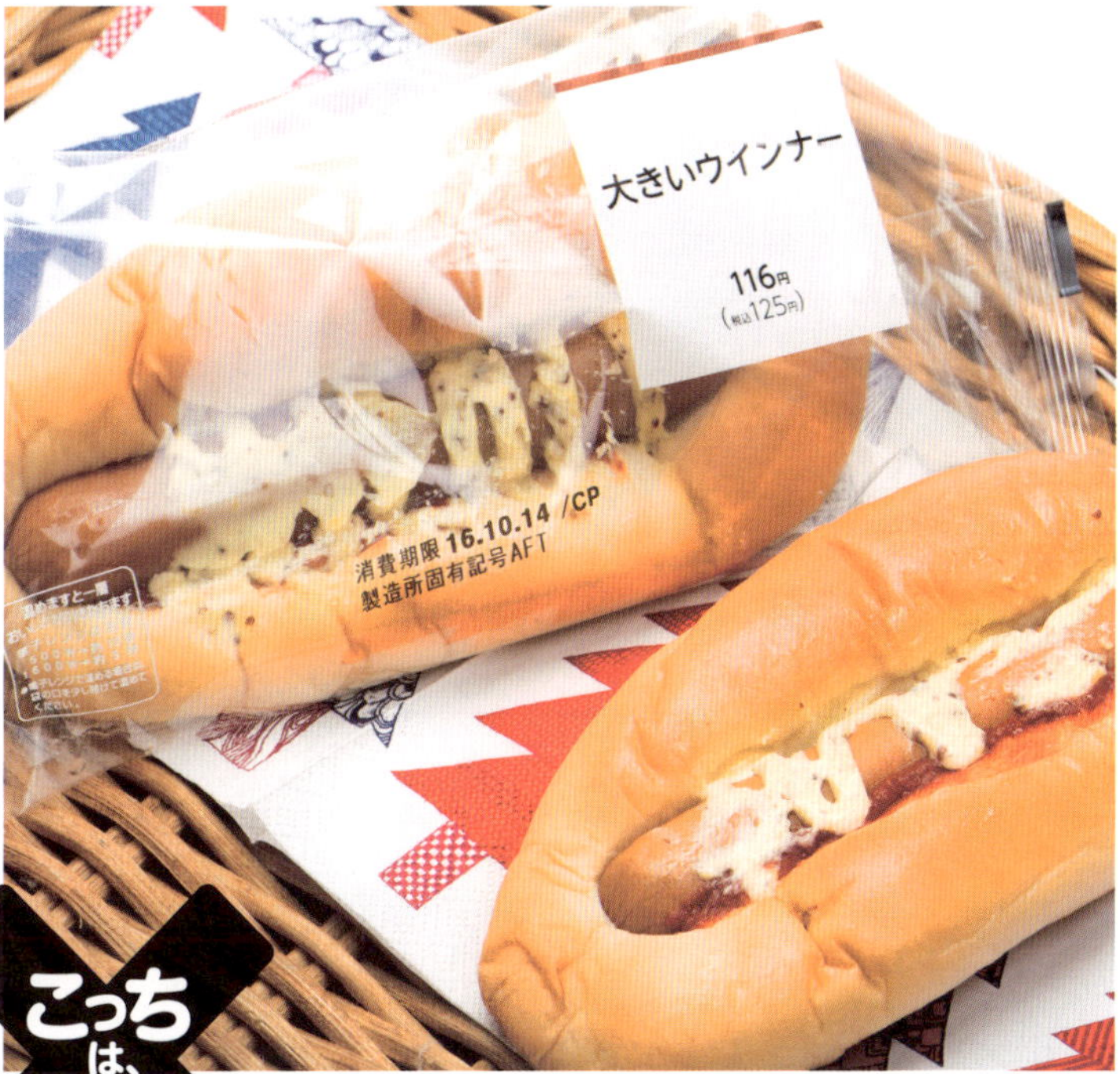

こっちは、ダメ

大きいウインナー
（ファミリーマート）

ウインナーとパンの組み合わせが好きな人は多いと思うけど、がんを引き起こす可能性のある亜硝酸Naが含まれているので×。

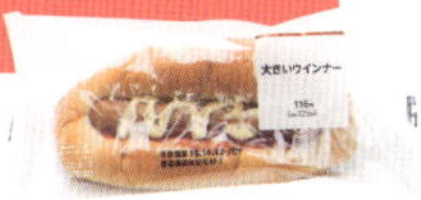

ウインナーソーセージ、小麦粉、粒マスタード入り半固体状ドレッシング、砂糖、マーガリン、ケチャップ、卵、ブドウ糖、加工油脂、パン酵母、乳等を主要原料とする食品、食塩 / 加工デンプン、増粘剤（加工デンプン、CMC、増粘多糖類)、調味料（アミノ酸等)、乳化剤、リン酸塩（Na)、保存料（ソルビン酸)、酸化防止剤（V.C)、イーストフード、pH調整剤、発色剤（亜硝酸Na)、着色料（ウコン、カロチン)、香料、V.C、（一部に卵、乳成分、小麦、大豆、鶏肉、豚肉、りんごを含む）

強い発がん性のあるニトロソアミン類が含まれる可能性がある

肉に多く含まれるアミンという物質と反応して、ニトロソアミン類という強い発がん性物質に変化することがある

惣菜パン

サンドイッチと同様に惣菜パンも、パンの中に様々な具が入っており、食事として利用することができます。しかし、サンドイッチと同様な問題があります。つまり、【大きいウインナー】のように発色剤の亜硝酸Ｎａが添加されたウインナーソーセージが使われていた場合、それに強い発がん性のあるニトロソアミン類が含まれる可能性がある点です。さらに、胃の中で亜硝酸Ｎａと豚肉に含まれるアミンが化学反応を起こして、ニトロソアミン類ができる可能性もあります。したがって、ウインナーソーセージが挟まれた惣菜パンはＮＧです。

一般に惣菜パンの場合、様々な具が入っているため、それらに含まれる添加物を合計すると、数が多くなってしまいます。【コーンの甘味広がるたっぷりコーンパン】も、全部で10種類の添加物が使

ダブルソーセージ

(ローソン)

これもダメ

発色剤の亜硝酸 Na が添加されたソーセージが 2 本使われている。添加物が全部で 18 種類も使われているので、人によっては胃部不快感を覚える心配がある。

ソーセージ、小麦粉、タマゴサラダ、ミックス粉（小麦粉、でん粉、その他）、トマトケチャップ、砂糖、ショートニング、卵、マーガリン、パン酵母、加工油脂、乳等を主要原料とする食品、食塩、小麦たん白加工品 / 加工デンプン、pH 調整剤、調味料（アミノ酸等）、増粘剤（加工デンプン、増粘多糖類）、リン酸塩（Na）、酢酸 Na、乳化剤、グリシン、くん液、カゼイン Na、酸化防止剤（ビタミン C、ビタミン E）、香料、発色剤（亜硝酸 Na）、ビタミン C、グリセリンエステル、カロチン色素、（原材料の一部に乳、卵、小麦、オレンジ、大豆、鶏肉、豚肉を含む）

われています。しかし、それほど危険性の高いものは見当たりませんので、惣菜パンの中ではマシなほうといえます。

なおイーストフードは、イースト（パン酵母）に混ぜると、それをイーストが吸収して、パンがふっくらと焼き上がるというものです。塩化アンモニウム、炭酸アンモニウム、炭酸カリウム（無水）、リン酸一水素カルシウムなど18品目あり、その中から5品目程度をピックアップして混ぜ合わせてイーストフードが作られます。毒性の強いものはそれほど見当たりませんが、塩化アンモニウムは例外で、ウサギに2gを口から与えたところ、10分後に死亡したというデータがあるので、毒性は強いといえます。

またトレハロースは、麦芽糖を酵素で処理するか、酵母などから抽出したものを酵素処理して得られます。トレハロースはぶどう糖が2つ結合した二糖類で、きのこやエビなどにも含まれているので安全性に問題はありません。

こだわりソースのコロッケパン

（セブン - イレブン）

ギリギリOK!

亜硝酸 Na やカラメル色素は使われていない。加工デンプン、増粘多糖類、pH 調整剤、調味料（アミノ酸等）などが使われているが、ギリギリ OK。

コロッケ、小麦粉、ソース、植物油脂、砂糖、マーガリン、乳等を主原料とする食品、パン酵母、卵黄、小麦たん白、食塩、粉末水飴、脱脂粉乳、ぶどう糖 / 加工澱粉、増粘剤（加工澱粉、増粘多糖類）、pH 調整剤、調味料（アミノ酸）、乳化剤、膨張剤、カロチノイド色素、香料、ココア色素、ビタミン C、（原材料の一部に卵、牛肉、大豆、りんごを含む）

菓子パン

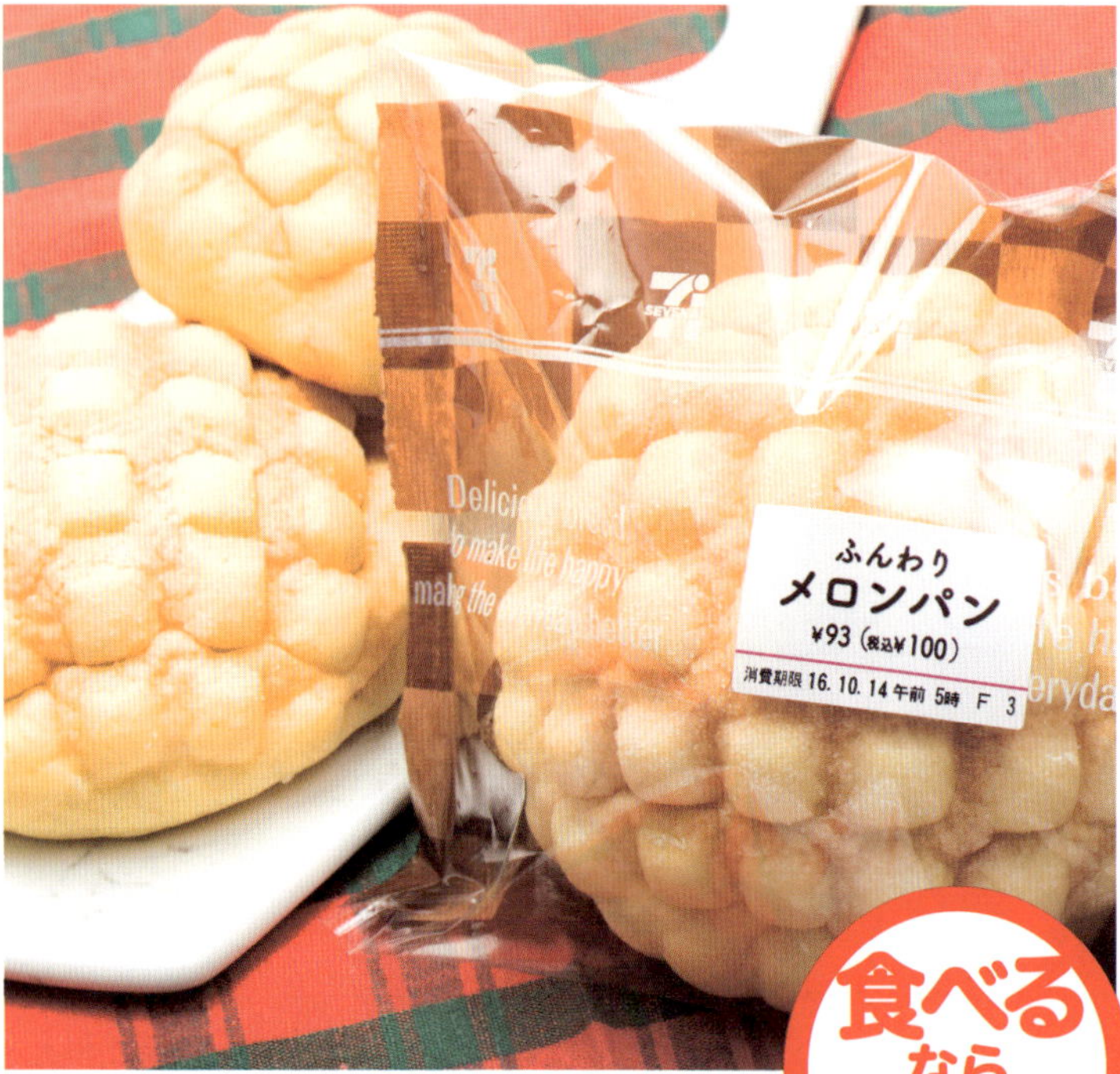

食べるなら、こっち

ふんわりメロンパン

（セブン - イレブン）

小麦粉、砂糖、マーガリン、卵、製菓原料用調整品（クリーム〈乳製品〉、砂糖、卵黄）、パン酵母、食塩、小麦たん白、ぶどう糖、脱脂粉乳 / 増粘多糖類、香料、ビタミンC、カロチノイド色素、（原材料の一部に大豆を含む）

トウガラシ色素やトマト色素など植物から抽出されたオレンジ色の色素。安全性にほとんど問題はない

メロンパンは各メーカーから発売されているが、食べるならイーストフードを使わないセブン - イレブンのものがおすすめ。

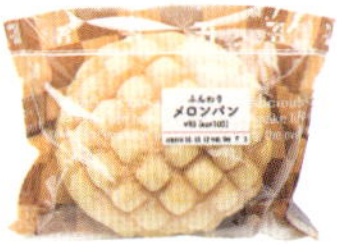

「ついで買い」の定番。
怖いのはカロリーだけじゃない？

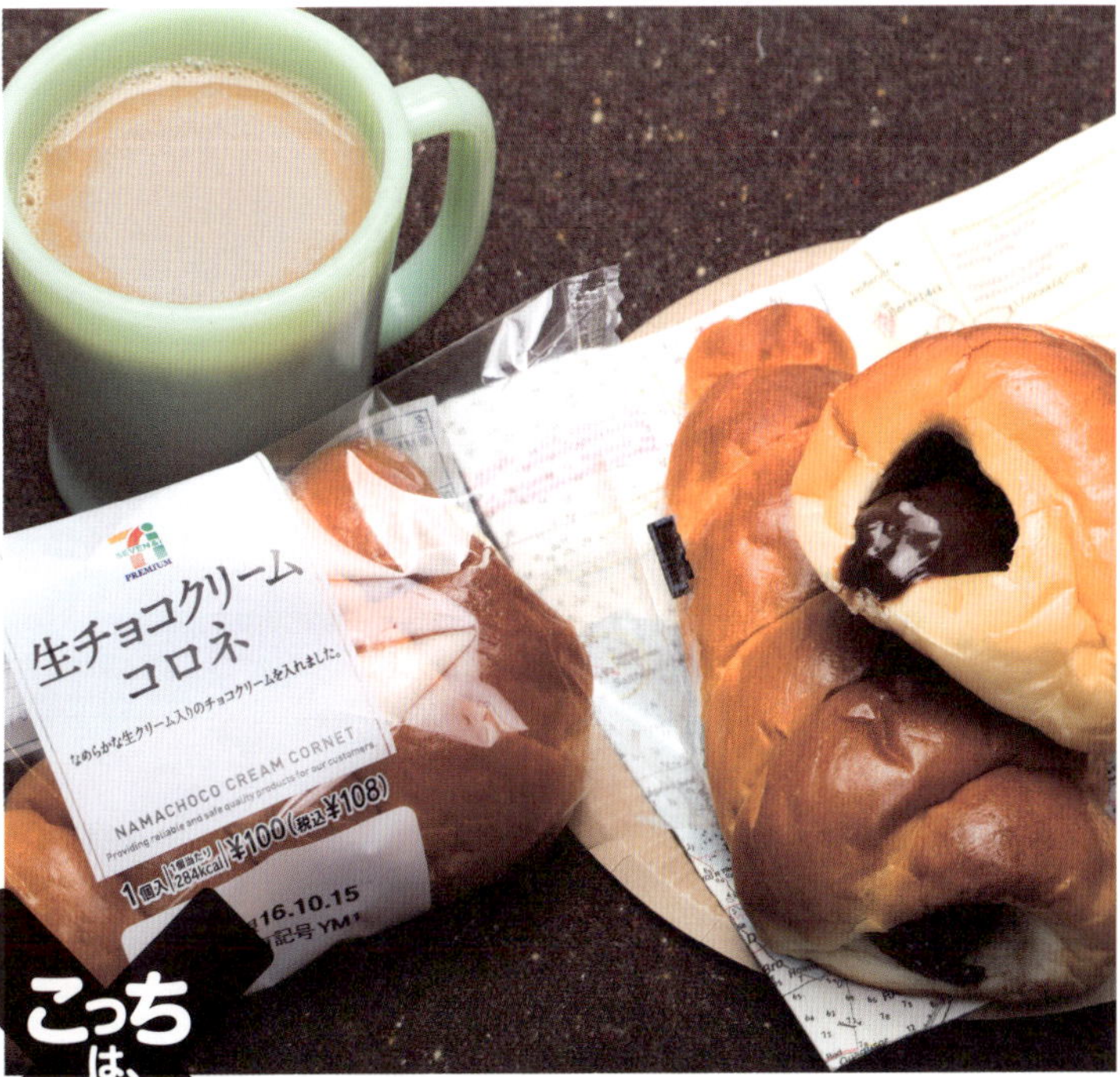

こっちは、ダメ

セブンプレミアム 生チョコクリームコロネ（セブン＆アイ・ホールディングス）

甘いものを食べたい欲求をそそられる菓子パンだが、リスクの高いカラメル色素、ソルビン酸Kが使われているためNG。

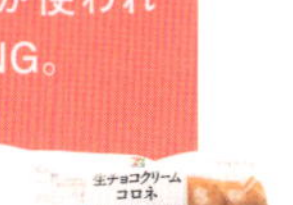

生クリーム入りチョコレートペースト、小麦粉、糖類、マーガリン、卵、脱脂粉乳、パン酵母、植物油脂、食塩、植物性たん白/トレハロース、グリシン、加工デンプン、カラメル色素、乳化剤、ソルビット、pH調整剤、香料、保存料（ソルビン酸K）、糊料（増粘多糖類、アルギン酸エステル）、イーストフード、グリセリンエステル、V.C、（原材料の一部に乳成分、卵、小麦、大豆を含む）

4種類あるうち2種類には発がん性物質が含まれている

18品目あって、中には毒性の強いものもあるので不安が残る

脂肪に近い成分で、食品の中にも含まれているため、これは安全性に問題はない

染色体異常、およびDNA修復を妨げる作用があることが分かっている

菓子パン

メロンパンは、各メーカーから出ていますが、セブン-イレブンのメロンパンはイーストフードを使っていないのが特徴です。セブン-イレブンでは、イーストフードを使わない方針のようで、プライベートブランドのパン類には使われていません。

増粘多糖類は、植物や海藻、細菌などから抽出された粘性のある多糖類で、キサンタンガム、カラギーナン、グァーガムなど30品目程度あります。基本的にはぶどう糖がたくさん結合した多糖類なので、それほど毒性の強いものはありませんが、いくつか安全性に不安を感じるものもあります。１品目を使った場合は具体名が表示されますが、２品目以上使った場合は、「増粘多糖類」としか表示されないので、何が使われているのかわかりません。

香料は、合成が約１５０品目、天然が約６００品目もあって、

北海道粒あんぱん

（ローソン）

ギリギリOK!

ソルビトールは、果実や海藻などに含まれる甘味成分なので、問題なし。乳化剤や酢酸Naなどが使われているが、ギリギリOK。

つぶあん（小豆〈北海道産〉、砂糖、食塩）、小麦粉、砂糖、ショートニング、卵、発酵風味料、パン酵母、ケシの実、食塩、小麦粉調製品／甘味料（ソルビトール）、乳化剤、酢酸Na、ビタミンC、（原材料の一部に卵、小麦、乳成分、大豆を含む）

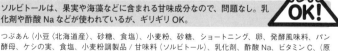

それらを数品目、あるいは数十品目組み合わせて独特のにおいが作られていますが、その製法は企業秘密になっています。合成香料の中には毒性の強いものがありますが、「香料」としか表示されないので、何が使われているのかわかりません。ただし、一般に香料は添加量が微量のため、影響は少ないと考えられています。カロチノイド色素は、動植物から抽出した黄色や橙色の色素で、ほとんどは安全性の高いものです。

一方、【セブンプレミアム 生チョコクリームコロネ】のほうは、イーストフードが使われ、そしてカラメル色素も使われています。さらに合成保存料のソルビン酸Kが使われています。**ソルビン酸Kは、遺伝子への影響を調べる実験で、染色体異常、およびDNA修復を妨げる作用があることが分かっています。**これは、細胞の遺伝子を突然変異させて、がん化に導く可能性があるということです。

パスコ ジャムパン

(敷島製パン)

ギリギリOK!

キサンタンは、ある種の細菌から得られた多糖類で、人間に投与したが、問題なかった。イーストフードや調味料(アミノ酸)などが使われている。

ミックスジャム(いちご、砂糖、水あめ、あんず)、小麦粉、糖類、乳等を主要原料とする食品、ファットスプレッド、マーガリン、加工油脂、卵、パン酵母、食塩、小麦たんぱく、大豆粉/ゲル化剤(増粘多糖類)、乳化剤、酸味料、加工デンプン、香料、酢酸Na、増粘剤(キサンタン)、リン酸Ca、イーストフード、着色料(紅麹、カロチン)、ビタミンC、調味料(アミノ酸)、酸化防止剤(ビタミンE)、(原材料の一部に卵、小麦、乳成分、大豆、りんごを含む)

紅茶飲料

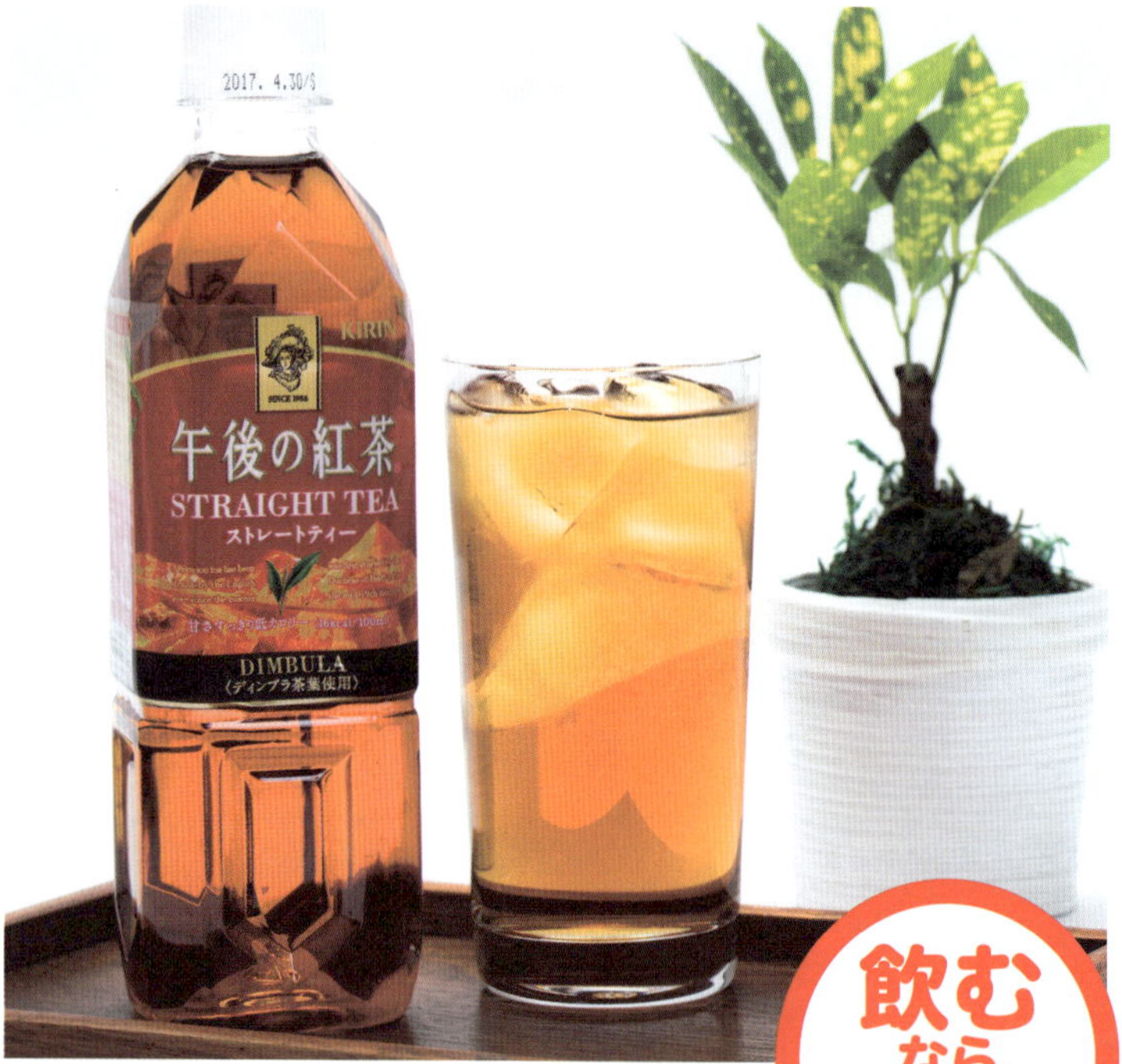

飲むなら、こっち

午後の紅茶 ストレートティー

（キリンビバレッジ）

砂糖類（果糖ぶどう糖液糖、砂糖）、紅茶（ディンブラ 100%）/ 香料、ビタミンC

できればなくしてほしいが、それほど刺激性の強いにおいではない

成分が酸化して、味や香り、色などが変化するのを防ぐ。安全性に問題はない

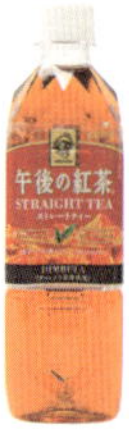

香料が添加されている点が気になるが、それ以外に問題はとくに見当たらないので、飲むならこっち。

ほっとひと息つきたいとき、体にやさしい紅茶はどれですか？

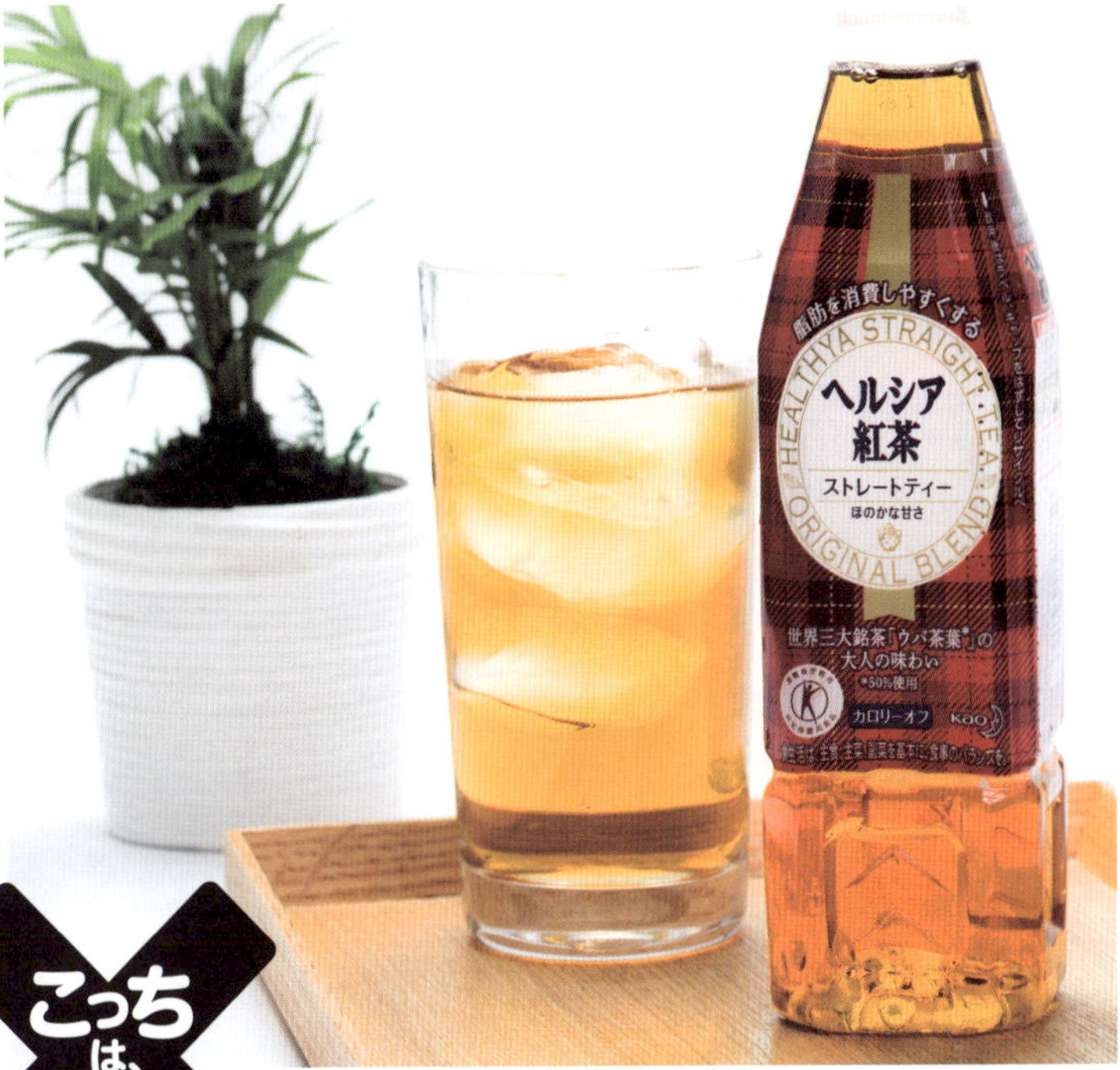

こっちは、ダメ

ヘルシア紅茶 ストレートティー

（花王）

体脂肪を減らせる「甘い紅茶」ということで魅力的だが、合成甘味料のスクラロースが添加されているのでおすすめできない。

茶抽出物（茶カテキン）、エリスリトール、紅茶（ウバ50%）/環状オリゴ糖、ビタミンC、香料、甘味料（スクラロース）

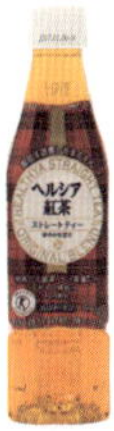

有機塩素化合物の一種。動物実験で免疫力を低下させることが示唆されている

ぶどう糖を原料に酵母で発酵させて作られた糖アルコール。毒性はないが、消化されにくいため、多量に摂取すると下痢をすることがある

紅茶飲料

女性に人気のある紅茶飲料ですが、【午後の紅茶】の独壇場という感があります。コンビニにはずらっと各種の【午後の紅茶】が並び、スーパーでも似たような状況です。そんな状況を切り崩そうと売り出されたのが、花王の【ヘルシア紅茶 ストレートティー】でしょう。単なる紅茶飲料ではなく、「脂肪を消費しやすくする」というトクホ（特定保健用食品）という看板を背負って、売り出されました。

そのボトルには「本品は茶カテキンを豊富に含んでおり、エネルギーとして脂肪を消費しやすくするので、体脂肪が気になる方に適しています」というトクホの許可表示があります。**【ヘルシア緑茶】（花王）と同様に1本（350ml）あたり540mgの高濃度茶カテキンを含んでおり、体内の脂肪を消費しやすくして、体脂肪を**

紅茶花伝 ロイヤルミルクティー

（コカ・コーラ カスタマー マーケティング）

ギリギリOK!

香料と乳化剤が使われているが、ギリギリOK。香料は刺激性が弱い。クエン酸Naは、クエン酸にNa（ナトリウム）を結合させたもので、問題はない。

牛乳、砂糖、紅茶（ウバ茶90%以上）、クリーム、塩化Na / 香料、乳化剤、クエン酸Na、ビタミンC

減らすというのです。

「紅茶を飲みながら体脂肪を減らせる」ということで、体重が気になる女性にとっては飛びつきたくなるような製品だと思いますが、おススメできないのです。なぜなら、合成甘味料のスクラロースが添加されているからです。これは、有機塩素化合物の一種であり、動物実験で免疫力を低下させることが示唆されています。

　また、エリスリトールが入っていることも気がかりです。エリスリトールはぶどう糖を原料に酵母で発酵させて作られた糖アルコールです。**毒性はないのですが、消化されにくいため、多量に摂取すると下痢をすることがあります。**

　一方、【午後の紅茶 ストレートティー】の場合、香料が添加されている点が気になりますが、それほど刺激性の強いにおいではありません。ですから、そのにおいで気分が悪くなるということはないでしょう。できれば、香料はなくしてもらいたいものです。

シンビーノ ジャワティストレート レッド

（大塚食品）

これもOK!

原材料は、インドネシア産の紅茶のみで、糖類も香料も使っていないという珍しい製品。香料が添加されていないので安心して飲める。エネルギーは 0kcl。

紅茶（インドネシア産）

缶コーヒー

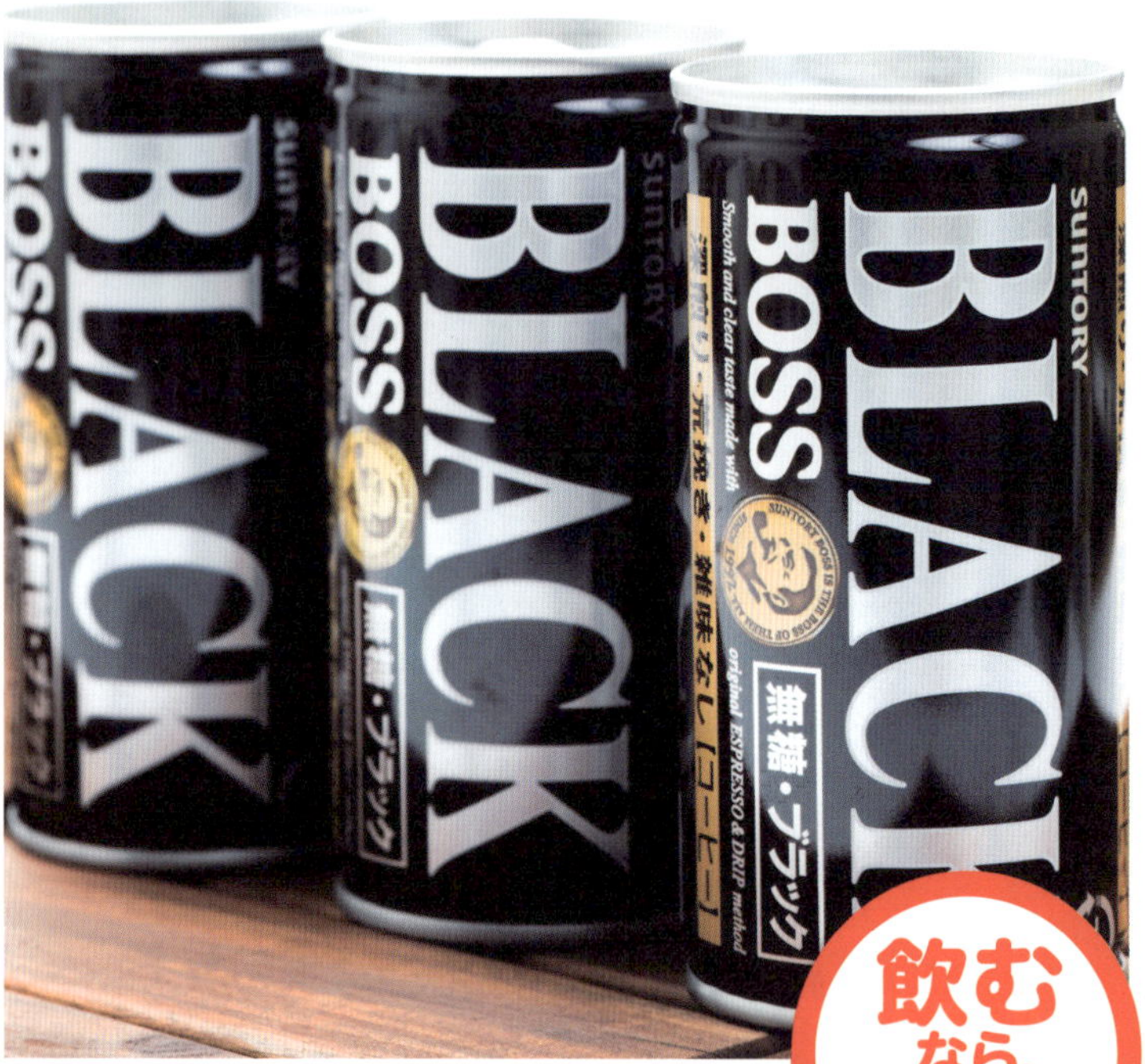

飲むなら、こっち

ブラックボス 無糖・ブラック

（サントリーフーズ）

コーヒー

潔く、原材料はコーヒーのみ

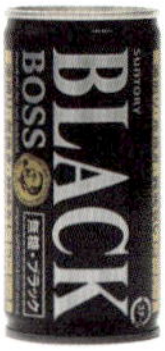

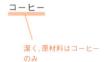

砂糖類だけでなく、添加物も一切使われていないので、安心して毎日飲むことができる。コーヒー好きならこっち。

「砂糖ひかえめ」だからといって、どれも健康的だというわけではありません。

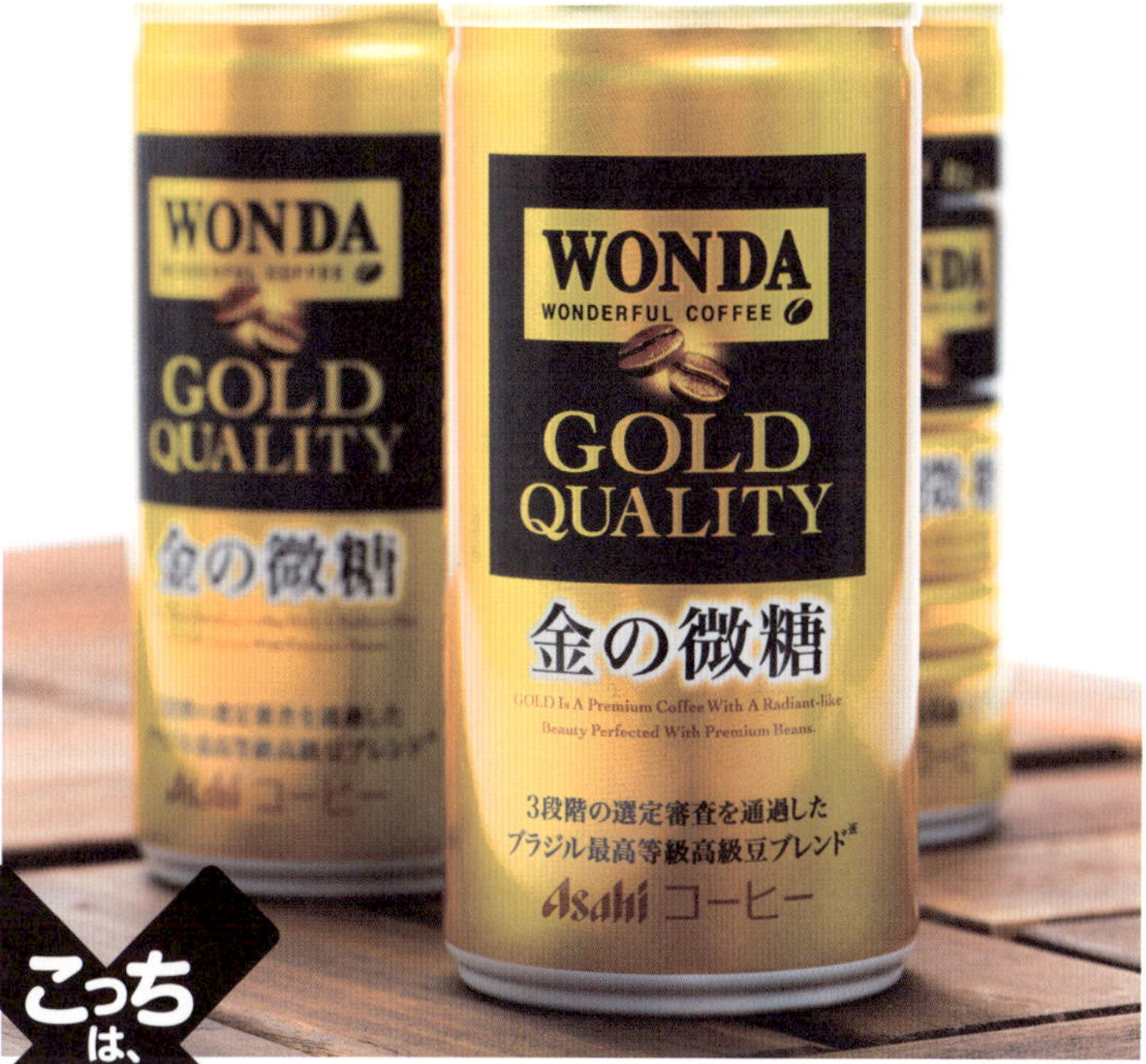

こっちは、ダメ

ワンダ 金の微糖

（アサヒ飲料）

頻繁に飲む缶コーヒーこそ、添加物の存在を気にしてほしい。アセスルファムK、スクラロースも使われているから飲むのはNG。

牛乳、コーヒー、砂糖、全粉乳、デキストリン／乳化剤、カゼインNa、香料、酸化防止剤（ビタミンC）、甘味料（アセスルファムK、スクラロース）

牛乳に含まれるたんぱく質のカゼインとナトリウムを結合させたもので、安全性に問題はない

ぶどう糖がいくつも結合したもので、デンプンを分解して作られている。食品に分類され、その由来からも危険性はなし

動物実験の結果などから、肝臓や免疫に対するダメージが心配される

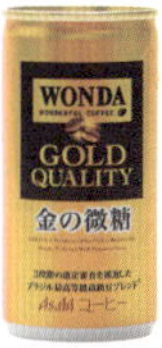

缶コーヒー

「缶コーヒーは甘いので太る」と思っている人が多いようで、最近では、微糖タイプの缶コーヒーが人気です。しかし、糖分を減らしている代わりに、合成甘味料のアセスルファムＫやスクラロースが使われているので、要注意です。

アセスルファムＫは、自然界に存在しない化学合成物質で、砂糖の約２００倍の甘味があります。しかし、イヌにアセスルファムＫを０・３％および３％含むえさを2年間食べさせた実験では、**０・３％群でリンパ球の減少が、３％群ではＧＰＴ（肝臓障害の際に増える）の増加とリンパ球の減少が認められました。**つまり、肝臓に対するダメージや免疫力を低下させる心配があるのです。また、妊娠したネズミを使った実験では、胎児に移行することがわかっています。

ジョージア エメラルドマウンテン ブレンド

（コカ・コーラ カスタマー マーケティング）

ギリギリOK!

合成甘味料のアセスルファムＫやスクラロースは添加されていないが、香料や乳化剤などが添加されている。カゼインNaは問題なし。

牛乳、コーヒー、砂糖／香料、カゼインNa、乳化剤ところで、**弁当・惣菜・パン類**の梅干しの項で、スクラロースが血管壁を傷つける可能性ついて触れましたが、アセスルファムＫも同じことが懸念されます。これも体内で分解されることなく、異物となって血液中をぐるぐるめぐるからです。

私はアセスルファムＫ入りの飲料も口に含んだことがありますが、やはり舌がしびれました。ですから、**血管壁に何らかの悪影響を与える可能性も考えられるのです。**これも検証する必要があると思います。

なお、【ブラックボス 無糖・ブラック】の原材料はコーヒーのみで、添加物は使われていないので、安心して飲むことができます。

ちなみに各メーカーからはブラックタイプの缶コーヒーが出ていますが、香料が添加された製品が多いので、注意してください。香料が添加されていると、人工的な不自然なコーヒーのにおいになりますし、安全性の面でも不安要因となります。

ワンダ モーニングショット

(アサヒ飲料)

ギリギリOK!

合成甘味料は添加されていないが、乳化剤や香料などが添加されている。カゼイン Na とビタミン C は問題なし。

牛乳、コーヒー、砂糖、脱脂粉乳、デキストリン / カゼイン Na、乳化剤、香料、酸化防止剤（ビタミン C）

カフェラテ・カフェオレ

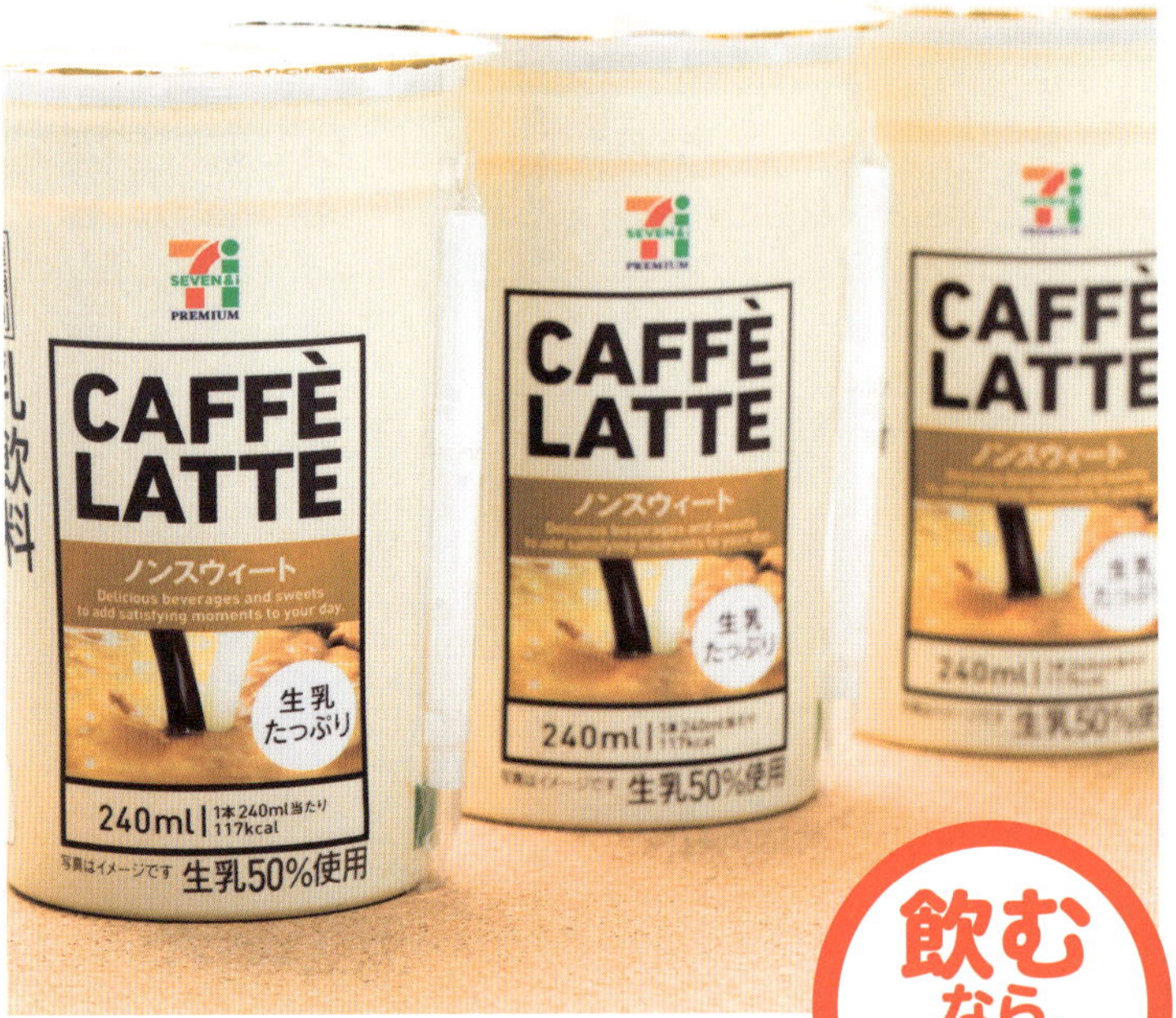

飲むなら、こっち

セブンプレミアム カフェラテ ノンスウィート（セブン&アイ・ホールディングス）

生乳（50% 以上）、コーヒー、乳製品

牛から搾ったままの乳

生乳から作られるクリームや脱脂乳、脱脂粉乳など

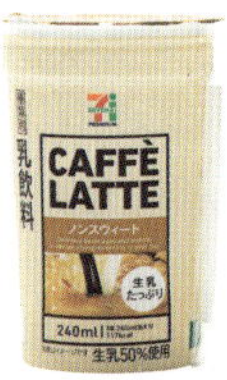

生乳を50％以上使い、さらに乳製品を加えているのが功を奏してか、添加物ナシでも、しっかりコクとなめらかさが感じられる。

朝はパンと一緒に、という人も多いはず。気にせず飲めるカフェラテはどれ？

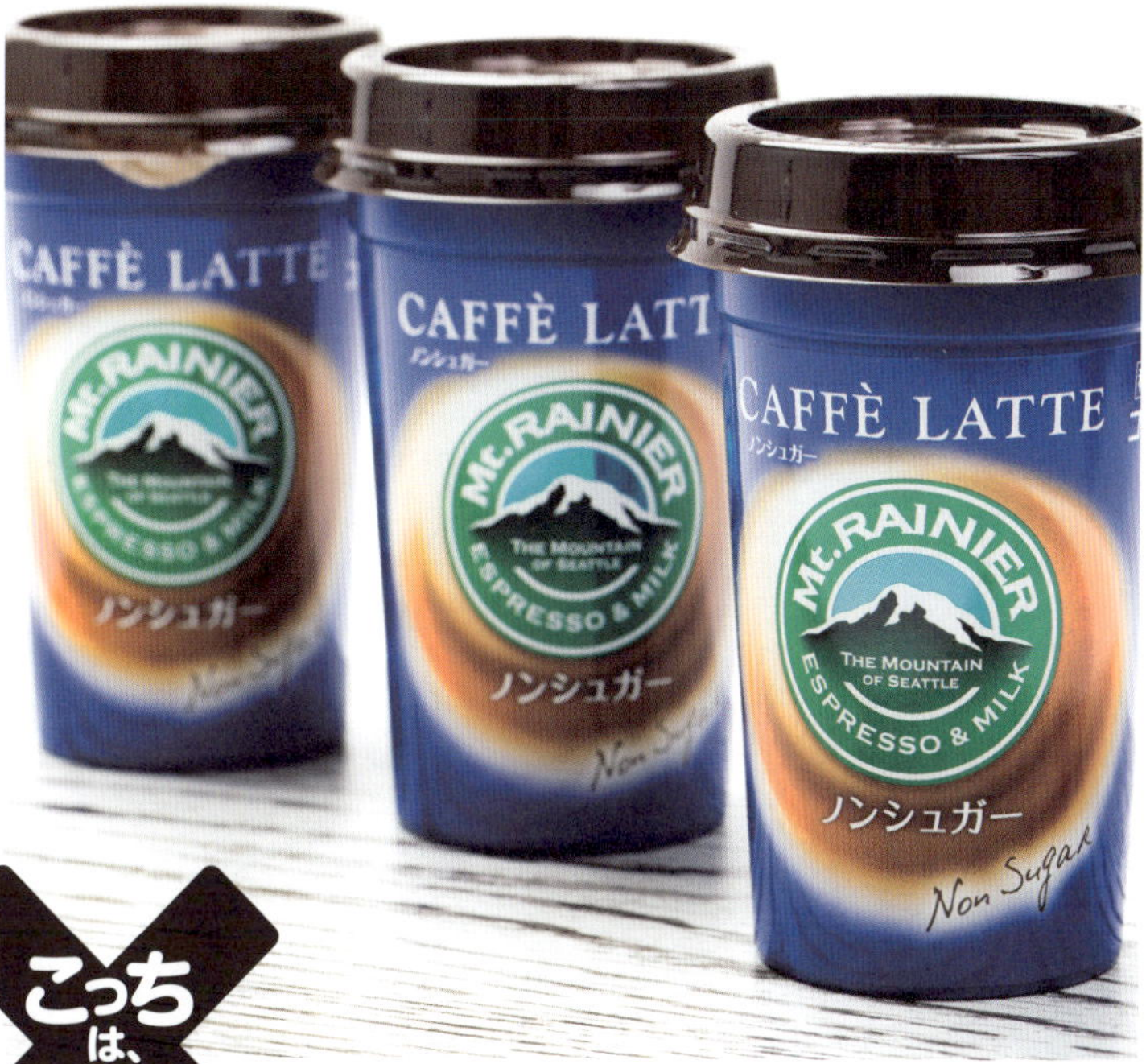

こっちは、ダメ

マウントレーニア カフェラッテ ノンシュガー（森永乳業）

アセスルファムＫとスクラロースが使われている時点で×。できればノンシュガーじゃない【マウントレーニアカフェラッテ】の方を選びたい。

コーヒー、マルトオリゴ糖、乳製品、乳たんぱく質、食塩／香料、乳化剤、甘味料（アセスルファムK、スクラロース）

合成のものが12品目あり、そのうちの6品目は安全性が高いが、そのほかは問題がある。一括表示のため、どれを使っているかわからない点が不安

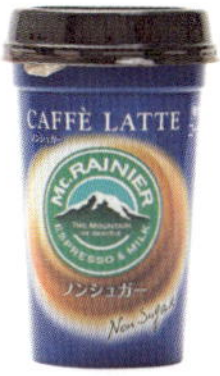

カフェラテ・カフェオレ

「カフェラテは甘くて太りそう」という不安を抱いている人が多いと思いますが、そんな人におススメなのが、【セブンプレミアム カフェラテ ノンスウィート】です。なんと砂糖類も合成甘味料も一切使っていないのです。原材料は生乳（牛から搾ったままの乳）とコーヒー、乳製品（生乳から作られるクリームや脱脂乳、脱脂粉乳など）だけです。

通常カフェラテやカフェオレには、香料や乳化剤などの添加物が使われています。乳化剤は、乳に含まれる脂肪と水とを混じりやすくするため、なめらかさが出て舌触りをよくするようです。

ところが、この製品には香料も乳化剤も使われていません。乳化剤が入っていないと、サラッとしてしまい、カフェラテらしいコクがなくなってしまいがちですが、この製品はそうではありません。

スターバックス カフェラテ

（サントリー食品インターナショナル）

ギリギリOK!

カゼインNaは、牛乳に含まれるカゼインにNa（ナトリウム）を結合させたもので問題ないが、pH調整剤、香料、乳化剤が使われている。

生乳（50%未満）、乳製品、砂糖、コーヒー/pH調整剤、香料、カゼインNa、乳化剤

なめらかさとコクがあるのです。その秘密は、**生乳を50%以上使い、さらに乳製品を加えていること**にあるようです。そのため乳脂肪分が多くなり、なめらかでコクのある味になっていると考えられます。

一方、【マウントレーニア カフェラッテ ノンシュガー】の場合、香料や乳化剤のほかに、合成甘味料のアセスルファムＫとスクラロースが入っています。いくらノンシュガーでカロリーが低くても、これでは×です。

なお、通常の【マウントレーニア カフェラッテ】の原材料は、「乳製品、砂糖・果糖ぶどう糖液糖、コーヒー、乳/乳化剤、香料」です。乳化剤と香料に、何が使われているかわかりませんが、危険性の高い合成甘味料やカラメル色素が使われていないので、ギリギリＯＫ。

グリコ カフェオーレ

（東北グリコ乳業）

飲まない方が安心！

カラメル色素は、カラメルⅠ～Ⅳの４種類あるが、カラメルⅢとカラメルⅣには、発がん性のある4-メチルイミダゾールが含まれている。

生乳（50%未満）、無脂肪牛乳、砂糖、キャラメルソース、コーヒー、食塩/カラメル色素、（一部に乳成分を含む）

飲むヨーグルト

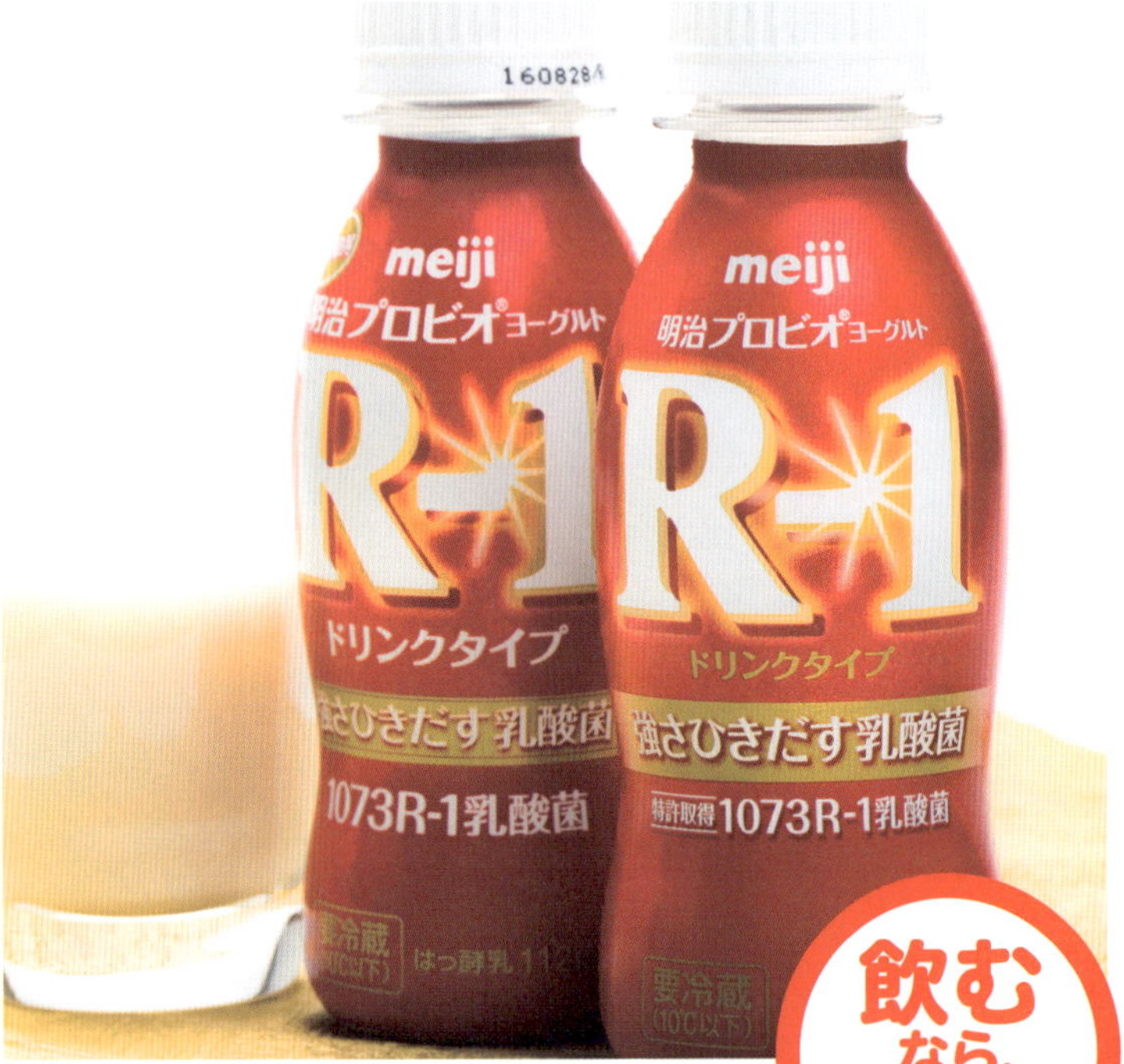

飲むなら、こっち

明治 プロビオヨーグルト R-1 ドリンクタイプ (明治)

乳製品、ぶどう糖果糖液糖、砂糖 / 安定剤（ペクチン）、香料、甘味料（ステビア）、酸味料

EU（欧州連合）委員会では、動物のオスの精巣に悪影響があり、繁殖毒性が認められたとの理由で使用を禁止したが、その後、体重1kgあたり4mg以下の摂取に抑えるという条件付きで使用を認めた

リンゴやサトウダイコンなどから抽出された多糖類。安全性に問題なし

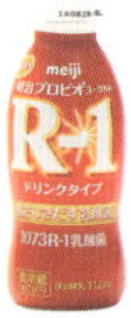

同じ甘味料でもステビアは比較的リスクが低いので飲むならこっち。風邪をひきにくくなるという実験結果も出ている。

健康のために毎日飲むものだからこそ、一番安全なものはどれなのか知りたい。

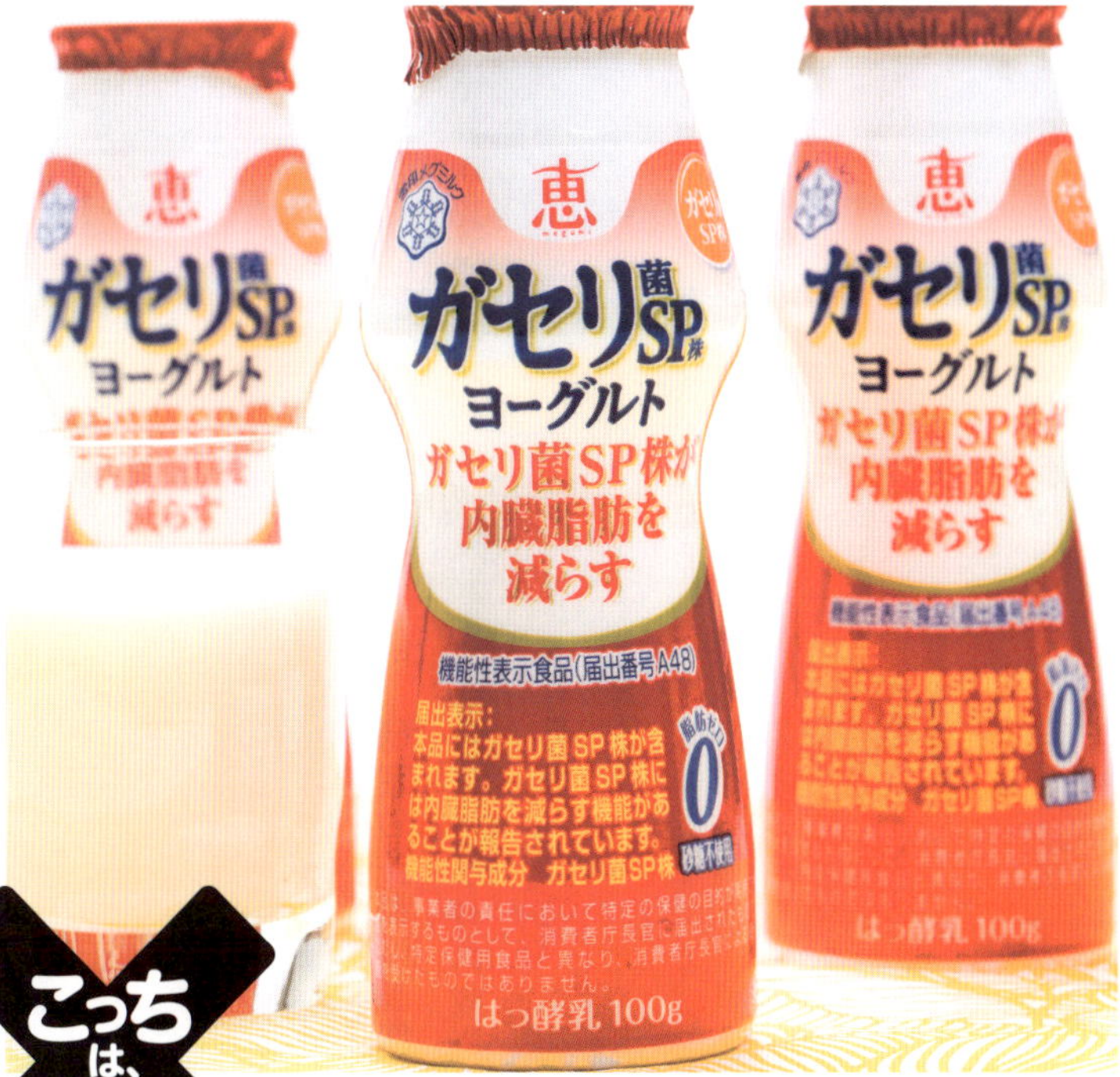

こっちは、ダメ

恵 ガセリ菌SP株ヨーグルト

(雪印メグミルク)

乳製品/安定剤(大豆多糖類、ペクチン)、香料、甘味料(スクラロース)

安定剤：食品に粘り気となめらかさを与える

スクラロース：有機塩素化合物の一種で、免疫力を低下させる心配がある

合成甘味料のスクラロースを使っているのでNG。将来の健康のことを考えるなら、摂取するべきではない代物。

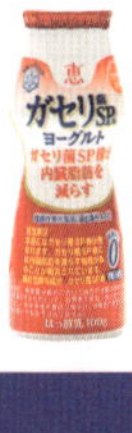

飲むヨーグルト

　赤いボトルに「強さひきだす乳酸菌」と表示された【明治プロビオヨーグルトＲ－１ ドリンクタイプ】。明治によると、この製品に含まれる**乳酸菌１０７３Ｒ－１は、特定の多糖体を作り出すため、それが免疫力を高めて、風邪やインフルエンザの感染を防ぐ**といいます。同社では、山形県舟形町に住む健康な70～80歳の57人と佐賀県有田町に住む健康な60歳以上85人をそれぞれ２つの群に分け、一方の群には乳酸菌１０７３Ｒ－１を含むヨーグルトを１日90ｇ、もう一方の群には牛乳を１日１００ｍｌ飲んでもらいました。期間は、舟形町では8週間、有田町では12週間です。

　その結果、牛乳を飲んだ群の風邪をひくリスクを１とすると、乳酸菌１０７３Ｒ－１入りヨーグルトを食べた群では、舟形町で０・29、有田町で０・44、平均で０・39と、ヨーグルトを食べた群のほ

ビフィックス1000

（江崎グリコ）

これもダメ

ボトルに「ビフィズス菌 BifiX がおなかで増えて腸内環境改善」と表示された機能性表示食品だが、合成甘味料のスクラロースが添加されているので、これも×。

乳製品、果糖ぶどう糖液糖、りんご果汁、水飴、酵母エキス / 香料、酸味料、安定剤（CMC）、甘味料（スクラロース）

うが明らかに低かったといいます。ただし、これは毎日ヨーグルトを長期間食べ続けた上での結果です。

なお、ペクチンはリンゴやサトウダイコンなどから抽出された多糖類なので、問題はありません。ステビアは、南米原産のキク科・ステビアの葉から抽出した甘味成分です。ＥＵ（欧州連合）委員会では、１９９９年、ステビアが体内で代謝してできる物質（ステビオール）が動物のオスの精巣に悪影響があり、繁殖毒性が認められたとの理由で、使用を認めないことを決めました。その後、もう一度安全性について検討が行われ、同委員会は、２０１１年12月から、体重１ｋｇあたり４ｍｇ以下の摂取に抑えるという条件付きで使用を認めました。ちなみに、通常のヨーグルトタイプの【同Ｒ－１低脂肪】は無添加でステビアは含まれません。

一方、【恵 ガセリ菌ＳＰ株ヨーグルト】のほうは、「ガセリ菌ＳＰ株が内臓脂肪を減らす」という機能性表示食品ですが、合成甘味料のスクラロースが使われているので×。

セブンプレミアム 生きて腸まで届く乳酸菌入り のむプレーンヨーグルト

（セブン＆アイ・ホールディングス）

これもOK!

添加物は使われていない。三温糖にカラメル色素が添加されている心配があったので、製造元に聞いたところ、「三温糖にカラメル色素は使われていない」とのこと。

牛乳、乳製品、三温糖、ガラクトオリゴ糖液糖

スポーツ飲料

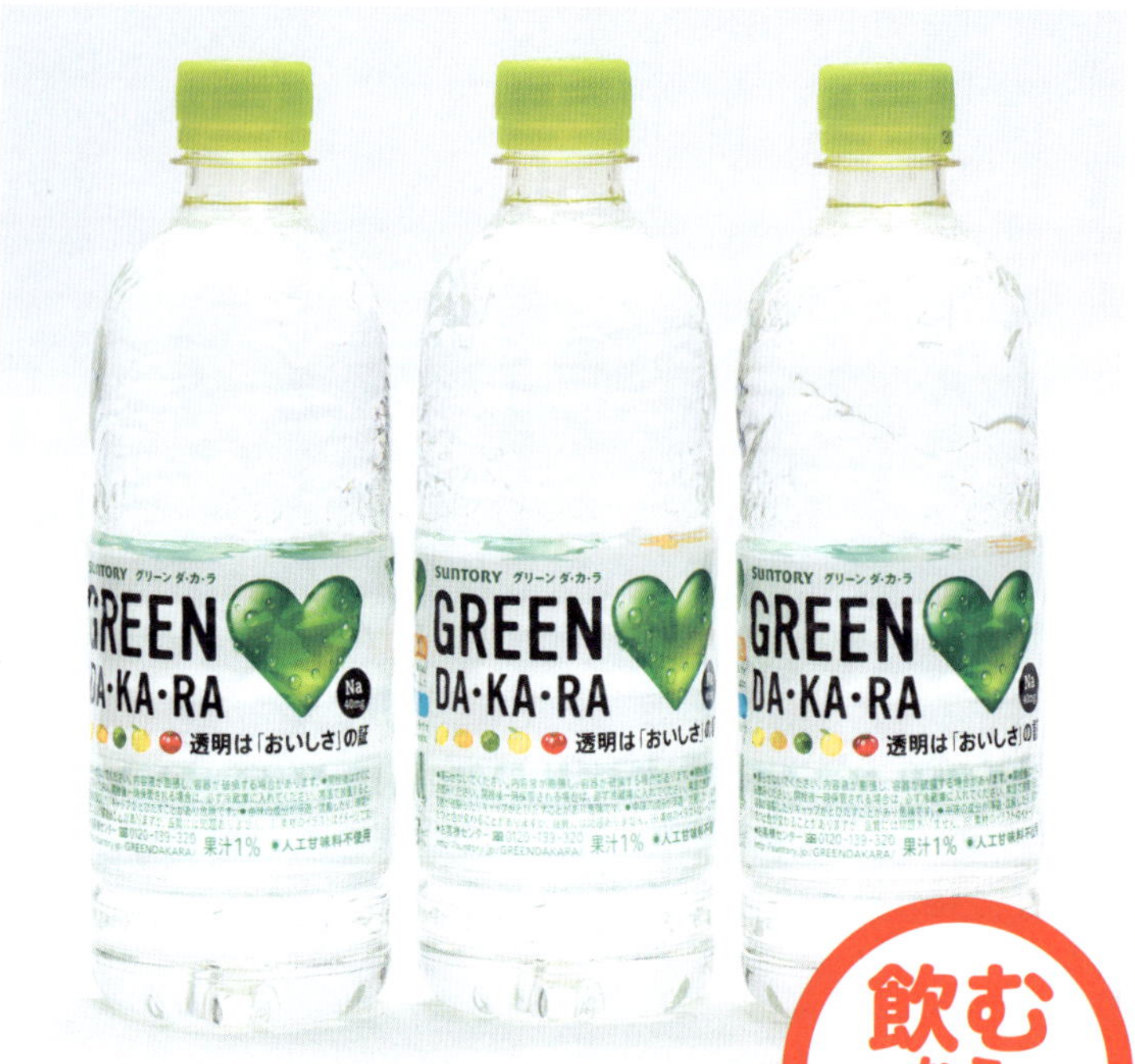

飲むなら、こっち

グリーン ダ・カ・ラ

（サントリーフーズ）

糖類（果糖、果糖ぶどう糖液糖、砂糖）、レモン果汁、食塩、グレープフルーツピール、シークワーサーピール、うんしゅうみかん、ドライトマトエキス / 香料、酸味料、塩化カリウム、酸化防止剤（ビタミンC）

塩化ナトリウム（食塩）の代わりに使われるもの。大量摂取すると、消化器を刺激するが、微量摂取している分には心配ない

成分が酸化して、味や香り、色などが変化するのを防ぐ。安全性に問題なし

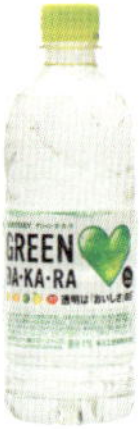

いくつか添加物が使われているが、香料も酸味料も刺激性の弱いものなので、飲むならこっち。

運動後や風邪をひいたときに、ごくごく飲んでも問題ないのはどれ？

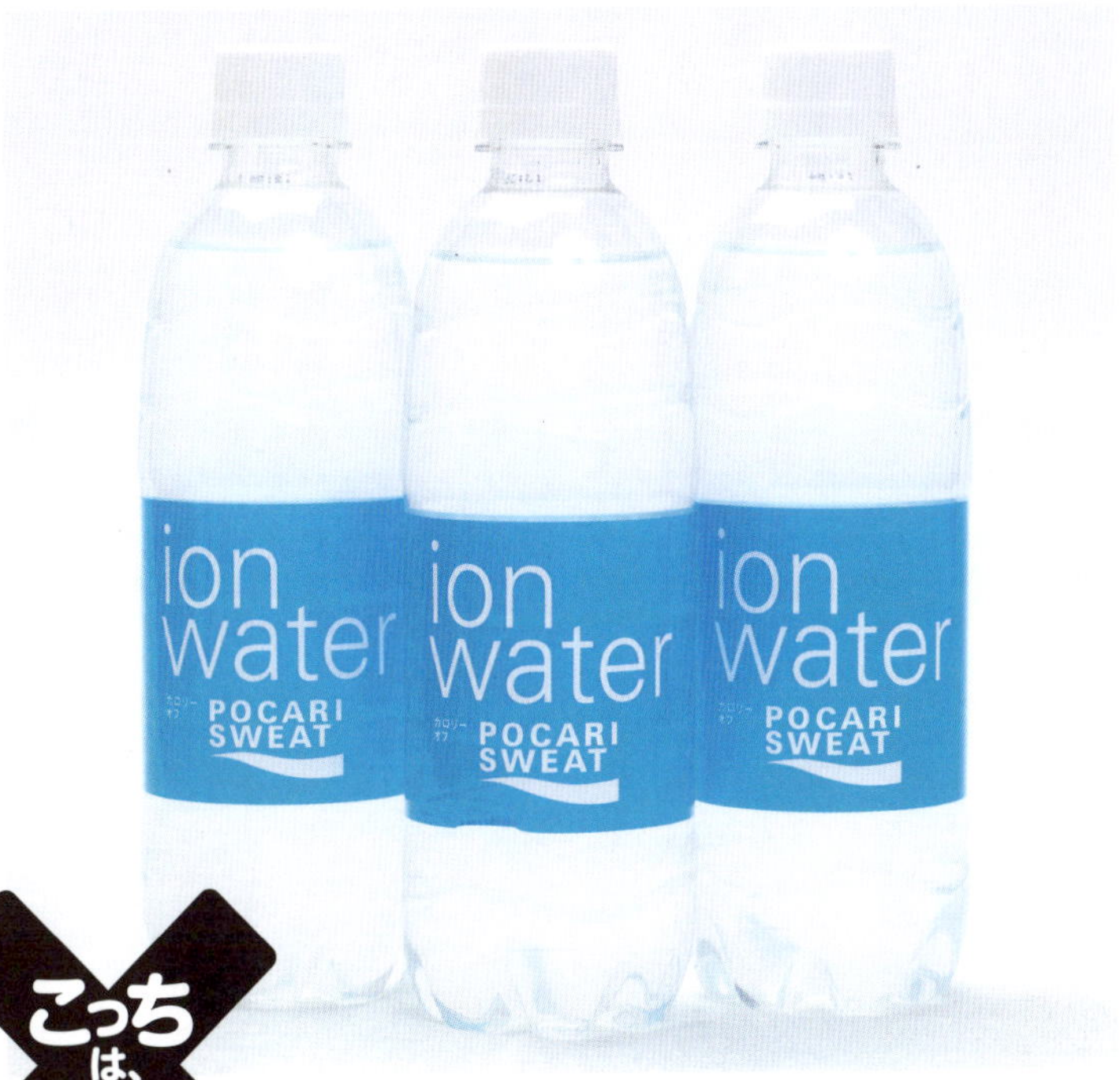

こっちは、ダメ

ポカリスエット イオンウォーター

（大塚製薬）

いくらカロリーが少なく、ヘルシーなイメージがあっても、合成甘味料のスクラロースが使われている時点で飲むべきではない。

果糖ぶどう糖液糖、果汁、砂糖、食塩、ラカンカエキス／酸味料、香料、塩化K、乳酸Ca、塩化Mg、調味料（アミノ酸）、甘味料（スクラロース）、酸化防止剤（ビタミンC）

体内で分解されることなく、血液中に入ってぐるぐるめぐり「人体汚染」を引き起こす

ミネラル強化の目的で使用する。安全性に問題なし

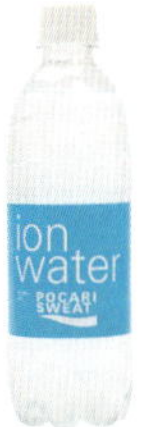

スポーツ飲料

【ポカリスエット イオンウォーター】は2013年4月から発売されましたが、その特徴は【ポカリスエット】に比べて、カロリーが約半分ということです。「それなら【ポカリスエット】よりもいい」と感じる人もいると思いますが、おススメはできないのです。**砂糖や果糖ぶどう糖液糖などの糖類を減らして、カロリーを少なくした代わりに、合成甘味料のスクラロースを添加しているから**です。

これまで指摘してきたようにスクラロースは有機塩素化合物の一種であり、体内で分解されることなく、血液中に入ってぐるぐるめぐりますが、これは「人体汚染」を引き起こしていることを意味します。また動物実験で、免疫力を低下させることが示唆されています。スクラロース入りの製品は避けるようにしてください。

一方、【グリーン ダ・カ・ラ】は、自然スポーツ飲料といえるも

ポカリスエット

（大塚製薬）

ギリギリOK!

酸味料や香料、調味料（アミノ酸）などが添加されているが、危険性の高い合成甘味料が添加されていないので、ギリギリOK。

砂糖、果糖ぶどう糖液糖、果汁、食塩／酸味料、香料、塩化K、乳酸Ca、調味料（アミノ酸）、塩化Mg、酸化防止剤（ビタミンC）

ので、カリウムやナトリウムなどの電解質、あるいはアミノ酸などが含まれますが、それらは**添加物によるものではなく、レモン果汁やグレープフルーツなどの自然素材によるもの**です。味は【ポカリスエット】に似ています。

添加物として香料、酸味料、塩化カリウムが使われていますが、香料は刺激性の弱いものなので、それによって気分が悪くなるということはないでしょう。酸味料は、クエン酸、乳酸、リンゴ酸など約25品目ありますが、もともと食品に含まれているものが多く、毒性の強いものは見当たりません。塩化カリウムは90ページ参照。

なお、「水代わりにスポーツ飲料を飲んでいる」という人が時々いますが、やめた方がいいでしょう。【ポカリスエット】には1本（500ml）あたり約30g、【グリーン ダ・カ・ラ】には1本（550ml）あたり約25gの砂糖類が含まれます。したがって、水代わりに飲んでいると糖分の摂りすぎとなり、高血糖・肥満↓動脈硬化↓心臓病・脳卒中の経過をたどる心配があります。

アクエリアス

（コカ・コーラ カスタマー マーケティング）

これもダメ

【ポカリスエット イオンウォーター】と同様に合成甘味料のスクラロースが添加されているので×。

果糖ぶどう糖液糖、塩化Na／クエン酸、香料、クエン酸Na、アルギニン、塩化K、硫酸Mg、乳酸Ca、酸化防止剤（ビタミンC）、甘味料（スクラロース）、イソロイシン、バリン、ロイシン

炭酸飲料

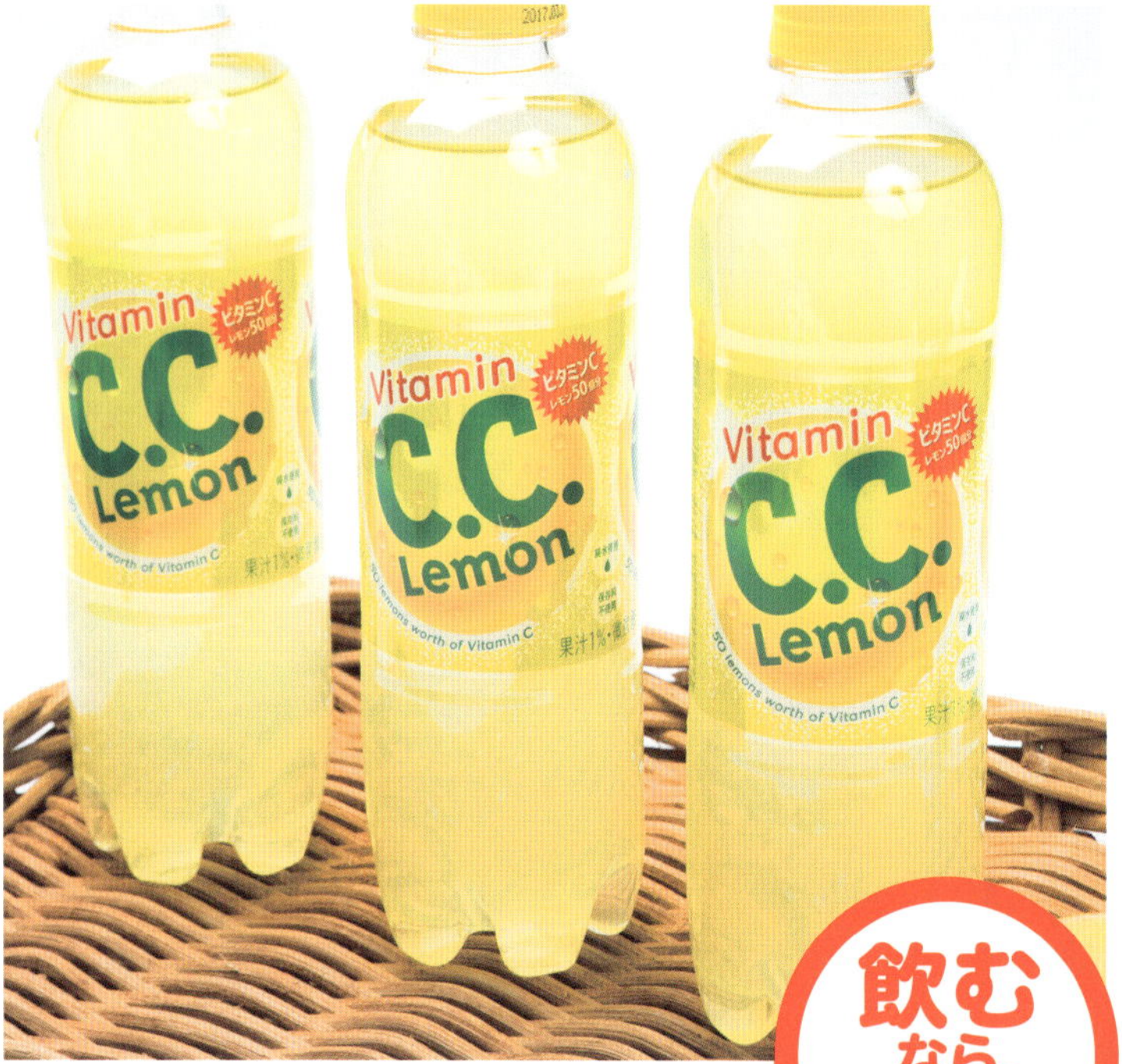

飲むなら、こっち

C.C. レモン

（サントリーフーズ）

糖類（果糖ぶどう糖液糖、砂糖）、レモン果汁 / 香料、ビタミンC、酸味料、ベニバナ色素、パントテン酸カルシウム、ビタミンB6、カロチン色素

紅花から抽出された色素で、動物を使った実験では毒性は認められていない

植物や海藻から抽出された黄色い色素で、安全性に問題はない

パントテン酸カルシウムは栄養成分で、問題なし

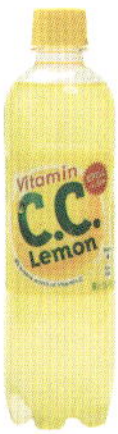

香料だけが気になるが、他は問題ないので飲むならこっち。ただ、ビタミンCはたくさん摂ってもほとんど排泄されてしまう。

将来の健康を考えたら、飲みすぎは避けたい。でも飲みたいとき、どれを選ぶのが賢明？

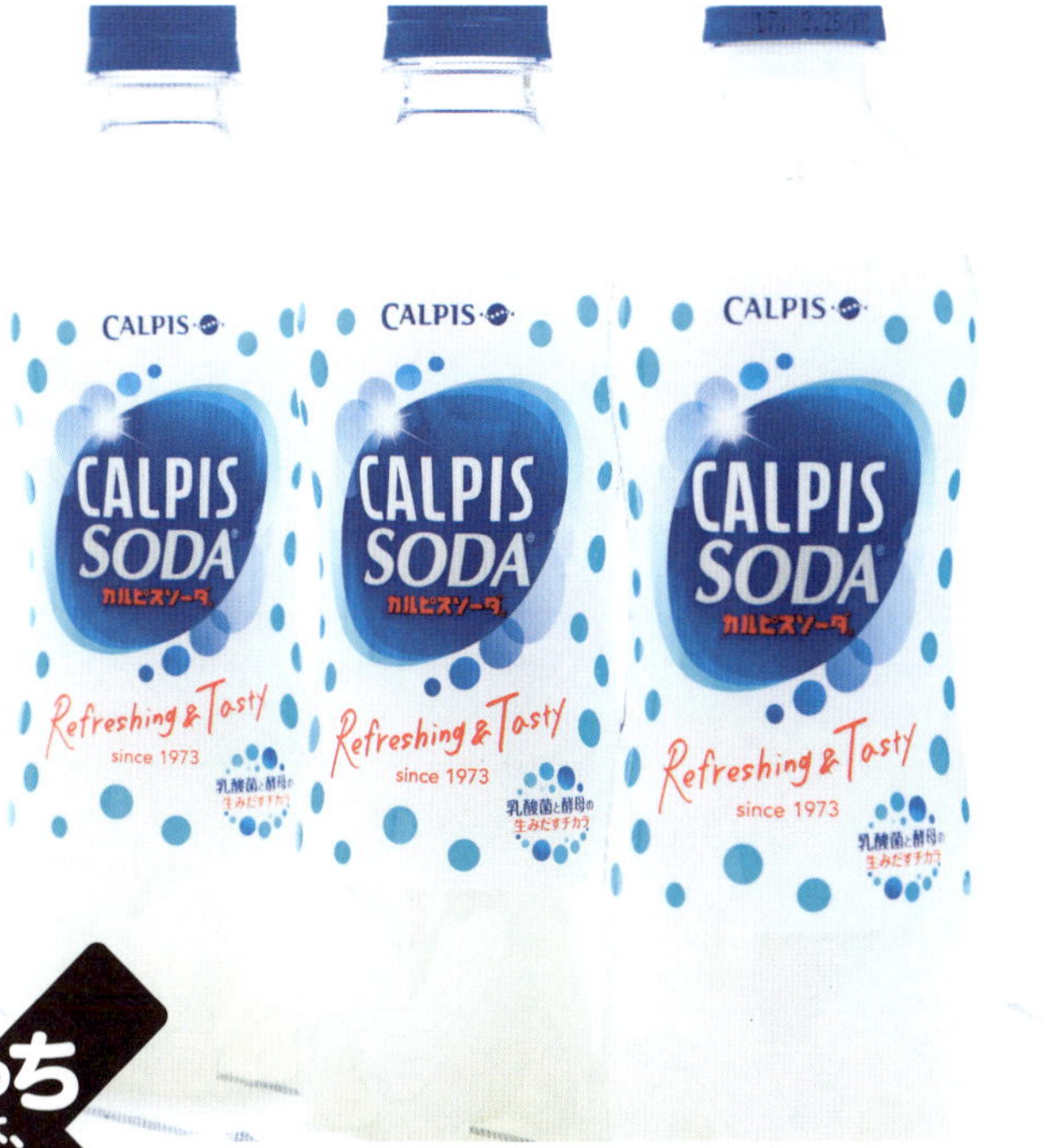

こっちは、ダメ

カルピスソーダ

（アサヒ飲料）

CM効果で【カルピス】には体にいいイメージがあるが、とくに危険度の高い3つの合成甘味料が含まれているため、【カルピスソーダ】はおすすめできない。

糖類（果糖ぶどう糖液糖、砂糖）、脱脂粉乳、乳酸菌飲料／香料、酸味料、安定剤（大豆多糖類）、甘味料（アスパルテーム・L-フェニルアラニン化合物、アセスルファムK、スクラロース）

1990年代後半、アメリカの複数の研究者によって脳腫瘍を起こす可能性が指摘され、また白血病やリンパ腫を起こすという結果（動物実験による）が出ている

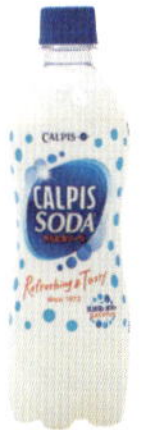

炭酸飲料

【カルピスソーダ】は、合成甘味料「三役そろい踏み」というような製品です。合成甘味料のアスパルテーム、アセスルファムK、スクラロースが添加されているからです。

【カルピス】というと、乳酸菌飲料の代表といえるもので、昔から多くの人に親しまれており、私も子供の頃から飲んでいました。独特の酸味と甘さ、そしてほのかな香りがあり、飲むととても穏やかな気分になって、「体にもよさそう」という印象でした。

ところが、そんな**【カルピス】とは、ほど遠いのが【カルピスソーダ】**です。アセスルファムKとスクラロースは、体の中で代謝されません。つまり、分解されることなく小腸から吸収されて、血液に乗って体の中をぐるぐるめぐるのです。

また、アスパルテームはこれまでも述べてきたように脳腫瘍を起

ファンタ グレープ

(コカ・コーラ カスタマー マーケティング)

これもダメ

毒性の強い合成保存料の安息香酸 Na が添加されている。安息香酸 Na は、ビタミン C と反応して、人間に白血病を起こすベンゼンに変化することがある。

果糖ぶどう糖液糖、ぶどう果汁、ぶどうエキス / 香料、酸味料、着色料（カラメル、アントシアニン）、保存料（安息香酸 Na）、甘味料（ステビア）、ビタミン B6

こす可能性が指摘されていて、さらに動物実験では白血病やリンパ腫を起こすことが認められています。したがって、人間が摂り続けた場合、それらのがんになるリスクが高まる心配があるのです。

一方、【C.C.レモン】のほうは、香料が添加されていますが、刺激的なにおいではありません。ベニバナ色素は、紅花から抽出された色素で、マウスやラットを使った実験では毒性は認められていません。カロチン色素は、植物や海藻から抽出された黄色い色素で、安全性に問題はありません。

なお、この製品１本（５００ｍｌ）には１０００ｍｇのビタミンＣが含まれますが、ビタミンＣの１日の所要量は１００ｍｇなので、ほとんどは排泄されてしまうので注意してください。

それから【三ツ矢サイダー】の場合、１本（５００ｍｌ）に55ｇもの砂糖類が含まれます。毎日飲み続けると、高血糖や肥満になり、動脈硬化が誘発され、ひいては心臓病や脳卒中につながる心配があります。ですから、時々飲むように心がけてください。

三ツ矢サイダー

（アサヒ飲料）

ギリギリOK!

香料が添加されているが、穏やかなにおいなので、それによって気分が悪くなるなどの心配はないだろう。酸味料に何が使われているのかは不明。

砂糖類（果糖ぶどう糖液糖、砂糖）／香料、酸味料

エナジードリンク

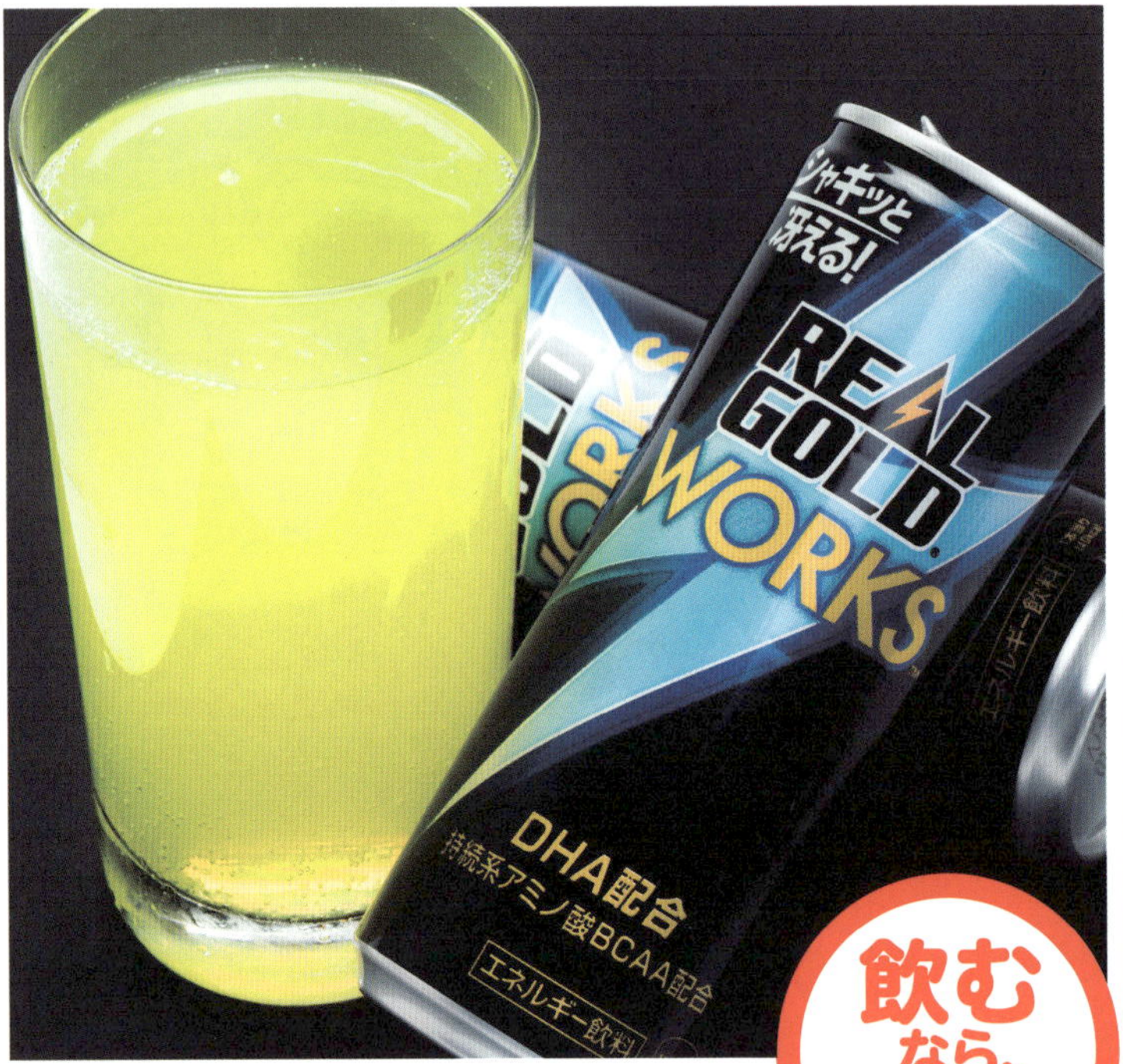

飲むなら、こっち

リアルゴールド ワークス

（コカ・コーラ カスタマー マーケティング）

果糖ぶどう糖液糖、はちみつ、DHA含有食品、ローヤルゼリー、高麗人参エキス / 香料、クエン酸、V.C、アルギニン、アスパラギン酸Na、ナイアシン、グルタミン酸Na、イソロイシン、V.B2、バリン、V.B6、V.P、フェニルアラニン、スレオニン、ロイシン

水溶性ビタミンの1つ

アミノ酸の一種。筋肉を強化したり、疲労を回復させる効果があるといわれる

レモンやミカンなどのかんきつ類に多く含まれる酸で、安全性に問題はない

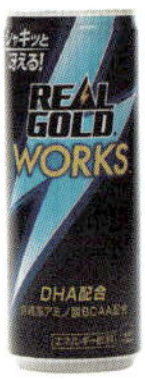

ほとんどの添加物は、栄養強化剤となる安全性の高いビタミン各種やアミノ酸なので飲むならこっち。

ここぞという場面で元気をくれる気がする。でも本当のところはどうなの？

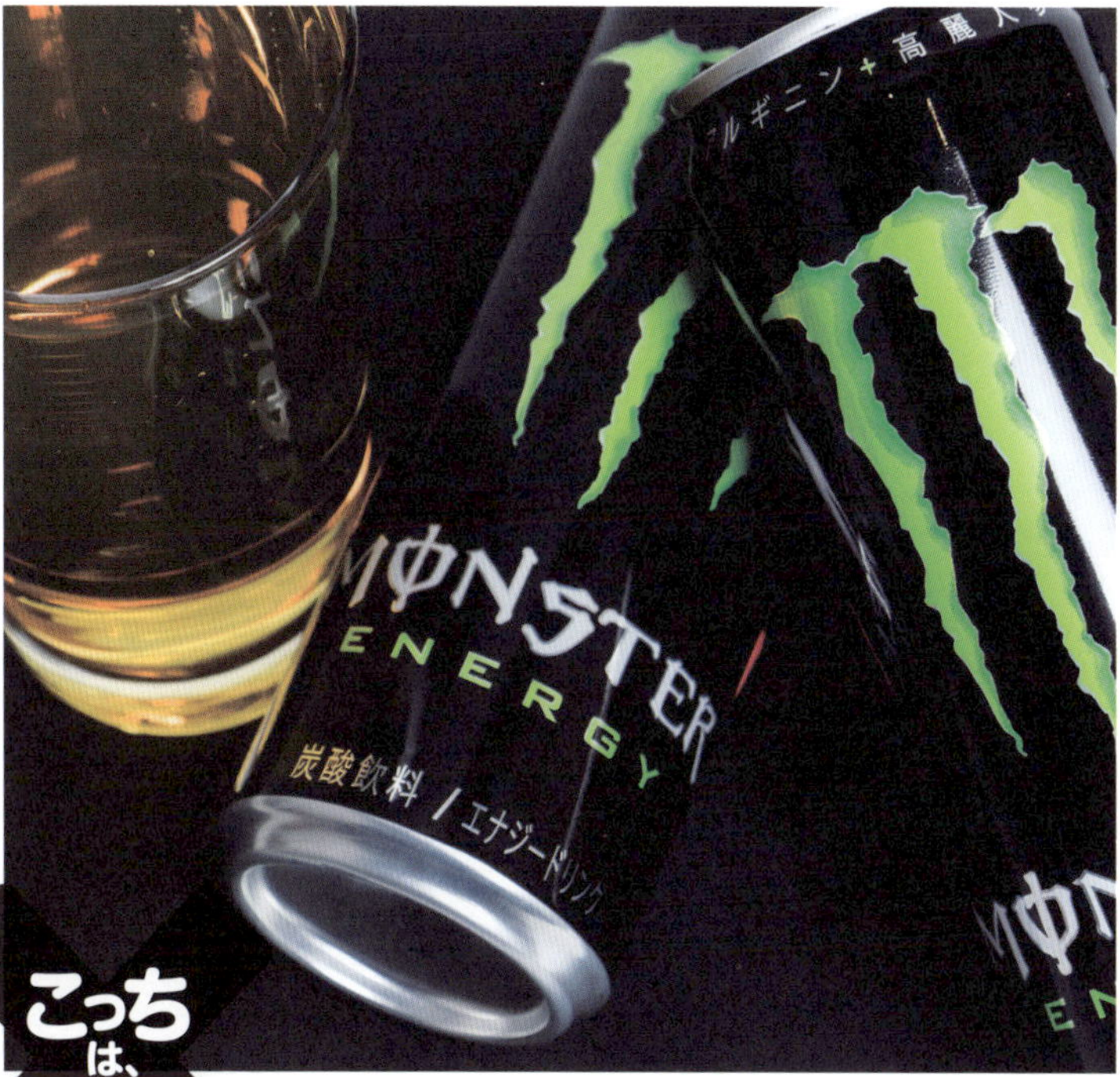

こっちは、ダメ

モンスターエナジー

（モンスターエナジージャパン合同会社）

スクラロースだけでなく、様々な健康リスクをはらむ安息香酸が入っているため NG。元気になってもカフェインによる覚せい作用かもしれない。

砂糖類（砂糖、ぶどう糖）、高麗人参根エキス、L- カルニチン L- 酒石酸塩、塩化ナトリウム、ガラナ種子エキス / クエン酸、香料、クエン酸 Na、甘味料（D- リボース、スクラロース）、L- アルギニン、保存料（安息香酸）、カフェイン、ナイアシン、着色料（アントシアニン）、イノシトール、ビタミン B6、ビタミン B2、ビタミン B12

ビタミンCと反応して白血病を起こすベンゼンに変化することがある

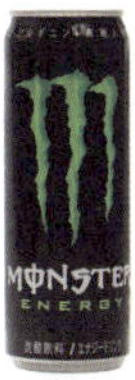

エナジードリンク

エナジードリンクは、炭酸飲料の一種ですが、飲むと元気が出るというイメージで売られているため、通常の炭酸飲料よりもかなり割高です。しかし、効果があるのかどうかはわからず、しかも危険性の高い添加物が使われている製品が多いのです。

【モンスターエナジー】の缶には、「D－リボース＋L－アルギニン＋高麗人参＋L－カルニチン＋」と大きく表示されています。しかし、**これらを摂取したからといって、元気が出るという保証はありません。**もし「元気になった」と感じたとしても、カフェインによる覚せい作用か、単なるプラセボ効果かもしれません。

しかも、合成甘味料のスクラロースと合成保存料の安息香酸が添加されています。イヌに対して、安息香酸および安息香酸にNa（ナトリウム）を結合させた安息香酸Naを含むえさで250日間飼

レッドブル エナジードリンク

（レッドブル・ジャパン）

飲まない方が安心！

着色料のカラメル（カラメル色素）は全部で4種類あるが、そのうちの2種類には発がん性物質が含まれているので、できれば摂取しないほうがよい。

砂糖類（砂糖、ぶどう糖）/ 酸味料、香料、L-アルギニン、カフェイン、着色料（カラメル）、ナイアシン、パントテン酸 Ca、V.B6、V.B2、V.B12

育した実験では、投与量が体重１kgあたり１gを超えると、運動失調やてんかん様ケイレンを起こして、死亡する例がありました。

　また安息香酸は、ビタミンCと反応すると、人間に白血病を起こすベンゼンに変化することがあります。イギリスでは、２００６年３月に清涼飲料水に添加されていた安息香酸とビタミンCが反応してベンゼンができていたため、製品が回収されるという事件が発生しています。したがって、**安息香酸が添加された食品は、避けたほうが賢明**です。

　もし「どうしてもエナジードリンクが飲みたい」という人がいるならば、【リアルゴールド ワークス】がいいでしょう。危険性の高い添加物は使われておらず、各種のビタミンやアミノ酸が添加されているからです。これらは栄養強化剤であり、安全性の高いものです。ただし、本当にパワーアップできるかどうかはわからないので、過度の期待は持たないほうがよいでしょう。

ライジン グリーンウイング

（大正製薬）

これもダメ

合成保存料の安息香酸Naは毒性が強く、ビタミンCと反応すると、人間に白血病を起こすベンゼンに変化する。さらにスクラロースも添加されている。

糖類（果糖ぶどう糖液糖、ぶどう糖）、ショウガ抽出物／酸味料、香料、保存料（安息香酸Na）、イノシトール、着色料（カラメル）、カフェイン、ナイアシン、甘味料（スクラロース）、香辛料抽出物、V.B6、V.B2

ゼリー飲料

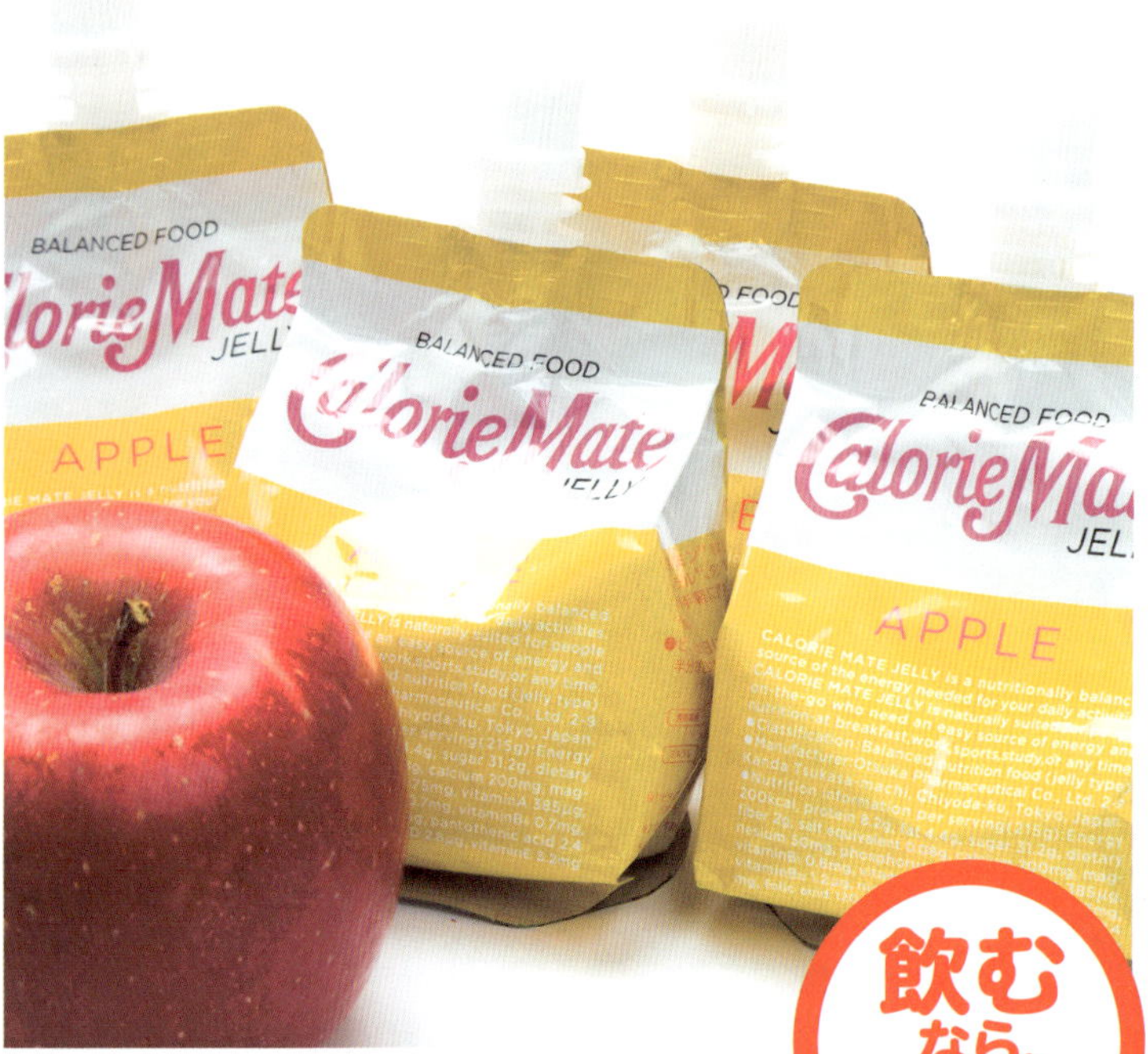

飲むなら、こっち

カロリーメイトゼリー アップル

（大塚製薬）

砂糖、りんご果汁、乳製品乳酸菌飲料、ホエイタンパク（乳成分を含む）、デキストリン、食用植物油脂、ゼラチン、水溶性食物繊維、寒天 / 酸味料、香料、増粘多糖類、乳化剤

食品に分類されており、安全性に問題はない

納豆やオクラ、めかぶなどに含まれ、糖分の吸収を抑える働きがあるといわれる

カルシウム、マグネシウム、リンなどのミネラル、ビタミンA、ビタミンB群、ナイアシン、ビタミンD、ビタミンEなどのビタミンはこれらに含まれる

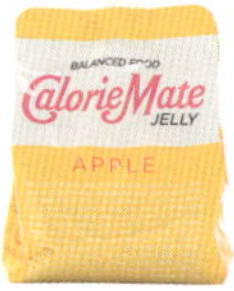

危険性の高い合成甘味料や刺激性の強い香料は使われていない。どうしても飲みたいならこっち。

サンクチュアリ出版＝本を読まない人のための出版社

はじめまして。
サンクチュアリ出版 広報部の岩田です。
「本を読まない人のための出版社」…って、なんだソレ！って
思いました？ ありがとうございます。
今から少しだけ自己紹介をさせて下さい。

今、本屋さんに行かない人たちが増えています。
ゲームにアニメ、LINEにfacebook…。
本屋さんに行かなくても、楽しめることはいっぱいあります。

でも、私たちは
「本には人生を変えてしまうほどのすごい力がある。」
そう信じています。

ふと立ち寄った本屋さんで運命の1冊に出会ってしまった時。
衝撃だとか感動だとか、そんな言葉じゃとても表現しきれない程、泣き出しそうな、叫び出しそうな、とんでもない喜びがあります。

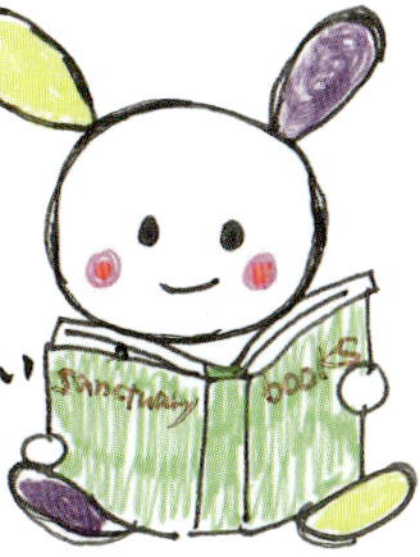

この感覚を、ふだん本を読まない人にも
読む楽しさを忘れちゃった人にもいっぱい
味わって欲しい。
だから、私たちは他の出版社がやらない
自分たちだけのやり方で、時間と手間と
愛情をたくさん掛けながら、本を読む
ことの楽しさを伝えていけたらいいなと思っています。

忙しい朝の栄養補給に便利。
でも栄養以外に含まれているものも知りたい。

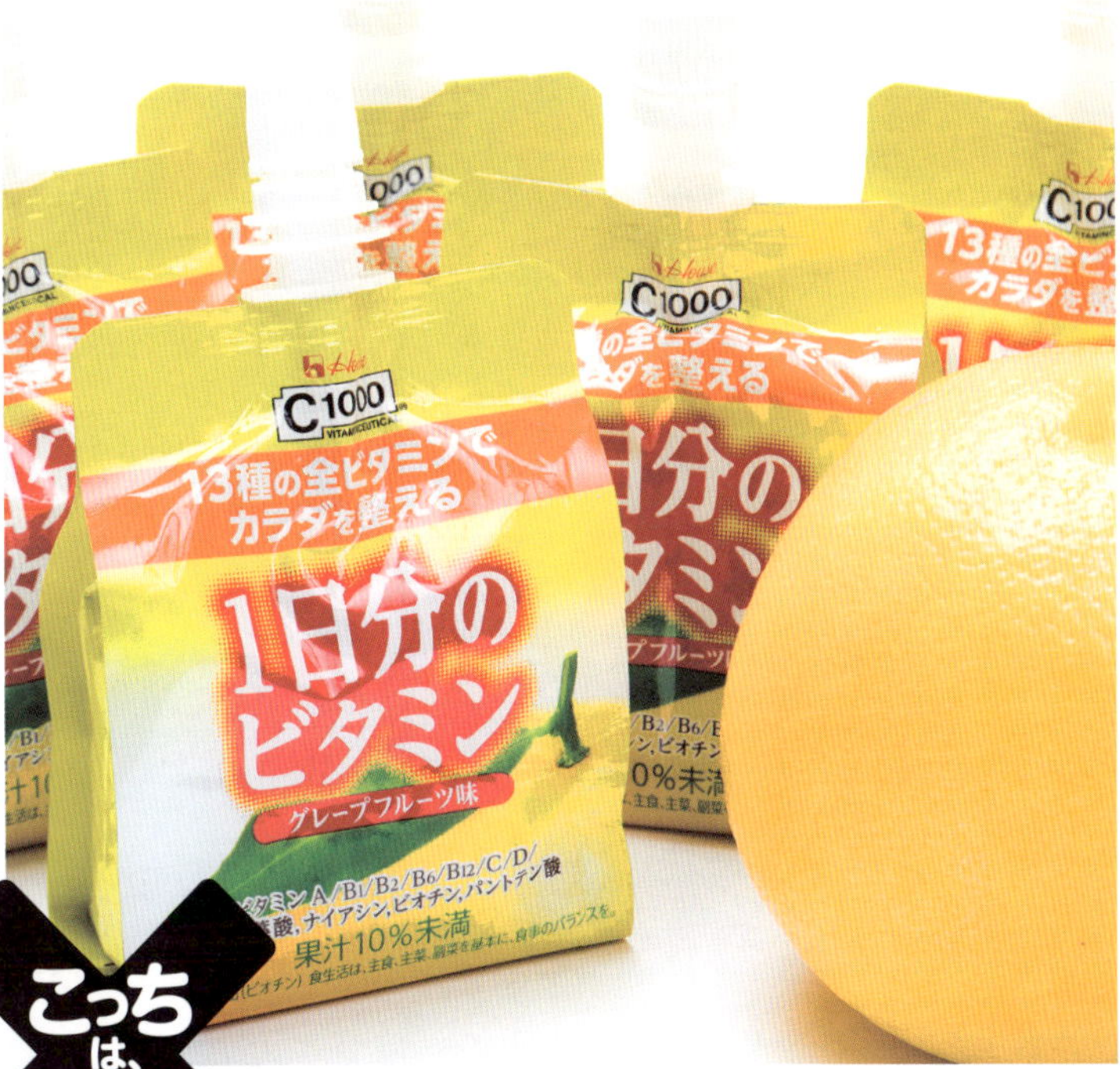

こっちは、ダメ

1日分のビタミン グレープフルーツ味

（ハウスウェルネスフーズ）

いくら栄養成分がいろいろ入っていても、合成甘味料のスクラロース入りはダメ。

糖類（砂糖・異性化液糖、砂糖）、グレープフルーツ果汁/V.C、酸味料、ゲル化剤（増粘多糖類）、乳酸カルシウム、塩化カリウム、パントテン酸Ca、ナイアシン、香料、V.E、V.B1、甘味料（スクラロース）、V.A、V.B6、V.B2、葉酸、V.K、ビオチン、V.D、V.B12

増粘多糖類：樹液、マメ科植物、海藻、細菌などから抽出された粘性のある多糖類。それほど毒性の強いものはないが、いくつか安全性に不安のあるものが存在する

スクラロース：非常に分解されにくい化学物質

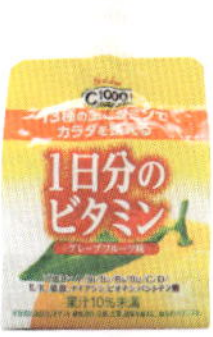

ゼリー飲料

　忙しい朝に手軽に朝食代わりになるということで人気のあるゼリー飲料ですが、危険性の高い合成甘味料が使われていたり、刺激性の強い人工的なにおいのする香料が添加されていたりと、ほとんどおススメできる製品がありません。そんな中で、なんとか「飲むなら、こっち」といえるのが、【カロリーメイトゼリー アップル】です。

　この製品には合成甘味料は使われていません。香料は添加されていますが、おだやかなにおいなので、気分が悪くなったり、飲むのに抵抗を感じたりということはないと思います。また、カルシウム、マグネシウム、リンなどのミネラル、ビタミンA、ビタミンB群、ナイアシン、ビタミンD、ビタミンEなどのビタミンが含まれていますが、これらは**添加されたものではなく、りんご果汁やホエイ**

ウイダー in ゼリー エネルギー マスカット味

（森永製菓）

ギリギリOK!

危険性の高い合成甘味料は添加されていないが、増粘多糖類、香料、乳化剤などが添加されている。香料のにおいがやや強い。

マルトデキストリン、果糖ぶどう糖液糖、マスカット果汁 / ゲル化剤（増粘多糖類）、乳酸 Ca、クエン酸、V.C、クエン酸 Na、香料、塩化 K、乳化剤、パントテン酸 Ca、ナイアシン、V.E、V.B1、V.B2、V.B6、V.A、葉酸、V.D、V.B12

タンパクなどの食品原料に含まれているものです。なお、デキストリンは、ぶどう糖がいくつも結合したもので、デンプンを酵素などで分解して作られています。食品に分類されており、安全性に問題はありません。

ゼリー状にするために使われている増粘多糖類は、樹液、マメ科植物、海藻、細菌などから抽出された粘性のある多糖類です。それほど毒性の強いものはありませんが、いくつか安全性に不安のあるものがあります。1品目を使った場合は具体名が表示されますが、2品目以上使った場合は、「増粘多糖類」としか表示されないので、何が使われているのかわかりません。

一方、【1日分のビタミン グレープフルーツ味】の場合、添加物の栄養強化剤によって、ミネラルやビタミンを強化しています。栄養強化剤は安全性が高いので、問題はないのですが、合成甘味料のスクラロースが添加されています。したがって、NGです。

クラッシュタイプの蒟蒻畑 ぶどう味

（マンナンライフ）

これもダメ

合成甘味料のスクラロースが添加されているのでNG。また、エリスリトールは摂りすぎると、人によっては下痢を起こすことがある。

果糖ぶどう糖液糖、難消化性デキストリン、エリスリトール、果汁（ぶどう、ブルーベリー）、洋酒、果糖、こんにゃく粉／ゲル化剤（増粘多糖類）、酸味料、乳酸Ca、香料、甘味料（スクラロース）

スティックコーヒー

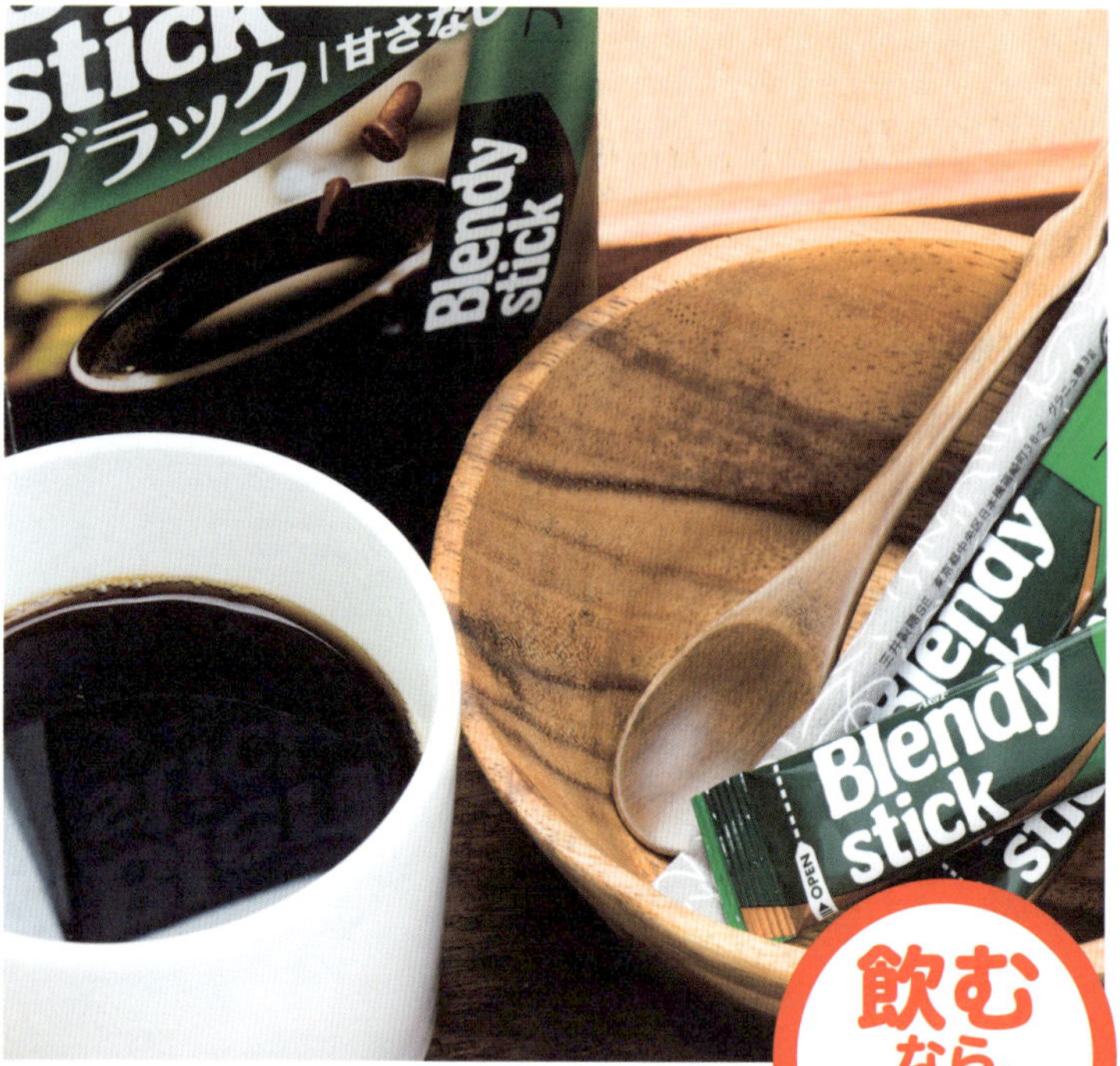

飲むなら、こっち

ブレンディ スティック ブラック

（味の素ゼネラルフーヅ）

コーヒー豆（生豆生産国：ベトナム、インドネシア、他）

砂糖が加えられていないので太る心配もない

添加物が使われていないので、飲むならこっち。ミルクと砂糖がはじめから入っているよりも、自分で入れた方が安全。

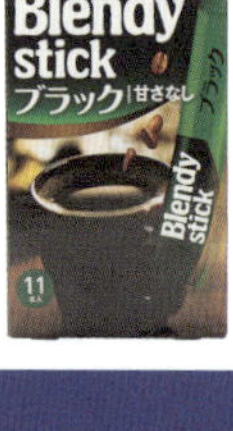

仕事や家事の合間に、すぐに飲めるのが便利。よく口にするものだからこそ、きちんと選びたい。

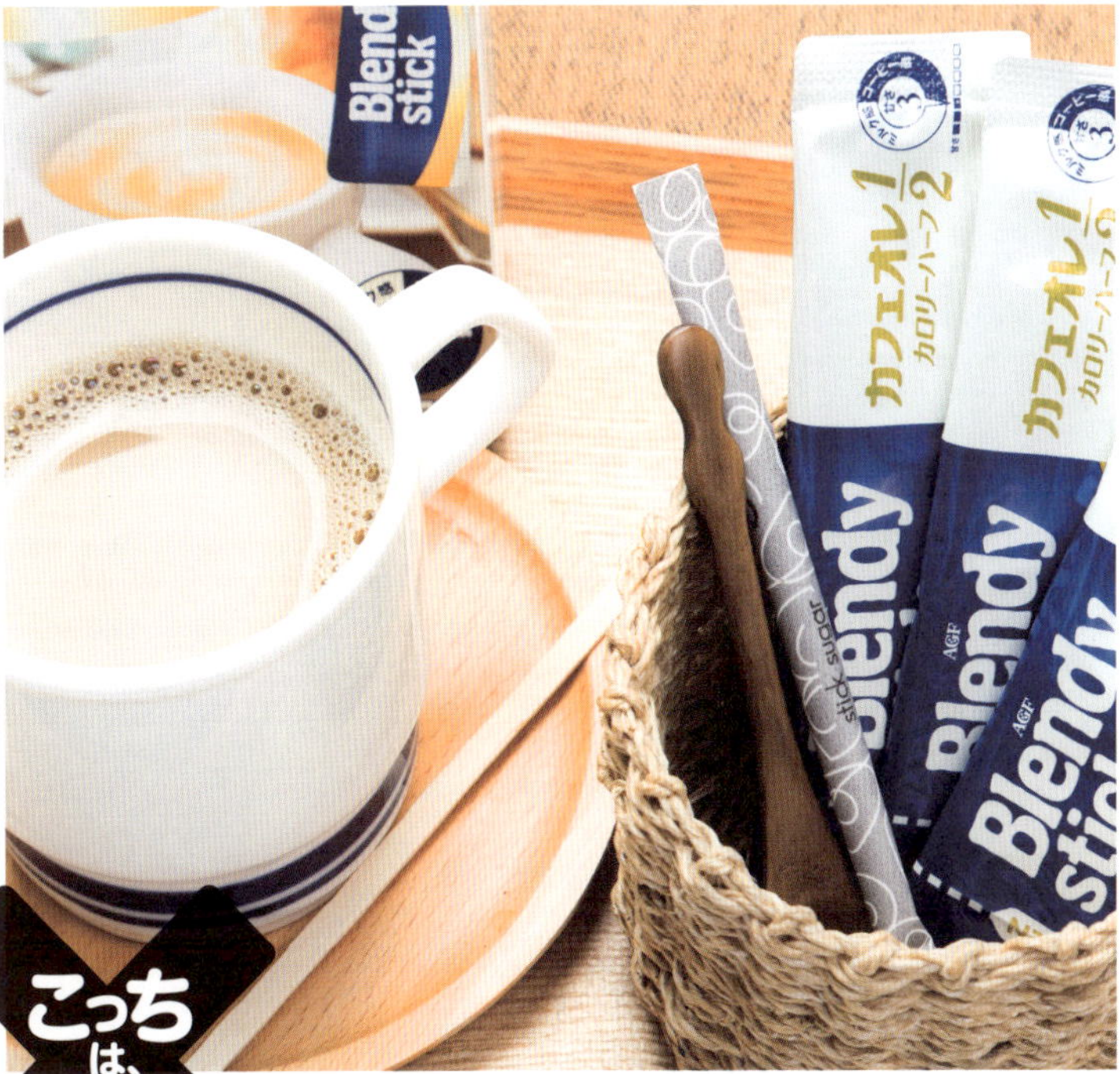

こっちは、ダメ

ブレンディ スティック カフェオレ カロリーハーフ（味の素ゼネラルフーヅ）

「カロリーハーフ」という言葉は魅力的だが、なぜそうなのか考えてみよう。そうすれば、おのずと答えは出るはず。

難消化性デキストリン、植物油脂、インスタントコーヒー、脱脂粉乳、ホエイパウダー、乳糖、水あめ、乳たん白 /pH 調整剤、香料、乳化剤、甘味料（アスパルテーム・L- フェニルアラニン化合物、アセスルファム K）、微粒酸化ケイ素

カロリーを低く抑えるが、肝臓や免疫に悪影響の可能性

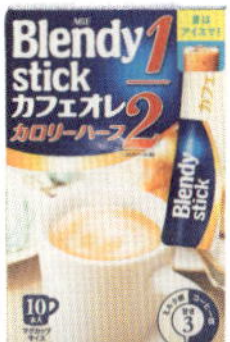

ぶどう糖がいくつも結合したもので、デンプンを分解して作られている。消化されにくい

乾燥防止剤としても利用されているが、微量であれば人体へ影響をおよぼすような働きはないといわれる

1990 年代後半、アメリカの複数の研究者によって脳腫瘍を起こす可能性が指摘されている

スティックコーヒー

スティックコーヒーは、お湯を注ぐだけで簡単にコーヒーやカフェオレが作れるということで、人気が高まっていて、様々な種類の製品が売り出されています。しかし、注意しなければならないことがあります。それは、危険性のある合成甘味料が添加された製品が少なくないという点です。

【ブレンディ スティック カフェオレ カロリーハーフ】には、合成甘味料のアスパルテームとアセスルファムＫが添加されています。アスパルテームは、アミノ酸の一種のＬ－フェニルアラニンとアスパラギン酸、そして劇物のメチルアルコールを結合させて作ったもので、砂糖の１８０～２２０倍の甘味があります。アメリカでは１９８１年に使用が認められましたが、アスパルテームを摂った人たちから、頭痛やめまい、不眠、視力・味覚障害などを起こし

UCC ザ・ブレンド 117 スティック

(UCC 上島珈琲)

これもOK!

原材料は、コーヒー豆のみ。合成甘味料や香料などの添加物は一切使われていないので、安心して飲める。砂糖も使われていないので、太る心配もない。

コーヒー豆（生豆生産国：ブラジル、コロンビア他）

たという苦情が寄せられました。体内で分解した際、劇物のメチルアルコールができたためと考えられています。

また、１９９０年代後半には、アメリカの複数の研究者によって、アスパルテームが脳腫瘍を起こす可能性があることが指摘されました。さらに、２００５年にイタリアで行われた動物実験では、アスパルテームによって**白血病やリンパ腫が発生することが認められ、人間が食品からとっている量に近い量でも異常が観察されました。**

アセスルファムＫについては、これまでに何度も解説してきましたが、イヌを使った実験で肝臓に対するダメージや免疫力を低下させることが示唆されています。

一方、【ブレンディ スティック ブラック】のほうは、添加物は一切使われていません。また砂糖も使われていないので、太る心配もありません。

UCC ジャパンプレミアム 黒糖入りミルク珈琲

（UCC 上島珈琲）

これもダメ

黒糖を入れるなどして高級感を出しているが、合成甘味料のアセスルファム K を使っているので×。

砂糖、黒糖、植物油脂、インスタントコーヒー、デキストリン、脱脂粉乳、乳糖、生クリーム、食塩 / pH 調整剤、香料、酸化ケイ素、カゼイン Na、乳化剤、甘味料（アセスルファム K）

脂肪を減らす茶系飲料

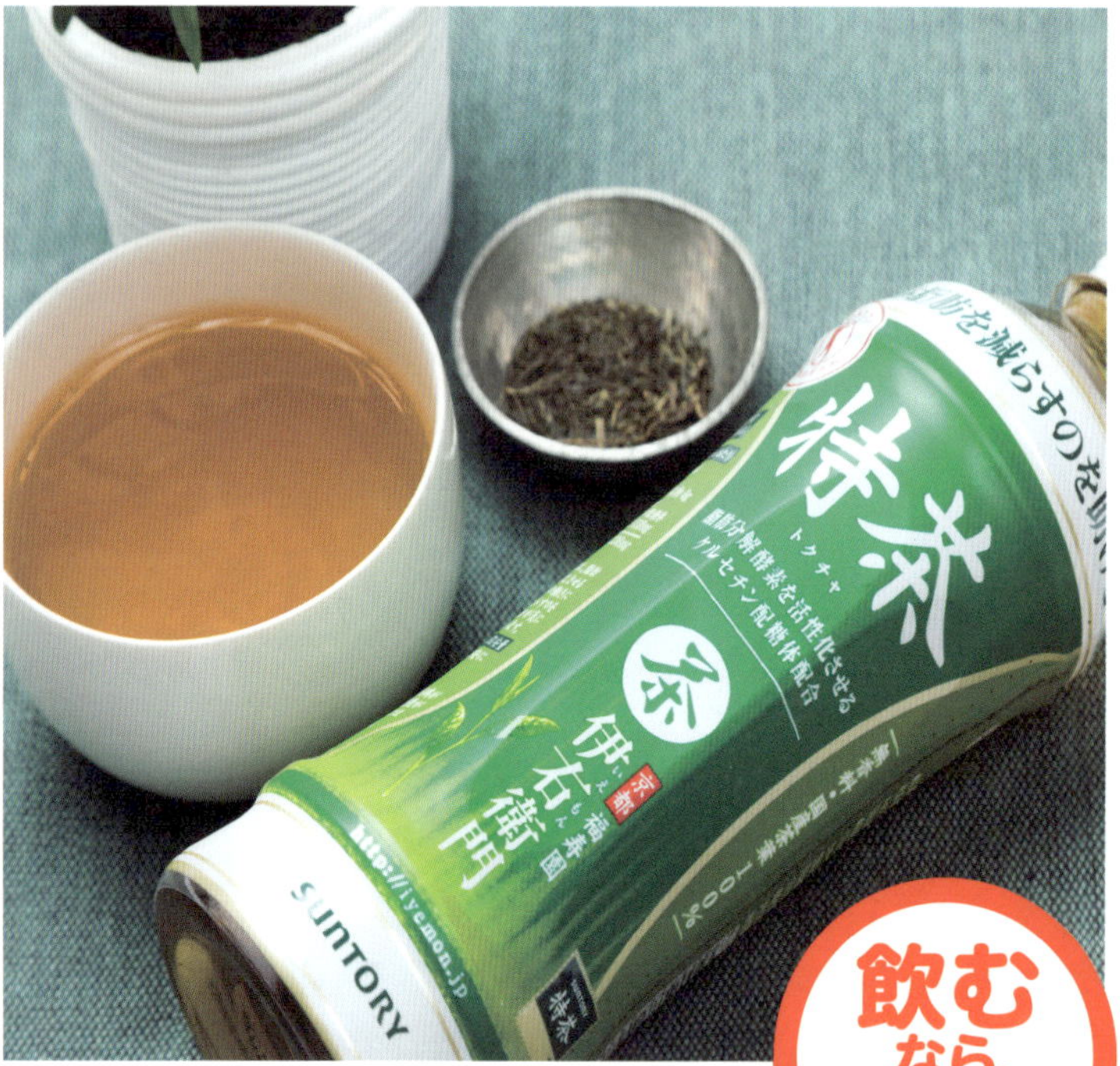

飲むなら、こっち

伊右衛門 特茶

（サントリー食品インターナショナル）

緑茶（国産）、酵素処理イソクエルシトリン / ビタミンC

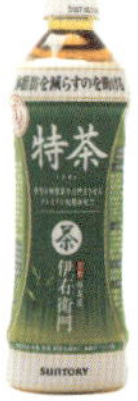

同じ「トクホのお茶」といっても、その成分はまったく違う。健康リスクを心配せず、体脂肪を減らしたいならこっち。

体にいいことずくめに思えるトクホの緑茶。だけど、意外な落とし穴がある？

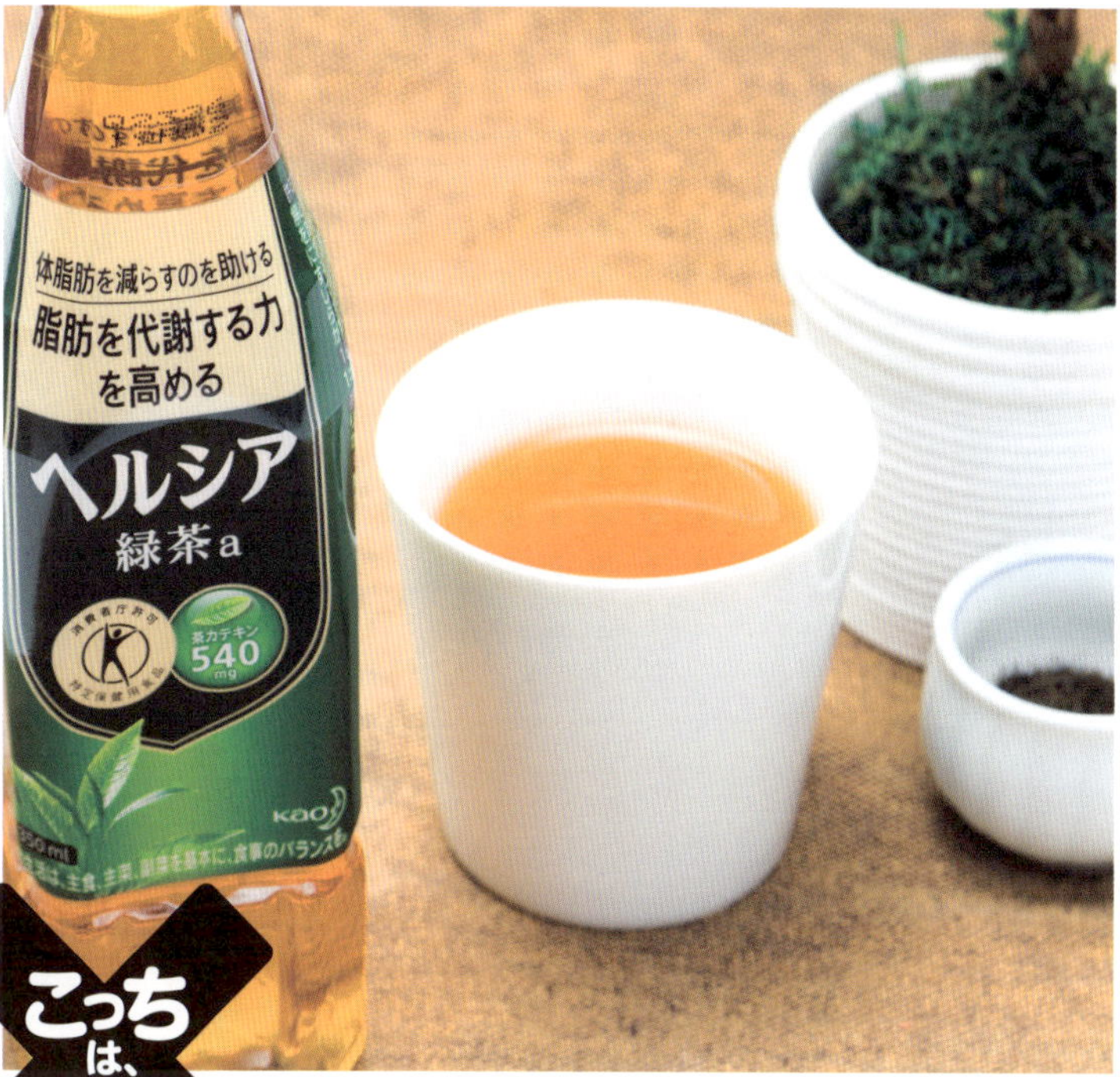

こっちは、ダメ

ヘルシア緑茶

（花王）

「体脂肪を減らす」効果の高さでは軍配があがるが、高濃度茶カテキンと肝臓障害の関係が指摘されているのでおすすめできない。

緑茶（国産）、茶抽出物（茶カテキン）／環状オリゴ糖、ビタミンC、香料

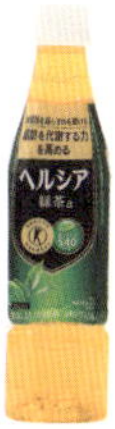

茶カテキン：高濃度茶カテキンによって肝臓障害が発生したとの報告がある

環状オリゴ糖：別名、サイクロデキストリン。ぶどう糖がいくつも結合したもので、デンプンを分解して作られている。食品に分類され、その由来からも危険性はなし

脂肪を減らす茶系飲料

【伊右衛門　特茶】も【ヘルシア緑茶】も「体脂肪を減らす」というトクホ（特定保健用食品）ですが、その成分はまったく違います。【伊右衛門　特茶】に入っているのは、たまねぎなどの野菜に含まれるポリフェノールの一種の「ケルセチン配糖体」で、１本（５００ｍｌ）に１１０ｍｇ含まれます。一方、【ヘルシア緑茶】１本（３５０ｍｌ）には、ポリフェノールの一種の茶カテキンが５４０ｍｇ含まれています。これは、通常のお茶飲料の４倍以上の濃度です。

　花王によると、軽度肥満の健康な男女80名に高濃度茶カテキン飲料（１本に茶カテキンを５８８ｍｇ含む）と対照飲料（１本に茶カテキンを１２６ｍｇ含む）を１日１本、12週間飲んでもらったところ、**高濃度茶カテキン飲料群では、腹部全脂肪面積が対照飲料**

これもOK!

カテキン緑茶

（伊藤園）

1本（350ml）に茶カテキンが197mg含まれるが、それほど苦味や刺激は感じない。環状オリゴ糖（シクロデキストリン）もビタミンCも安全性は高い。

緑茶（オーストラリア）、緑茶抽出物／環状オリゴ糖、ビタミンC

群に比べて約25平方ｃｍ減少したといいます。一方、サントリーによると、被験者１９８名をランダムに2群（試験後の有効性対象者は99名と99名）に分けて、ケルセチン配糖体を１１０ｍｇ配合した緑茶飲料（試験飲料）と、それを配合しない緑茶飲料（対照飲料）を1日1本、12週間連続摂取させたところ、対照飲料群に比べて、**試験飲料群は12週間で10・30平方ｃｍ減少**したとのこと。

これらの結果から、**【ヘルシア緑茶】**のほうが効果が高いことが分かりますが、あまりおススメできないのです。茶カテキンが高濃度で含まれるためかなり苦く、人によっては胃に刺激を覚えます。

また２００７年にカナダでは、高濃度茶カテキンのサプリメントによって肝臓障害が発生したとの報告があります。ヨーロッパでも、高濃度茶カテキンと肝臓障害との関係が指摘されています。したがって、**【ヘルシア緑茶】を長期間飲み続けると、人によっては、肝機能の低下を引き起こす心配がある**のです。

黒烏龍茶

（サントリー食品インターナショナル）

ギリギリOK!

ウーロン茶重合ポリフェノールが、小腸で脂肪を分解するリパーゼの働きを妨害して脂肪が吸収されにくくなるというメカニズムにやや不安を感じる。

烏龍茶、烏龍茶抽出物 / ビタミンC

血圧を下げる飲料

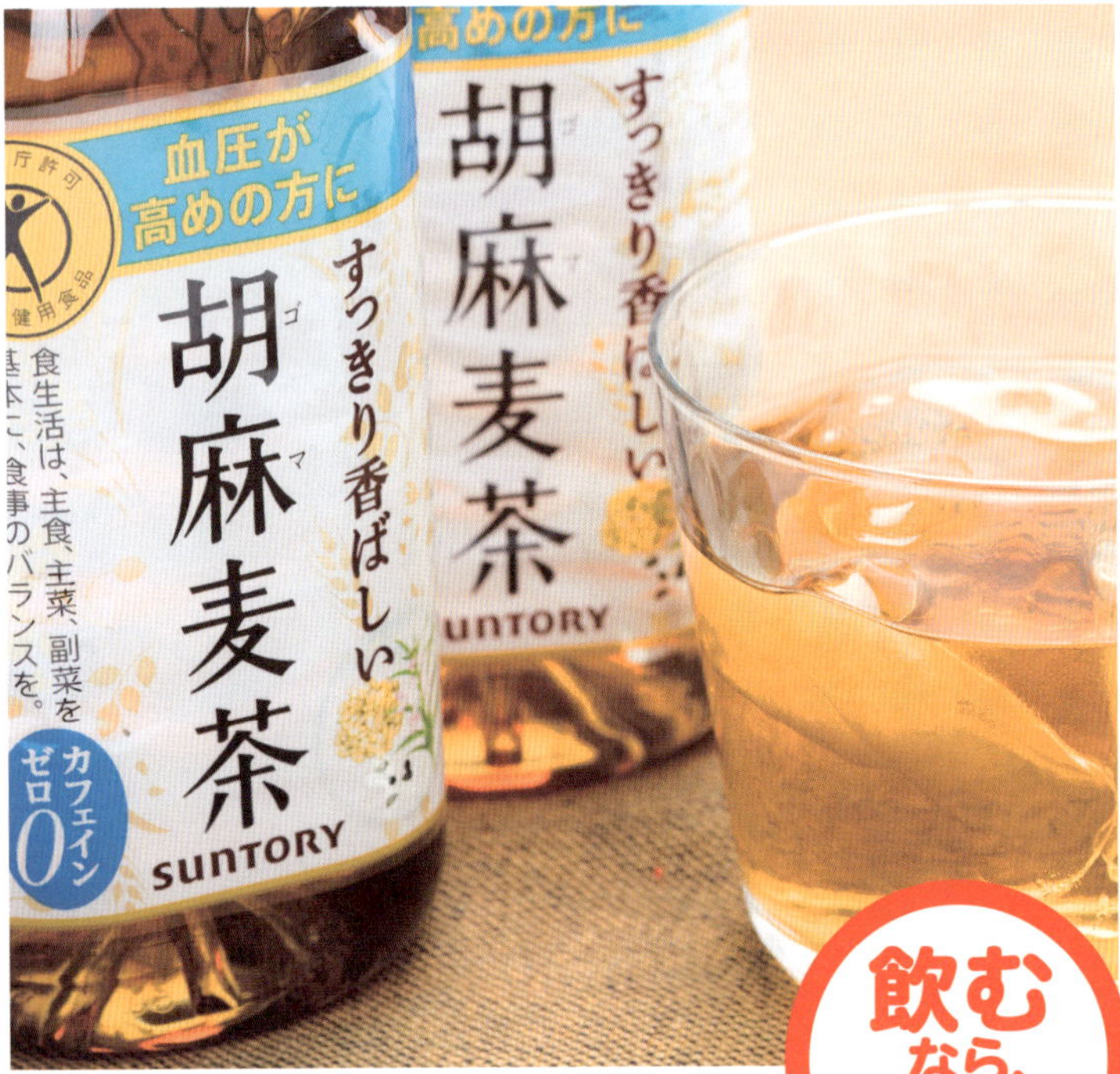

飲むなら、こっち

胡麻麦茶

（サントリー食品インターナショナル）

大麦、はと麦、ゴマ蛋白分解物（ゴマペプチド含有）、大豆、黒ゴマ / 香料

アミノ酸がいくつか結合したもので、胡麻から得られるもの。これが腎臓内の血圧を上昇させる酵素の働きを妨害する

ゴマペプチドの副作用でまれにせきが出ることもあるが、危険性の高い合成甘味料が添加されていないので飲むならこっち。

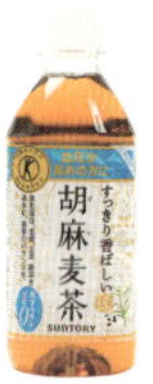

血圧が高い人にとっての心強い味方。
だけど、飲むときは成分をちゃんと確認して。

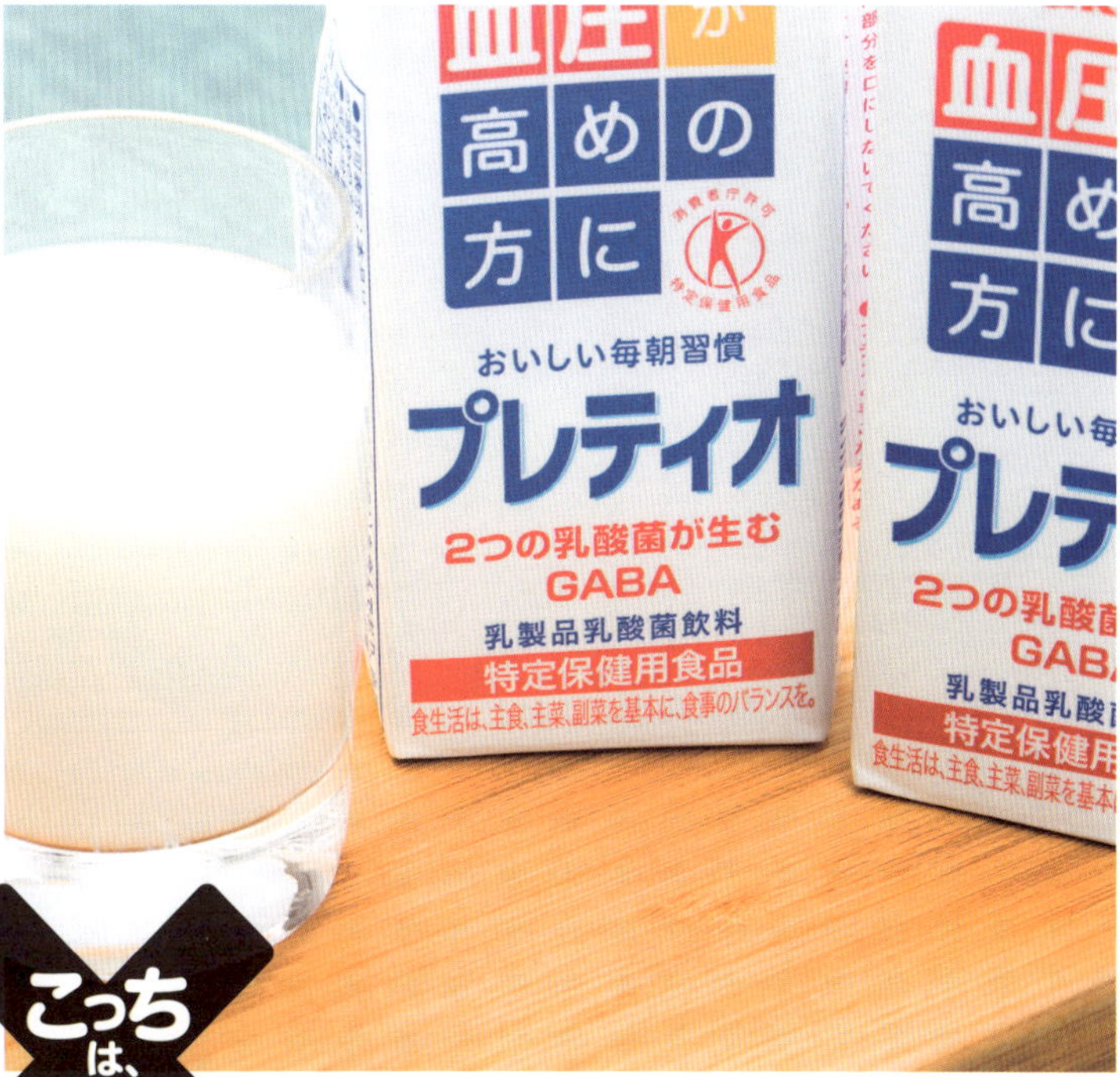

こっちは、ダメ

プレティオ
（ヤクルト）

交感神経を抑制して、血管の収縮を緩和することにより、血圧を低下させるといわれる。その効果は得られるかもしれないが、スクラロースのリスクが心配。

還元麦芽糖水あめ、脱脂粉乳、乳たんぱく加水分解物／安定剤（ペクチン、大豆多糖類）、香料、甘味料（スクラロース）

免疫機能を乱す危険性があるなど不安な点が多い

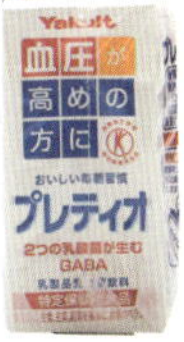

血圧を下げる飲料

高血圧が続くと血管壁が傷つき、それが原因で動脈硬化が起こり、その結果、脳梗塞や心筋梗塞などの深刻な病気になるといわれています。そこで、血圧を下げるトクホとして売り出されたのが、【胡麻麦茶】や【プレティオ】です。

【プレティオ】のパッケージには、「血圧が高めの方に」と大きく表示されています。許可表示は「本品はγ－アミノ酪酸（GABA）を含んでおり、血圧が高めの方に適した飲料です」。**γ－アミノ酪酸は、アミノ酸の一種で、交感神経を抑制して、血管の収縮を緩和することによって、血圧を低下させる**とされます。しかし、合成甘味料のスクラロースが添加されているのでNGです。

一方、【胡麻麦茶】のボトルには、「血圧が高めの方に」と大きく表示され、許可表示は「本品はゴマペプチドを含んでおり、血圧が

トマト酢生活

（ライオン）

これもダメ

「血圧が高めの方に」というトクホだが、2016年3月消費者庁から誇大広告（「驚きの『血圧低下作用』」など）を指摘された。アセスルファムKなどを使用。

醸造酢（トマト酢）、果糖ぶどう糖液糖、エリスリトール／香料、酸化防止剤（ビタミンC）、甘味料（アセスルファムK、スクラロース）、トマト色素

高めの方に適した飲料です」。この製品1本（３５０ｍｌ）には、ゴマペプチドが０・16ｍｇ含まれています。ゴマペプチドは、胡麻から得られたペプチド（アミノ酸がいくつか結合したもの）です。これが**腎臓内の血圧を上昇させる酵素の働きを妨害することで、血圧が上がりにくくなる**のです。

しかし、この製品には、「体質によりまれにせきがでることがあります。その際は医師にご相談ください」という注意表示があります。この「せき」は、ゴマペプチドが血圧を上昇させる酵素の働きを妨害する副作用としてあらわれるものです。

また、「妊娠中または妊娠の可能性のある方及び腎機能が低下している方は医師とご相談の上、飲用してください」とも書かれています。危険性の高い合成甘味料が添加されていないので、一応○としましたが、十分慎重に飲むようにしてください。

なお、高血圧は食塩の摂りすぎで起こることがわかっています。心配な方は、まず食塩の摂取量を減らすように心がけてください。

栄養・機能性ドリンク

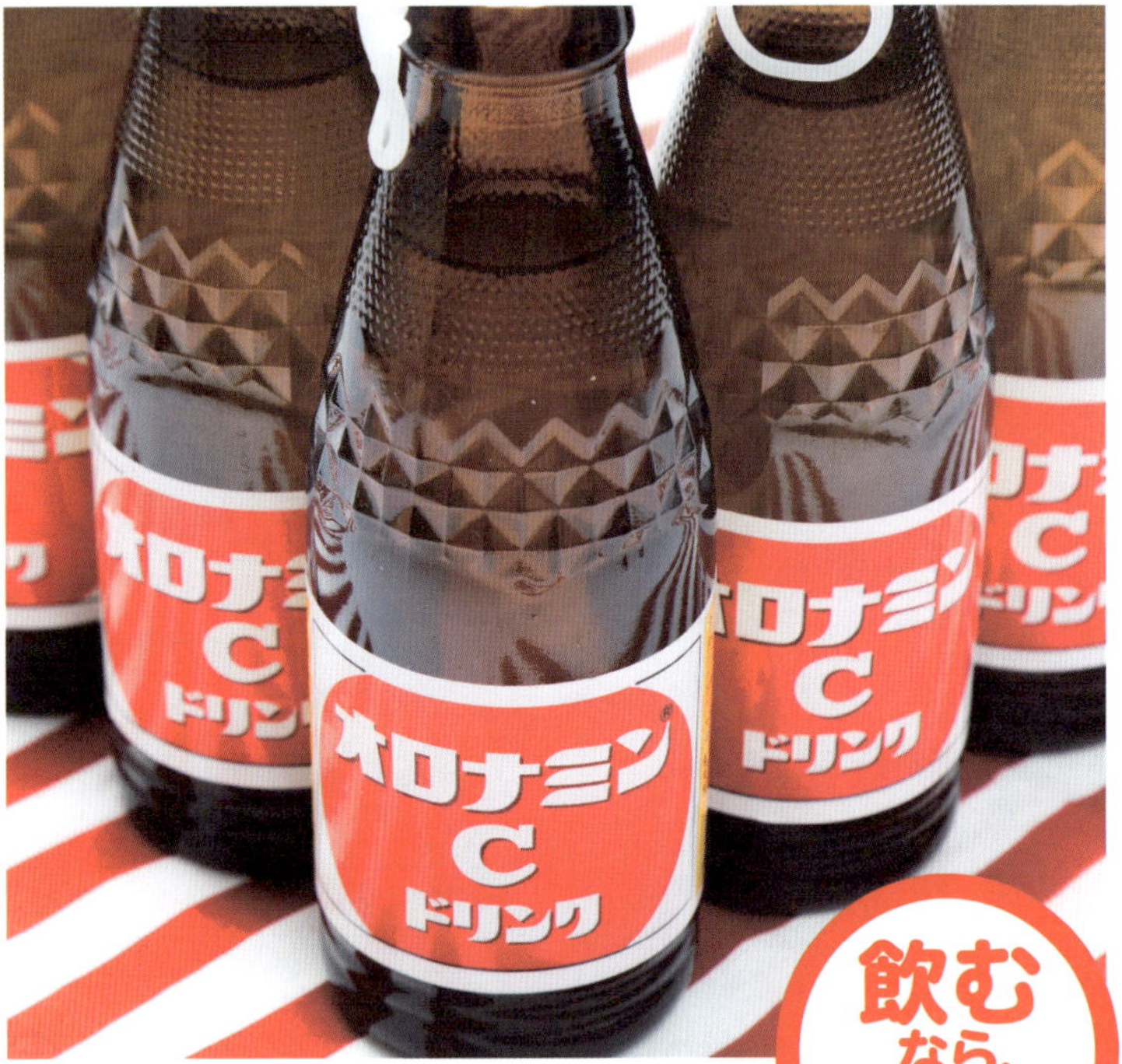

飲むなら、こっち

オロナミンCドリンク

（大塚製薬）

糖類（砂糖、ぶどう糖果糖液糖）、ハチミツ、食塩／香料、ビタミンC、クエン酸、カフェイン、ナイアシンアミド、ビタミンB6、ビタミンB2、溶性ビタミンP、イソロイシン、トレオニン、フェニルアラニン、グルタミン酸Na

独特の黄色い色になる

脳などへの刺激が強く、興奮したり、眠れなくなることもある

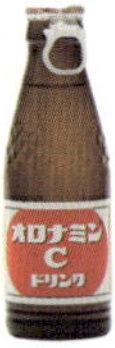

中身の色は独特だが、含まれているもののほとんどは栄養強化剤であり、安全性は○。ただし香料だけが少し心配。

効果が確認されていないので、おすすめはできない。ただし、ビタミン補給になる製品はある。

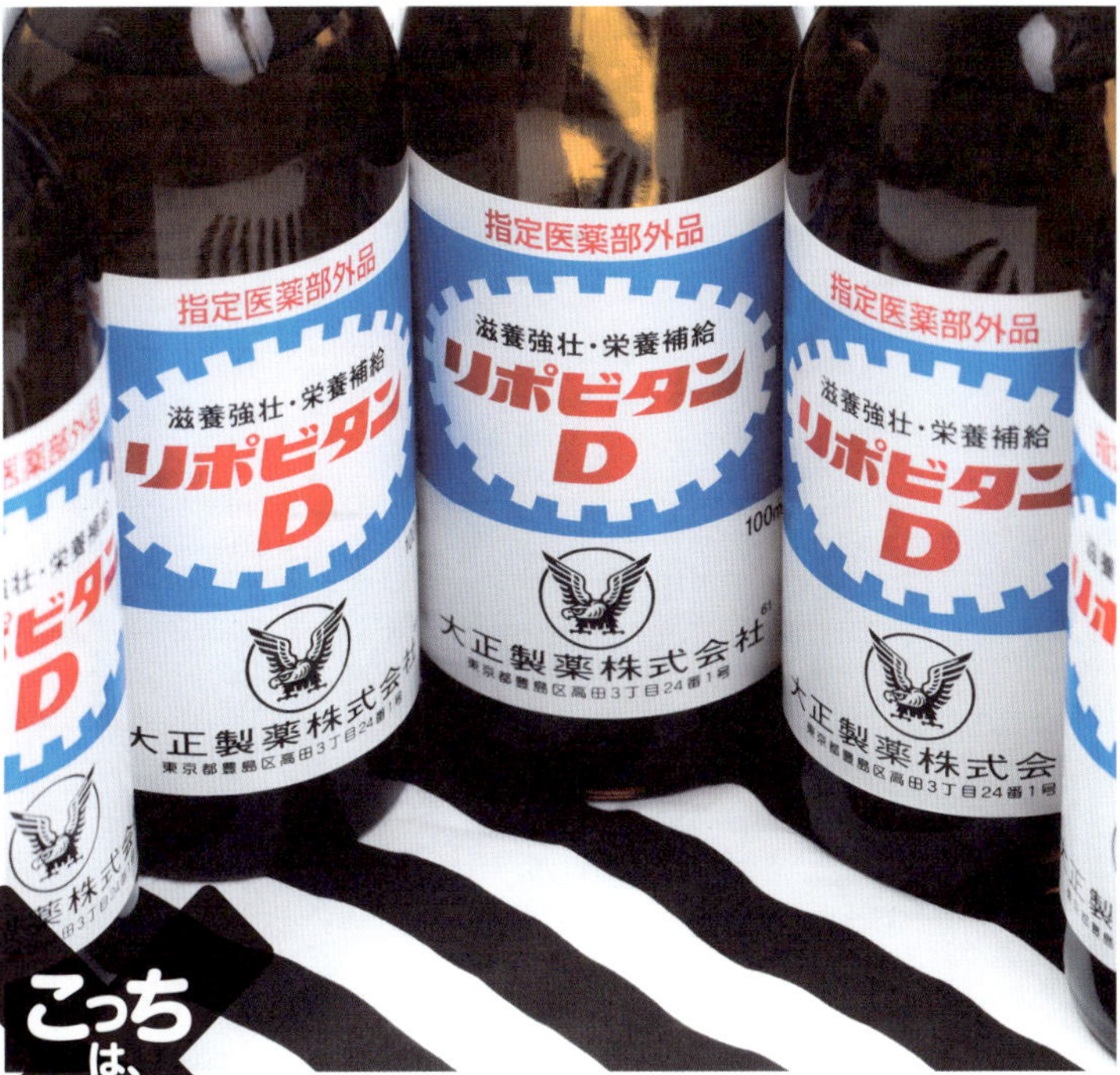

こっちは、ダメ

リポビタンD（指定医薬部外品）

（大正製薬）

毒性の強い安息香酸Naは、ビタミンCと反応し、白血病を引き起こすベンゼンに変化することもあるので摂取してはいけない。

【成分】（100mL中）タウリン1000mg、イノシトール50mg、ニコチン酸アミド20mg、チアミン硝化物（ビタミンB1）5mg、リボフラビンリン酸エステルナトリウム（ビタミンB2）5mg、ピリドキシン塩酸塩（ビタミンB6）5mg、無水カフェイン50mg
添加物：白糖、D-ソルビトール、クエン酸、安息香酸Na、香料、グリセリン、バニリン

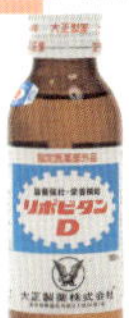

安息香酸Naを5%含むえさをラットに食べさせた実験では、すべてが過敏状態、尿失禁、ケイレンなどを起こして死亡した例も

栄養・機能性ドリンク

1本グビッと飲むと、元気が出たような気になる栄養ドリンクですが（これはプラセボ効果の面が大きいと考えられます）、ある問題点を抱えています。それは、糖類や各種の栄養素が含まれていて腐敗が心配されるため、それを防ぐ目的で、【リポビタンD】など多くの製品に合成保存料の安息香酸Naが添加されていることです。

安息香酸Naは水に溶けやすいため、栄養ドリンクのほか、清涼飲料水、シロップ、しょうゆなどにも使われていますが、毒性が強いのです。安息香酸Naを5％含むえさをラットに食べさせた実験では、すべてが過敏状態、尿失禁、ケイレンなどを起こして死亡しました。

したがって、**添加量は0・06％以下に規制されているのですが、**

デカビタC

（サントリー食品インターナショナル）

ギリギリ OK!

酸味料と香料以外はビタミンやアミノ酸などの栄養強化剤であり、安全性に問題はない。ただし、酸味料と香料に何が使われているのか分からない。

糖類（果糖ぶどう糖液糖、砂糖）、ローヤルゼリーエキス / 酸味料、香料、ビタミンC、ナイアシンアミド、カフェイン、パントテン酸Ca、溶性ビタミンP、ビタミンB1、ビタミンB6、ビタミンB2、スレオニン、グルタミン酸Na、β-カロチン、ビタミンB12

本来毒性物質なので、毎日摂取し続けた場合、何らかの悪影響が出る可能性があります。

また、安息香酸Ｎａはビタミン Ｃと化学反応を起こして、人間に白血病を起こすことが確認されているベンゼンに変化する場合があります。実際にイギリスでは２００６年３月に、清涼飲料水に添加されていた安息香酸（ちなみに、安息香酸にナトリウム＝Ｎａを結合させたものが安息香酸Ｎａ）とビタミンＣが反応してベンゼンができていたため、製品が回収されるという事件がありました。したがって、安息香酸Ｎａが添加された製品は避けたほうが賢明です。

一方、【オロナミンＣ】の場合、安息香酸Ｎａは添加されていません。**炭酸飲料のため、炭酸が細菌の増殖を抑える働きがあるから**です。多くのビタミン（栄養強化剤）が含まれておりそれらは一日所要量をほぼ満たしています。香料は刺激性の強いものではありません。なお、独特の黄色い色は、ビタミンＢ２によるもの。

ウコンの力

（ハウスウェルネスフーズ）

これもダメ

アセスルファムＫとアスパルテームが添加されている。秋ウコンエキスが、肝臓の機能を高めて、悪酔いや二日酔いを防ぐという確たる証拠はない。

果糖ぶどう糖液糖、秋ウコンエキス、食塩／酸味料、増粘多糖類、ウコン色素、香料、甘味料（アセスルファムK、アスパルテーム・L-フェニルアラニン化合物、ソーマチン）、イノシトール、ナイアシン、環状オリゴ糖、ビタミンB6、ビタミンB1、ビタミンB2、乳化剤

コラーゲン食品

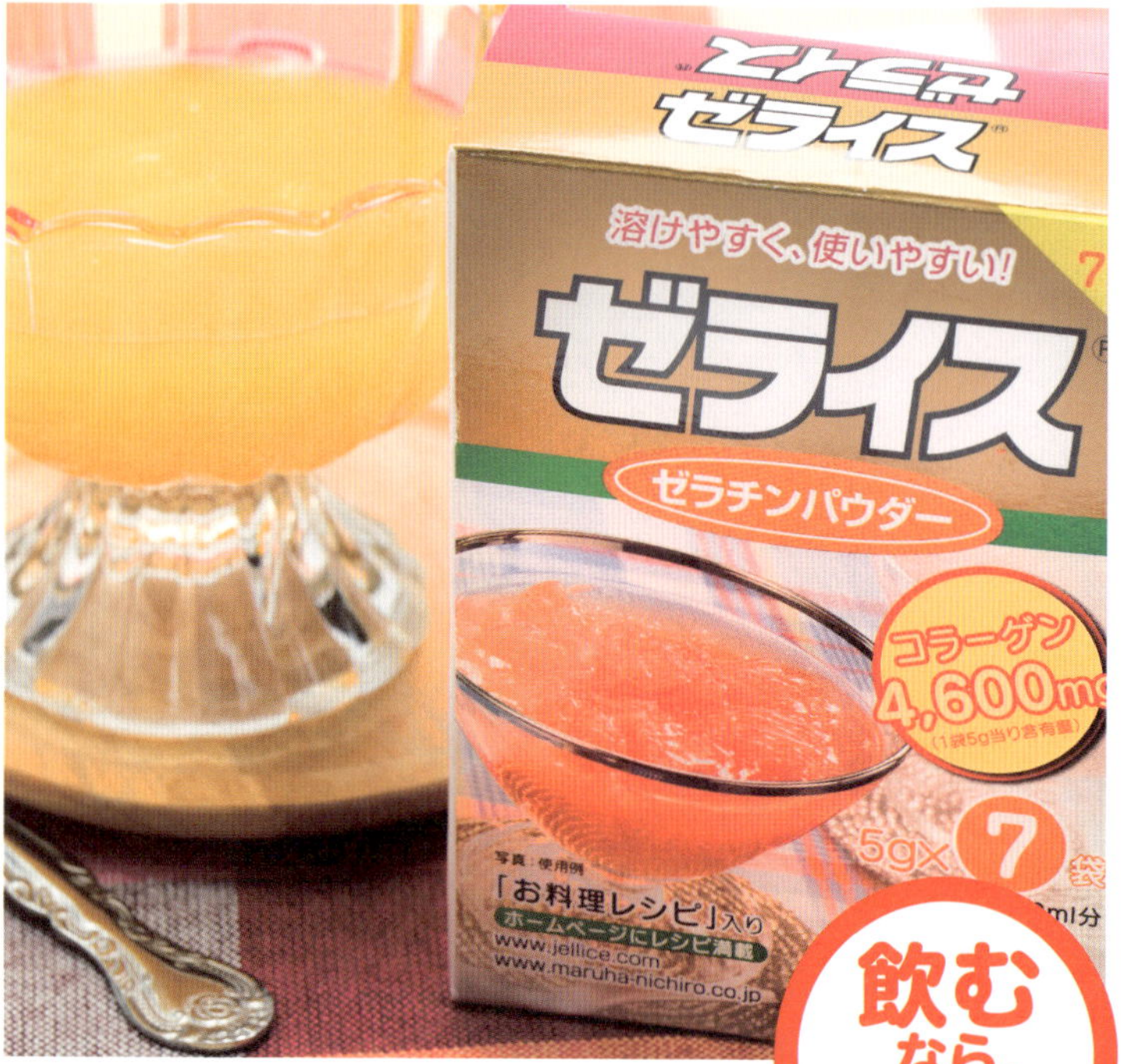

飲むなら、こっち

ゼライス
(マルハニチロ)

ゼラチン

コラーゲンを少し分解したもの。ゼラチンを食べることは、コラーゲンを食べることとほぼ同じ

食べるならこっち。ゼラチンパウダーを摂ることにより、体内でコラーゲンが活発に生成されれば、血管も丈夫になる。

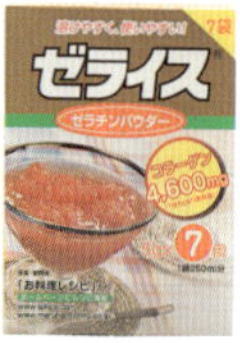

摂るだけで、お肌に良いとされるコラーゲン。
そんな女性の味方はどちら？

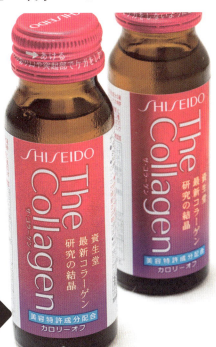

こっちは、ダメ

ザ・コラーゲン

（資生堂薬品）

コラーゲンを摂れば、皮膚がよい状態になり、軟骨、血管なども形成されるが、合成甘味料が入っているのでNG。

エリスリトール、コラーゲンペプチド（魚由来）、還元麦芽糖水飴、コケモモ果汁、こんにゃく芋エキス、ローヤルゼリーエキス、アムラ果実エキス、オルニチン、GABA（γ-アミノ酪酸）/酸味料、V.C、香料、環状オリゴ糖、増粘多糖類、V.B6、V.E、V.B2、ヒアルロン酸、甘味料（アセスルファムK、スクラロース）、（原材料の一部にゼラチン、大豆を含む）

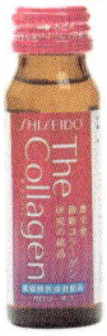

ビタミンCのこと。成分が酸化して、味や香り、色などが変化するのを防ぐ

合成が約150品目、天然が約600品目あり、中には危険なものもある

肝機能や免疫などに悪影響をおよぼす危険がある

コラーゲン食品

一般に「コラーゲンは肌に良い」といわれています。なぜなら、たんぱく質の一種のコラーゲンは皮膚を構成する成分だからです。人間の体は60～75％が水で、次に多いのはたんぱく質で15～20％ですが、そのたんぱく質のうち約30％はコラーゲンなのです。コラーゲンは、皮膚、血管、軟骨、骨、歯、眼、腱、内臓など全身に分布しています。とくに皮膚には全コラーゲン量の40％もが存在し、20％は骨や軟骨に、残りは血管や眼などに存在しているのです。

コラーゲンを摂取しても、腸からそのまま吸収されることはありません。ただし、体内でコラーゲンは分解されて各種のアミノ酸となり、それを原料としてコラーゲンが生成されます。そのため、皮膚がよい状態になり、また軟骨、血管などもしっかり形成されて、丈夫になると考えられます。

パーフェクトアスタコラーゲンリフター〈ドリンク〉

（アサヒグループ食品）

これもダメ

豚コラーゲンペプチドのほか、ローヤルゼリーエキス末など多くの成分を含むが、合成甘味料のアセスルファムKとスクラロースを使っているので×。

エリスリトール、豚コラーゲンペプチド、水溶性食物繊維、殺菌乳酸菌粉末、ローヤルゼリーエキス末、プラセンタエキス末、コエンザイムQ10加工品、ジャスミン茶エキス末、エラスチンペプチド、混合ハーブエキス末（デキストリン、ドクダミ、セイヨウサンザシ、ローマカミツレ、ブドウ葉）/酸味料、安定剤（増粘多糖類、CMC）、香料、カラメル色素、V.C、甘味料（アセスルファムK、スクラロース）、ナイアシン、V.E、パントテン酸Ca、ヒアルロン酸、V.B1、V.B6、V.B2、V.B12、（一部に乳成分、大豆、豚肉を含む）

そこで、各種のコラーゲンドリンクが売り出されているのですが、そのほとんどには危険性のある合成甘味料が添加されています。【ザ・コラーゲン】もその一つで、合成甘味料のアセスルファムKとスクラロースが添加されています。

「コラーゲンを摂りたい」という人には、【ゼライス】をおススメします。この製品は、コーヒーゼリーやフルーツゼリーなどを作るためのゼラチンパウダーです。コラーゲンを少し分解したものがゼラチンで、ゼラチンを食べることはコラーゲンを摂取することとほぼ同じです。この製品は豚のコラーゲンを少し分解したものです。

なお、ゼラチンパウダーを摂ることによって体内でコラーゲンが活発に生成されれば、血管も丈夫になります。血管壁はコラーゲンでできているからです。その結果、**血管が破れにくくなって、脳卒中の一つの脳出血やくも膜下出血など致死性の高い病気を防ぐことが期待できます。**

ハム

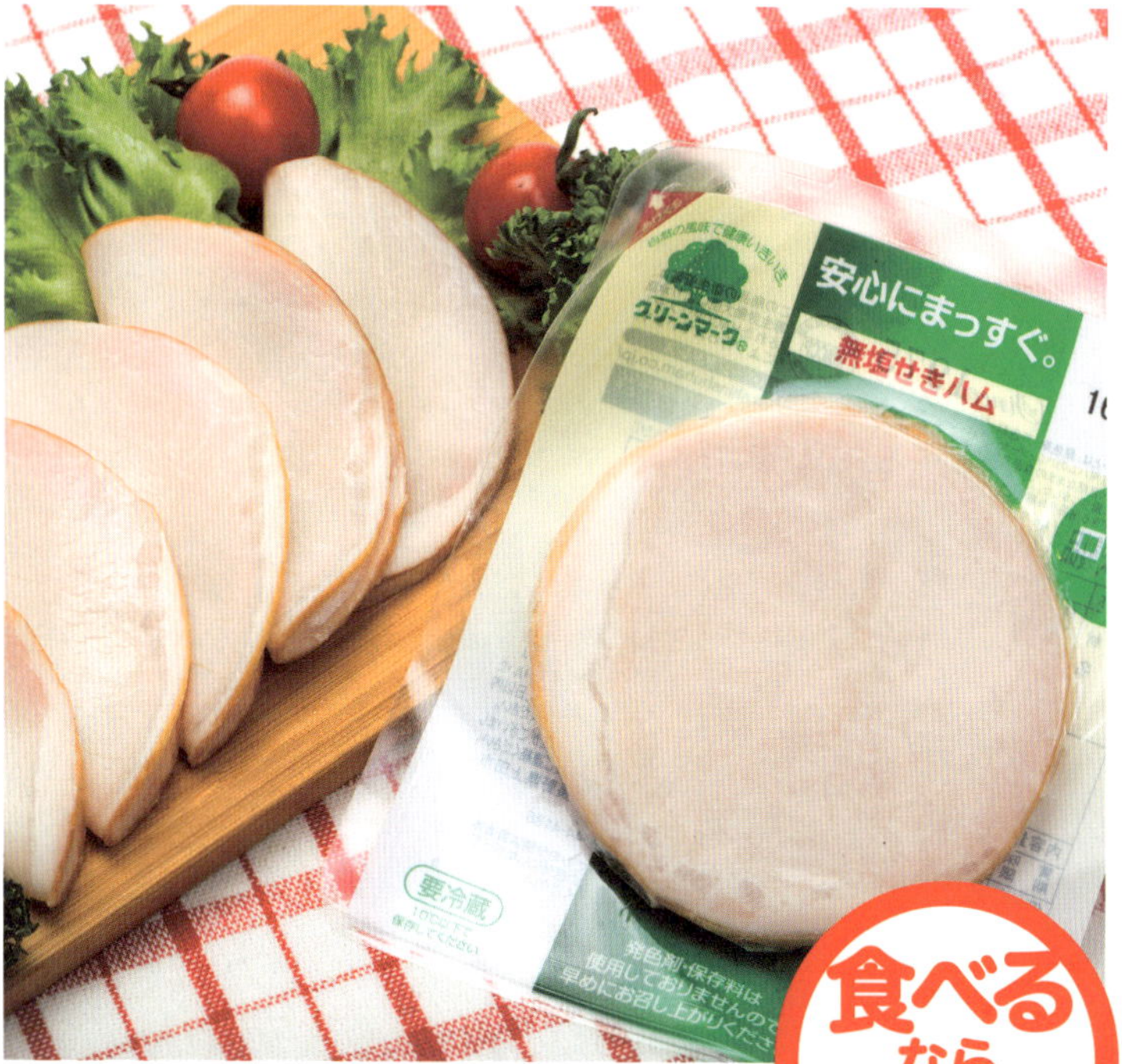

食べるなら、こっち

無塩せきハム ロース

（信州ハム）

豚ロース肉、乳たん白、糖類（粉末水あめ、砂糖）、食塩、たん白加水分解物、酵母エキス、香辛料 / 卵殻カルシウム、香辛料抽出物、（一部に乳成分・卵・豚肉を含む）

卵の殻から得られたカルシウム成分なので問題なし

コショウやニンニクなど一般に香辛料として使われているものから抽出された成分なので、安全性に問題はない

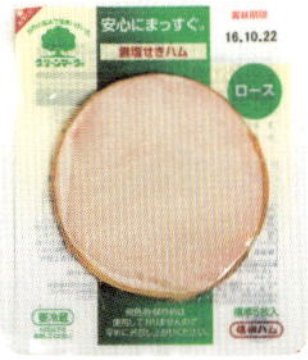

がんの発生リスクを高めると考えられる、亜硝酸Naが添加されていない【無塩せきハム ロース】はおすすめ。

サラダに、パンに、炒め物にと、使い勝手○。
でも値段やボリュームだけで選んでいいの？

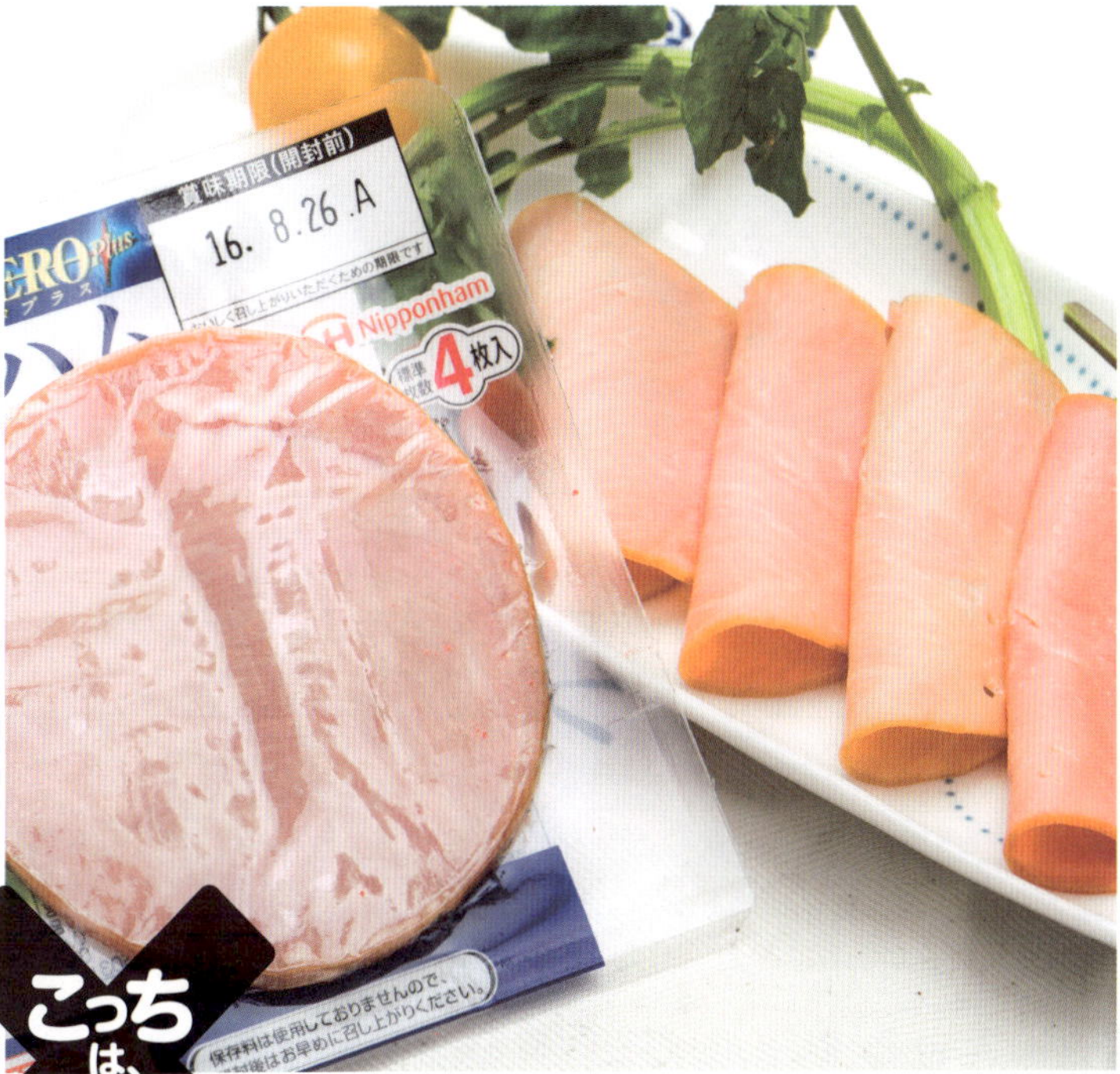

こっちは、ダメ

ロースハム ゼロプラス

（日本ハム）

発色剤の亜硝酸Naだけでなく、免疫や肝臓などへのダメージが心配される合成甘味料も含まれているためNG。

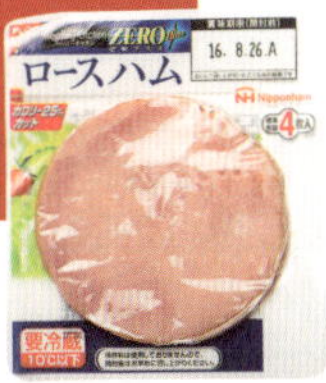

豚ロース肉、豚肉、大豆たん白、食塩、豚コラーゲン、乳たん白、卵たん白、香辛料／調味料（有機酸等）、リン酸塩（Na）、カゼインNa、酸化防止剤（ビタミンC）、発色剤（亜硝酸Na）コチニール色素、甘味料（アセスルファムK、スクラロース、ネオテーム）、香辛料抽出物

- アセスルファムK：動物実験の結果から、肝臓や免疫に対するダメージが心配される
- 亜硝酸Na：ニトロソアミン類という強い発がん性物質に変化することがある
- スクラロース：人間の体内にとりこまれた際、全身に回って、免疫などのシステムを乱す心配がある
- ネオテーム：アスパルテームを化学変化させて作られたもので、砂糖の7000～13000倍もの甘味があるが、発がん性の疑いがある

ハム

「ハムを食べると、大腸がんになりやすくなる」と言ったら、ビックリする方も多いでしょう。しかし、これは事実なのです。

2015年10月、世界保健機関（WHO）の国際がん研究機関（IARC）が、**「ハムやベーコンなどの加工肉を1日に50g食べると結腸がんや直腸がんになるリスクが18%高まる」**というショッキングな発表を行いました。1日にもっと多く食べれば、大腸がんになるリスクはさらに高まることとなります。これは、世界の研究論文約800本を分析して得られた結果とのこと。

市販のハムには、製品が黒ずむのを防ぐために発色剤の亜硝酸Na（ナトリウム）が添加されています。ところが、この亜硝酸Naは、原料の豚肉に多く含まれるアミンという物質と化学反応を起こして、ニトロソアミン類という物質に変化します。このニト

セブンプレミアム 無塩せき・低塩スライスハム（ロース）

（セブン＆アイ・ホールディングス）

ギリギリOK!

発色剤の亜硝酸Naが添加されていないので、ニトロソアミン類ができる心配はない。ただし、調味料（アミノ酸等）などが使われている。

豚ロース肉、乳たん白、水あめ、食塩、還元水あめ、酵母エキス、たん白加水分解物、食用油脂／調味料（アミノ酸等）、卵殻カルシウム、酸化防止剤（ビタミンC）、ビタミンB1、香辛料抽出物、（一部に乳成分、卵、豚肉を含む）

ロソアミン類には強い発がん性があるのです。

ニトロソアミン類は10種類以上知られていて、いずれも動物実験で発がん性が認められています。中でも代表的なN－ニトロソジメチルアミンの発がん性は非常に強く、わずか0・0001～0・0005％をえさや飲料水に混ぜてラットに与えた実験では、肝臓や腎臓にがんが認められています。

ニトロソアミン類は酸性状態の胃の中で発生しやすいことが分かっています。また、ハムの中にすでにできているケースもあります。したがって、ハムを毎日食べていると、ニトロソアミン類の影響によって、がんが発生しやすくなると考えられるのです。

ですから、亜硝酸Ｎａが添加されていない【無塩せきハム ロース】がおすすめです。なお、卵殻カルシウムは、卵の殻から得られたカルシウム成分なので問題ありません。

ロースハム（スライス）

（丸大食品）

これもダメ

発色剤の亜硝酸 Na が添加されているため、それとアミンが化学反応を起こして、強い発がん性のあるニトロソアミン類ができてしまう。

豚ロース肉、還元水あめ、卵たん白、植物性たん白、食塩、ポークブイヨン、昆布エキス、たん白加水分解物 / リン酸塩（Na）、増粘多糖類、調味料（アミノ酸等）、酸化防止剤（ビタミン C）、発色剤（亜硝酸 Na）、カルミン酸色素、香辛料抽出物、（原材料の一部に乳、大豆を含む）

ウインナーソーセージ

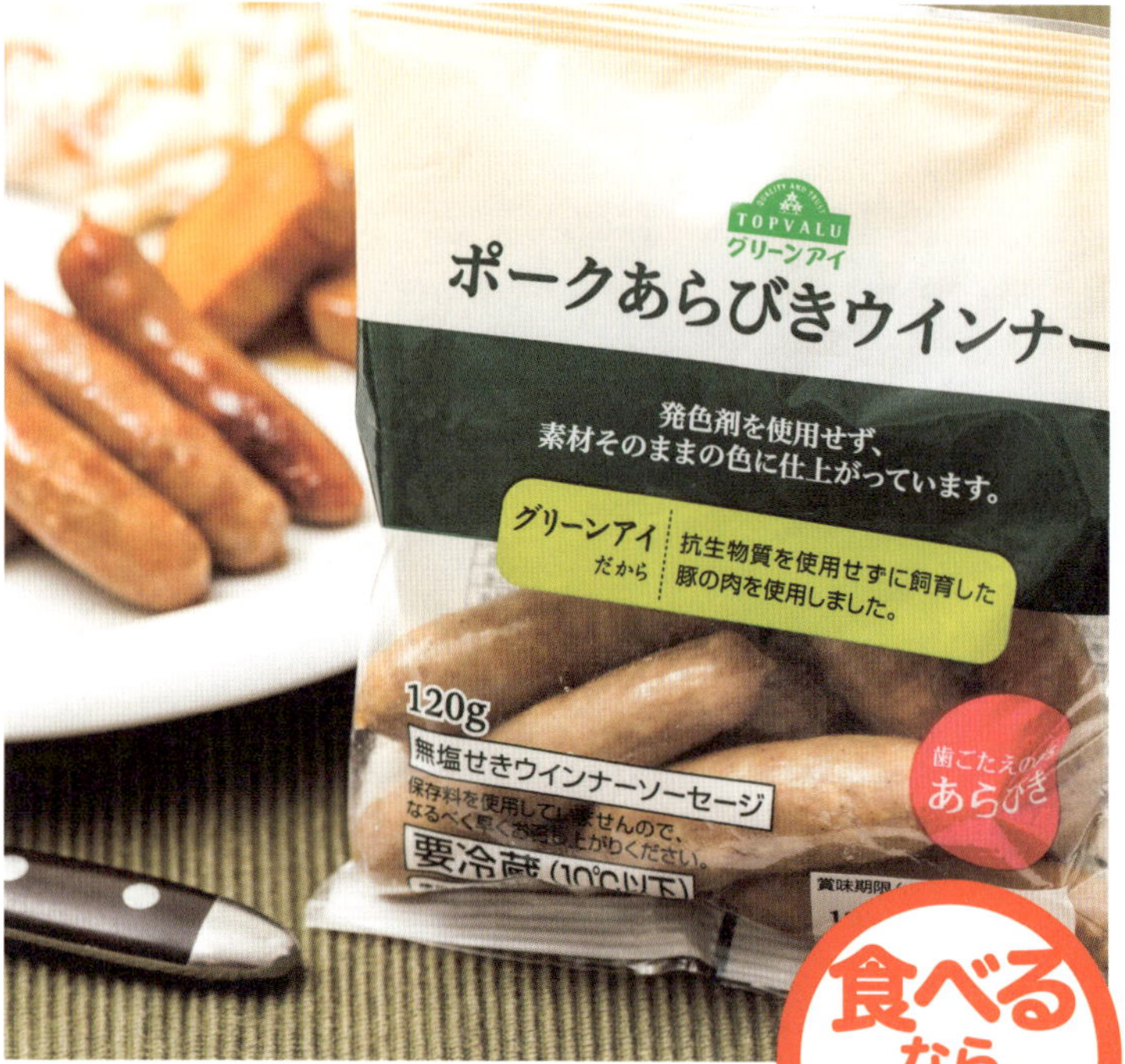

食べるなら、こっち

トップバリュ・グリーンアイ ポークあらびきウインナー（イオン）

豚肉（アメリカ）、豚脂肪、糖類（粉末水あめ、麦芽糖水あめ、砂糖）、結着材料（でん粉、大豆たん白）、還元水あめ、食塩、かつお節エキス、香辛料、玉ねぎエキス、マッシュルームエキス、酵母エキス、たん白加水分解物（豚肉を含む）／貝カルシウム

貝殻から得られるカルシウム成分なので、安全性にとくに問題はなし

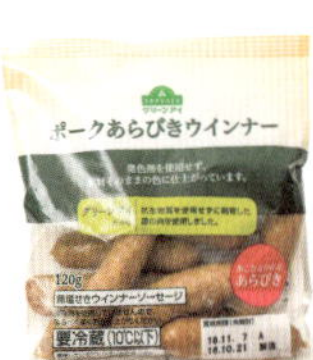

一般に加工肉に使われている亜硝酸Naなどの心配な添加物が入っていないので、安心して食べることができる。ただし、入手できる店が限られる。

子どもから大人まで、家族みんなが大好き。
だからこそ、少しでも安全性の高いものを。

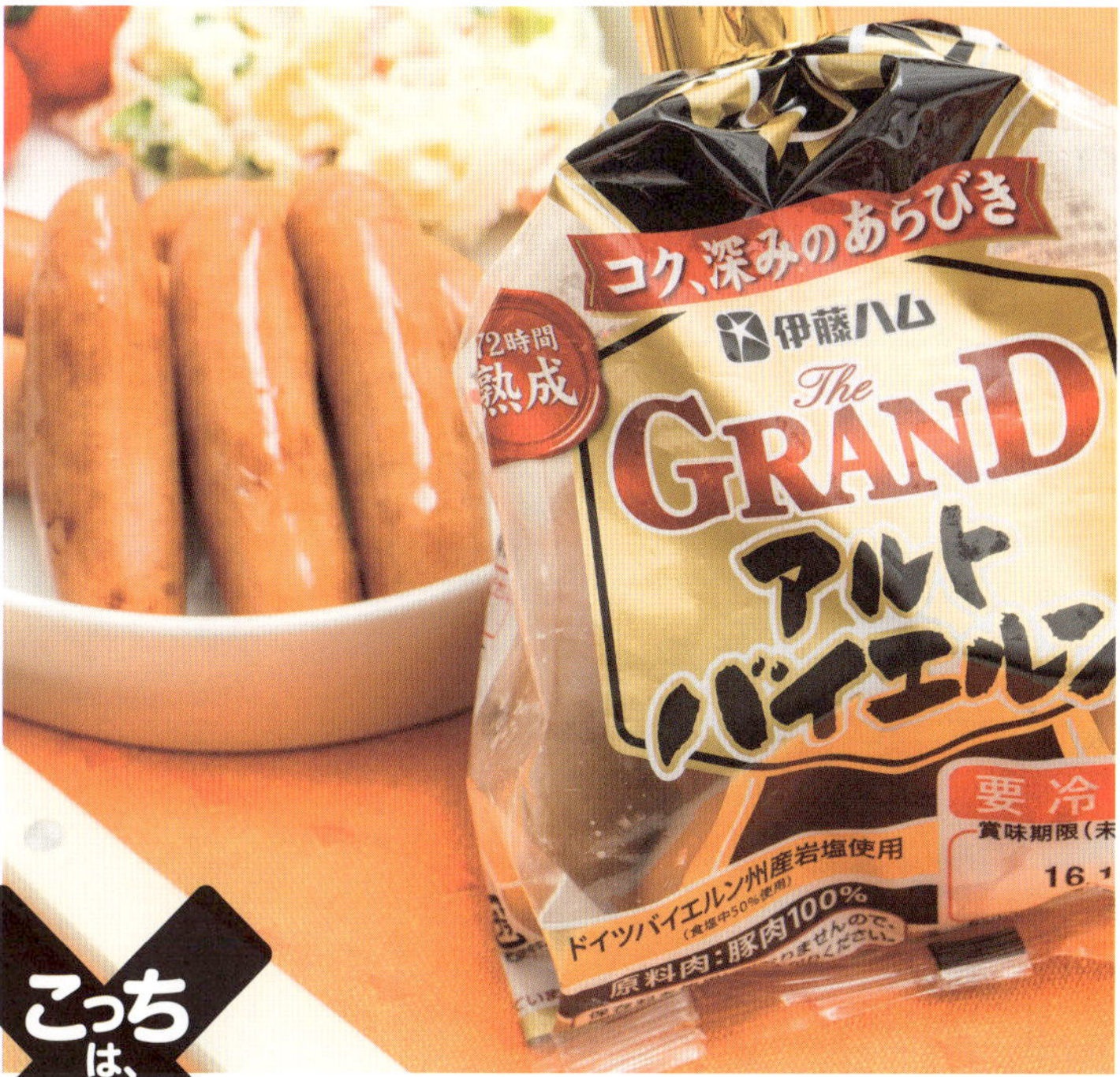

こっちは、ダメ

アルトバイエルン

（伊藤ハム）

発色剤の亜硝酸Naとリン酸塩（Na）が使われているため×。大腸がんや、腎障害になるリスクが高まってしまう。

豚肉、豚脂肪、糖類（水あめ、砂糖）、食塩、香辛料/調味料（アミノ酸等）、リン酸塩（Na）、酸化防止剤（ビタミンC）、pH調整剤、発色剤（亜硝酸Na）

動物実験では腎障害が認められた。摂りすぎれば、カルシウムの吸収が悪くなる危険性も

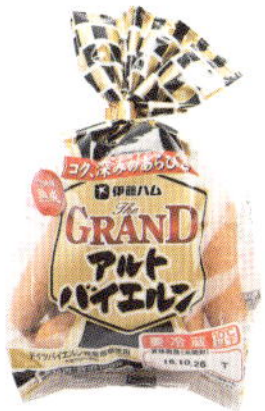

急性毒性が強い。また肉に多く含まれるアミンという物質と反応して、ニトロソアミン類という強い発がん性物質に変化することがある

ウインナーソーセージ

ウインナーソーセージは、ハムやベーコンなどと同じく加工肉の一種で、一般に発色剤の亜硝酸Ｎａが添加されています。そのため、ニトロソアミン類ができてしまいます。したがって、ハムと同様にウインナーソーセージを食べていると、大腸がんになるリスクが高まることになるのです。

ウインナーソーセージやハムには亜硝酸Ｎａ以外にも、肉を結着させる目的でリン酸塩（Ｎａ）が添加されていますが、これも注意が必要です。リン酸塩（Ｎａ）は、ピロリン酸四ナトリウムとポリリン酸ナトリウムの簡略名です。ピロリン酸四ナトリウムを１％含むえさをラットに16週間食べさせた実験では、腎障害（石灰化、変性、壊死）が認められました。また、ポリリン酸ナトリウムを３％含むえさをラットに24週間食べさせた実験では、腎臓結石がで

これもOK!

無塩せき あらびきポークウインナー

（JA 高崎ハム）

発色剤の亜硝酸 Na やリン酸塩（Na）が添加されていない。さらに、その他の添加物も使われていないので、安心して食べることができる。

豚肉、豚脂肪、米粉、食塩、海藻ミネラル、ポークエキス、砂糖、香辛料、麦芽エキス、玉ねぎエキス、酵母エキス、野菜エキス

きました。

さらに、**リン酸塩を摂りすぎると、カルシウムの吸収が悪くなって骨がもろくなる心配があります。**ですから、リン酸塩（Ｎａ）を含む食品は食べすぎないようにする必要があります。

その点、【トップバリュ・グリーンアイ　ポークあらびきウインナー】の場合、亜硝酸Ｎａが使われておらず、またリン酸塩（Ｎａ）も使われていないので、安心して食べることができます。なお、貝カルシウムは、貝殻から得られるカルシウム成分なので、安全性に問題はありません。

【無塩せき　あらびきポークウインナー】も、亜硝酸Ｎａもリン酸塩（Ｎａ）も使われておらず、その他の添加物も使われていないので、安心して食べることができます。ただし、どこのスーパーでも売られているわけではないので、多少手に入りにくいかもしれません。

これもダメ

シャウエッセン

（日本ハム）

発色剤の亜硝酸 Na が添加されているため、強い発がん性のあるニトロソアミン類ができる心配がある。リン酸塩（Na）も摂りすぎには注意が必要。

豚肉、豚脂肪、糖類（水あめ、ぶどう糖、砂糖）、食塩、香辛料 / リン酸塩（Na）、調味料（アミノ酸）、酸化防止剤（ビタミン C）、発色剤（亜硝酸 Na）

焼豚

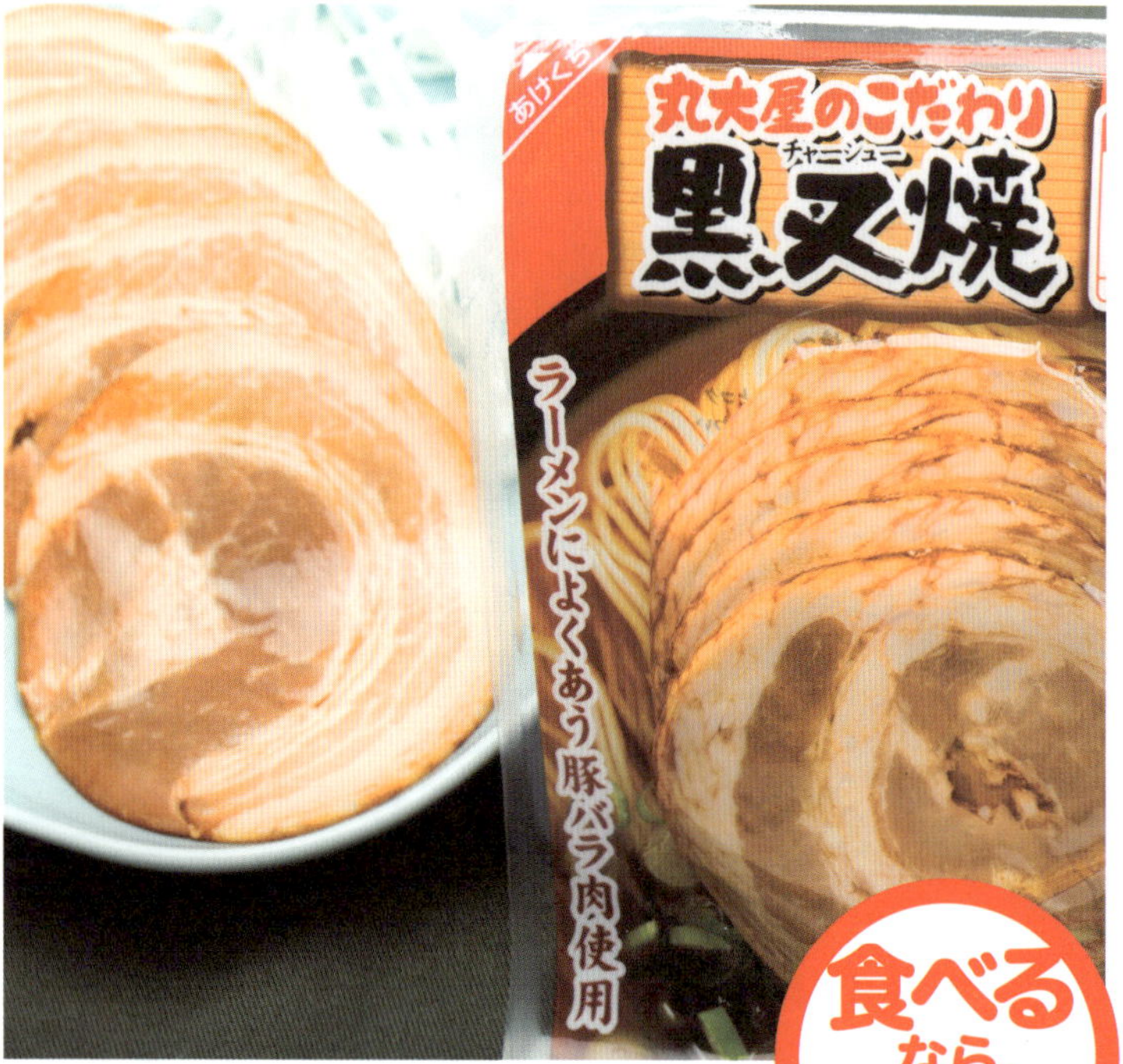

食べるなら、こっち

丸大屋のこだわり黒叉焼

（丸大食品）

豚ばら肉、しょうゆ、果糖ぶどう糖液糖、みりん、砂糖、ポークエキス、食塩、みそ / 調味料（アミノ酸等）、リン酸塩、（原材料の一部に小麦を含む）

摂りすぎると、血液中のカルシウムが減って、骨がもろくなることもある

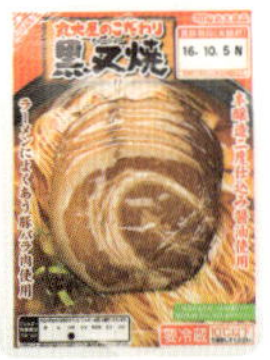

ほとんどの焼豚には亜硝酸Naが含まれているが、【丸大屋のこだわり黒叉焼】は未使用。だから、食べるならこっち。

ラーメンやチャーハンに加えたい食材No.1。
とくに心配な添加物が入っているのはどれ？

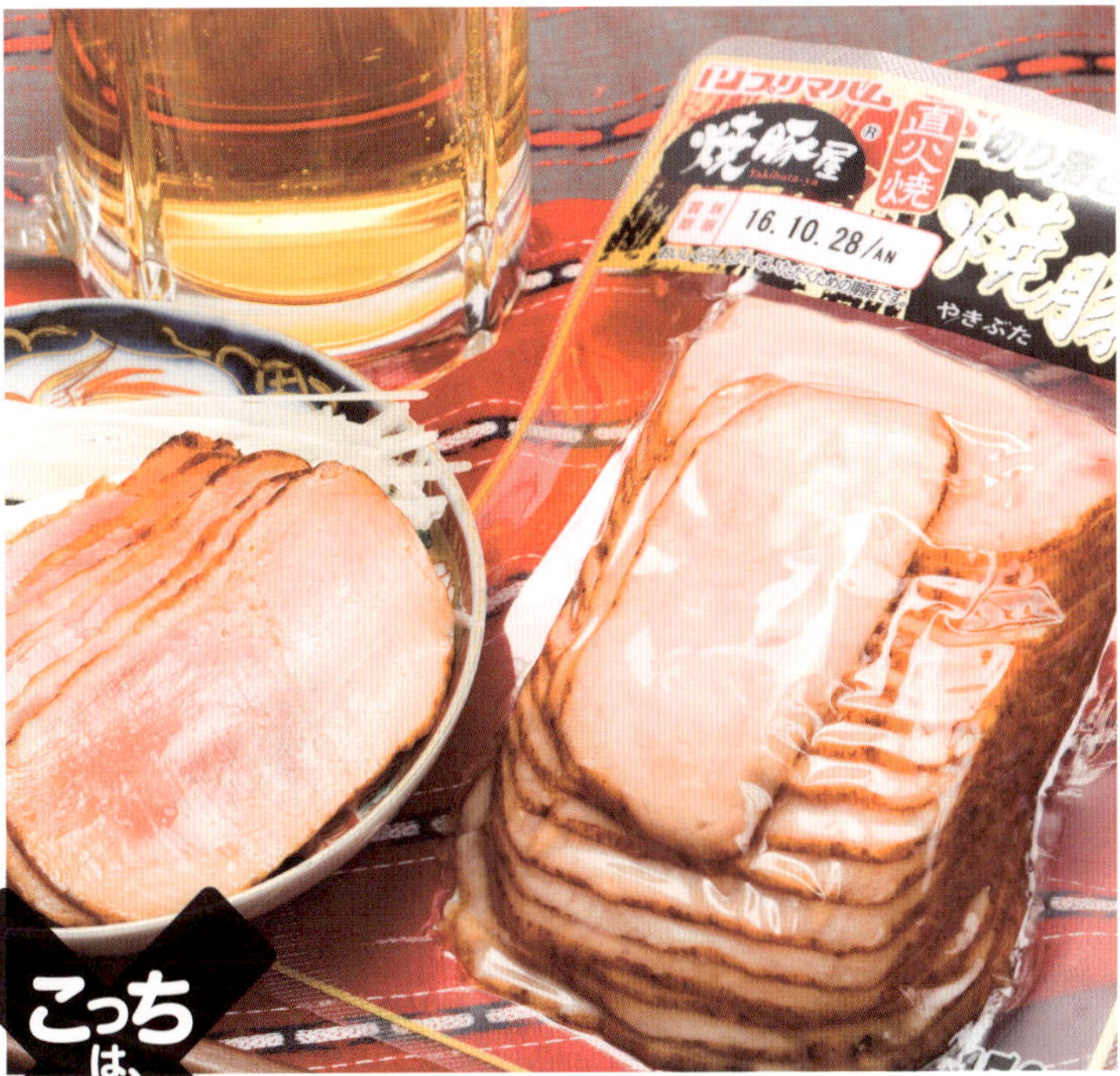

こっちは、ダメ

直火焼焼豚
（プリマハム）

おいしそうな色合いに見せるために、発色剤の亜硝酸Naが含まれている。やはりおすすめすることはできない。

豚肉、還元水あめ、卵たん白、乳たん白、しょうゆ（小麦、大豆を含む）、食塩、みりん、大豆たん白、砂糖/調味料（アミノ酸等）、リン酸塩（Na）、着色料（カラメル、カルミン酸）、酸化防止剤（ビタミンC）、発色剤（亜硝酸Na）

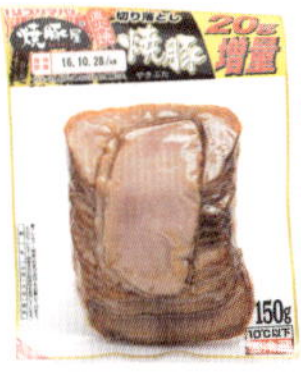

ハムに一定量以上含まれると中毒を起こすので、添加量が厳しく制限されている

コチニール色素ともいう。毒性はそれほどないが、動物実験では中性脂肪やコレステロールの増加が認められた

ニトロソアミン類の発生を防ぐためのものだが、十分に防ぐことはできない

焼豚

焼豚は、ハムとは多少用途が違います。ラーメンに使ったり、お酒のおつまみにしたり、あるいはチャーハンに入れるなどが一般的な使い方でしょう。

ただし、焼豚もハムやウインナーソーセージと同じく加工肉の一種なので、【直火焼焼豚】のように発色剤の亜硝酸Ｎａが添加されている製品があります。こうした製品は、ハムやウインナーソーセージと同様に大腸がんになるリスクを高めることになります。

ここで、亜硝酸Ｎａについて詳しく見てみることにしましょう。**亜硝酸塩Ｎａは急性毒性が強く、これまでの中毒事故から算出されたヒトの致死量は、0・18～2・5gと非常に少量です。**ちなみに、猛毒として知られる青酸カリ（シアン化カリウム）の致死量は0・15g。そのため、ハムに亜硝酸Ｎａが一定量以上含まれる

これもダメ

旨焼

（伊藤ハム）

発色剤の亜硝酸 Na に加え、合成甘味料のスクラロースとアセスルファム K を添加。

豚肉、糖類（砂糖、ぶどう糖、水あめ）、しょうゆ、植物性たん白、発酵調味液、卵たん白、食塩、粉末ラード、ポークエキス、香辛料、乳たん白 / カゼイン Na、調味料（アミノ酸等）、リン酸塩（Na）、増粘多糖類、酸化防止剤（ビタミン C）、発色剤（亜硝酸 Na）、コチニール色素、甘味料（スクラロース、アセスルファム K）、香辛料抽出物、（原材料の一部に卵、乳成分、小麦を含む）

と中毒を起こすので、添加量が厳しく制限されています。

しかし、制限されているとはいえ、これほど毒性が強い化学物質を食品に混ぜること自体が問題なのです。

さらに、前述のように亜硝酸Ｎａは食肉に含まれるアミンと反応して、発がん性のあるニトロソアミン類に変化するという大きな問題があるのです。ニトロソアミン類は10種類以上知られていますが、いずれも動物実験で発がん性が認められています。

なお、亜硝酸Ｎａが添加されたハムやウインナーソーセージ、そして焼豚にも必ず酸化防止剤のビタミンＣが添加されていますが、実はニトロソアミン類の発生を防ぐためなのです。ビタミンＣには抗酸化作用があり、亜硝酸Ｎａとアミンが反応するのを防ぐからです。しかし、ニトロソアミン類の発生を十分に防ぐことはできないのです。

魚肉ソーセージ

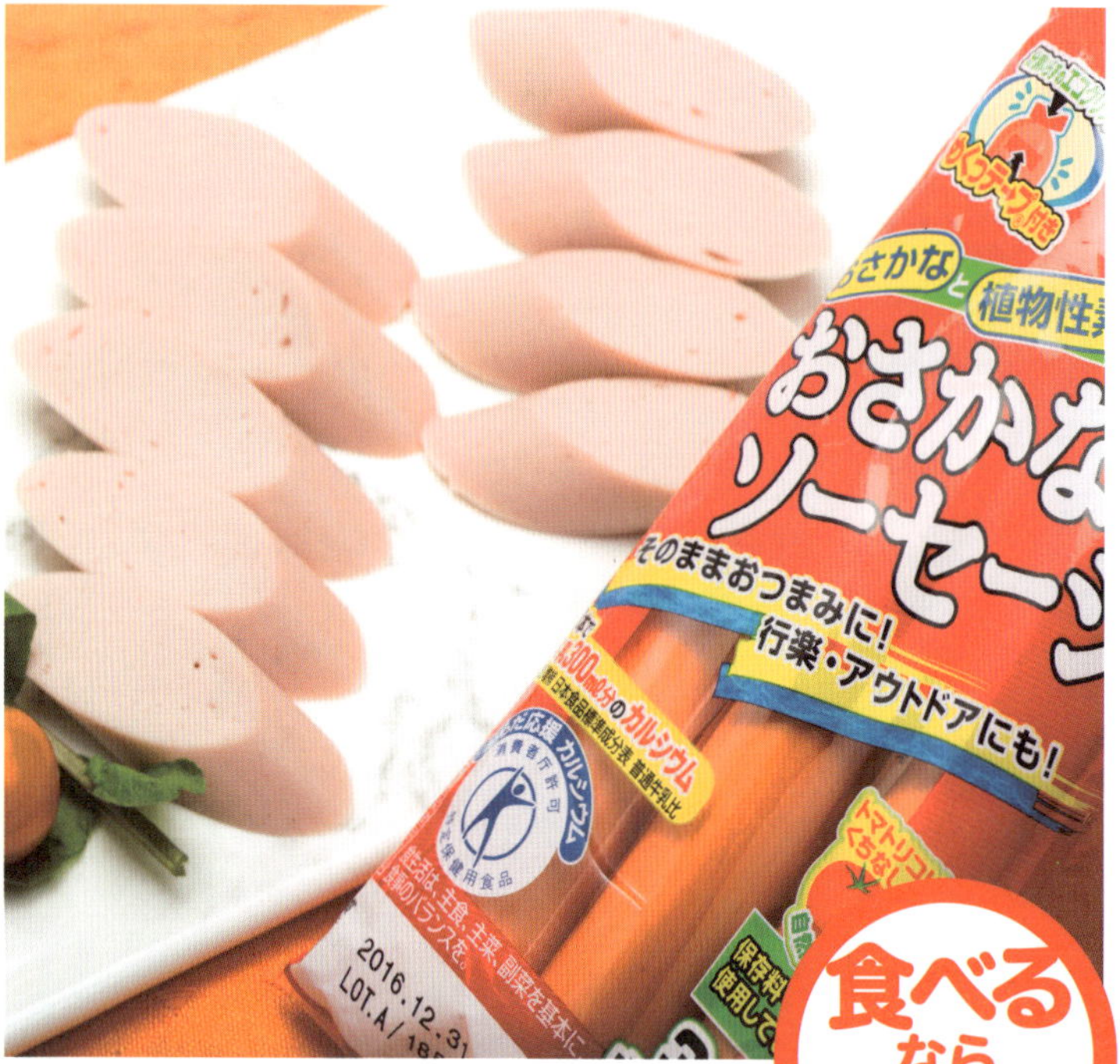

食べるなら、こっち

おさかなのソーセージ

（日本水産）

魚肉、結着材料（ペースト状小麦たん白、でん粉、粉末状大豆たん白）、植物油脂、砂糖、食塩、醸造酢、香味食用油、オニオンエキス、香辛料、かつおエキス、酵母エキス／加工でん粉、炭酸Ｃａ、調味料（アミノ酸等）、骨Ｃａ、着色料（クチナシ、トマトリコピン）、香辛料抽出物、香料、（原材料の一部にかに、さけを含む）

一括名であり、なにが、どの程度使われているかわからないという不安点がある

大量摂取すると、人によって顔や肩、腕に灼熱感を覚えたり、動悸を感じることがある

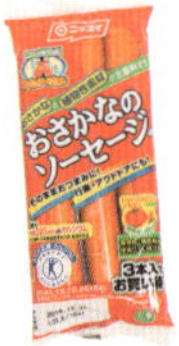

魚肉を使っているため黒ずむことがなく、発色剤の亜硝酸Naが添加されていないので○。ただし食べすぎには注意。

おやつがわりに、そのまま食べられる“ギョニソ”。魚肉だから身体にいい、とは限らない？

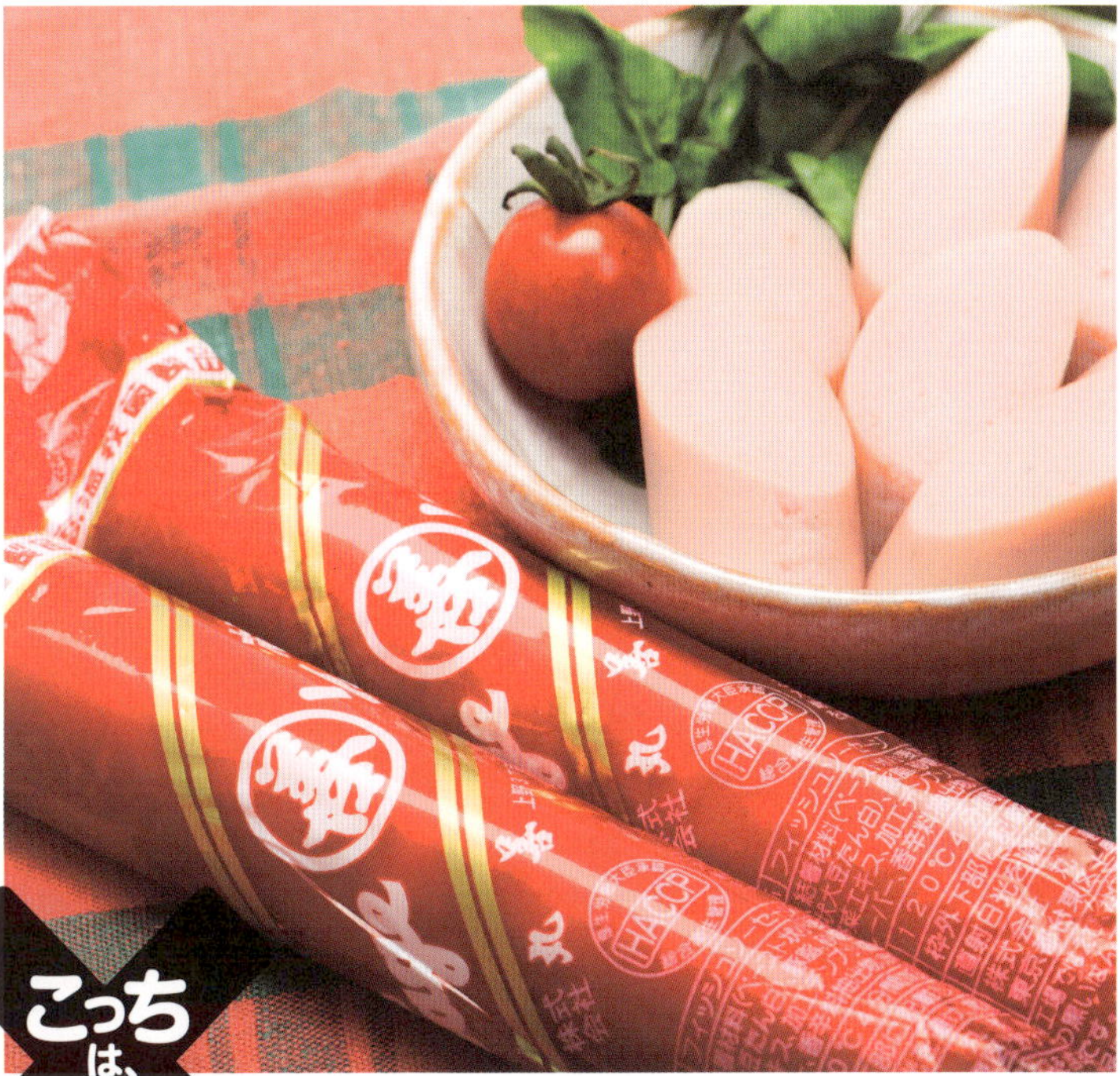

こっちは、ダメ

ホモソーセージ
（丸善）

外国ではほとんど使用禁止されている赤色106号を含む【ホモソーセージ】は、おすすめすることができない。

魚肉、結着材料（ペースト状小麦たん白、でん粉、豚ゼラチン、粉末状大豆たん白）、豚脂、砂糖、食塩、香味調味料、魚介エキス、野菜エキス／加工デンプン、調味料（アミノ酸等）、スモークフレーバー、香味料抽出物、赤色106号

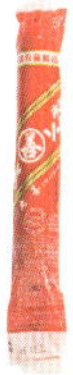

赤色106号はタール色素の一種。自然界にまったく存在しない化学合成物質で、発がん性の疑いがある

魚肉ソーセージ

ウインナーソーセージとは違う味わいがあって根強い人気がある魚肉ソーセージですが、ウインナーソーセージとの最大の違いは、発色剤の亜硝酸Ｎａが添加されていない点です。魚肉を使っているため黒ずむことがないので、添加する必要がないのです。しかし、丸善の【ホモソーセージ】のようにタール色素の赤色１０６号（赤１０６）が添加されている製品があるので、要注意です。

タール色素は、自然界にまったく存在しない化学合成物質で、食品添加物として認められているのは赤色１０６号のほかに、赤色2号、赤色3号、赤色40号、赤色１０２号、赤色１０４号、赤色１０５号、黄色4号、黄色5号、青色1号、青色2号、緑色3号の12品目です。

しかし、**いずれもその化学構造や動物実験の結果から、全般的に**

マルハ フィッシュソーセージ

（マルハニチロ）

ギリギリ OK!

コチニール色素は、南米に生息するエンジムシから抽出された橙色の色素。ラットに食べさせた実験で中性脂肪やコレステロールが増えたのでやや不安。

魚肉、豚脂肪、結着材料＜でん粉（コーンスターチ）、ゼラチン、植物性たん白（小麦、大豆）＞、たまねぎ、食塩、砂糖、魚醤、香辛料、たん白加水分解物、オニオンエキス / 加工でん粉、炭酸 Ca、調味料（アミノ酸等）、コチニール色素、香辛料抽出物、くん液

発がん性や催奇形性の疑いが持たれています。赤色１０６号も、発がん性の疑いがあるため、外国ではほとんど使用が認められていません。

ちなみに赤色2号については、アメリカでのラットを使った実験で、「発がん性の疑いが強い」という理由で、使用禁止になっています。しかし、日本では今も使用が認められているのです。

さらに、タール色素は、アレルギーの一種のじんましんを起こすことが知られており、とくに赤色１０２号、黄色4号、黄色5号については、皮膚科医の間で「じんましんを起こす添加物」として警戒されています。

【おさかなのソーセージ】にはタール色素は使われていませんが、調味料（アミノ酸等）や香料などが使われています。【ホモソーセージ】よりはマシですが、毎日食べ続けるのはやめたほうがよいと思います。

カルシウムたっぷり フィッシュソーセージ

（丸大食品）

ギリギリOK!

カルミン酸色素とは、コチニール色素のことなので、【マルハ フィッシュソーセージ】と同じようにやや不安がある。

魚肉、結着材料（植物性たん白、でん粉、ゼラチン、卵たん白）、植物油脂、たまねぎ、砂糖、食塩、香辛料／加工でん粉、貝カルシウム、調味料（アミノ酸等）、カルミン酸色素、香辛料抽出物、（原材料の一部に小麦、大豆、豚肉を含む）

カップめん

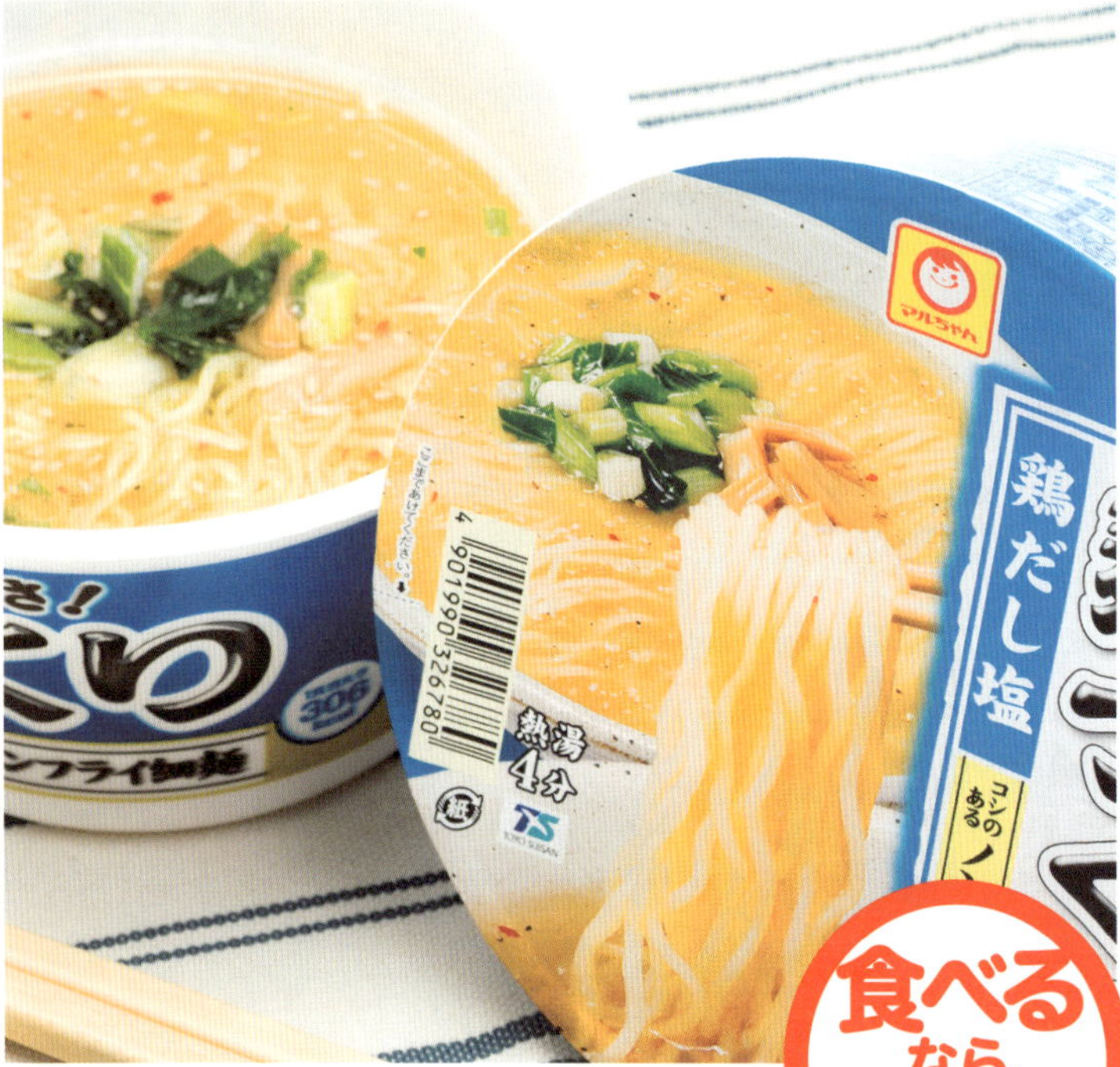

食べるなら、こっち

麺づくり 鶏だし塩

（東洋水産）

めん（小麦粉、食塩、卵粉、たん白加水分解物）、添付調味料（ラード、チキンエキス、食塩、植物油、醤油、たん白加水分解物、ごま、粉末野菜、デキストリン、香辛料、砂糖、かつおエキス、こんぶエキス、酵母エキス）、かやく（チンゲン菜、めんま、ねぎ）/加工でん粉、調味料（アミノ酸等）、かんすい、炭酸カルシウム、レシチン、酒精、香料、クチナシ色素、酸化防止剤（ビタミンE）、ビタミンB2、ビタミンB1、（原材料の一部に乳成分、豚肉、ゼラチンを含む）

ノンフライのため過酸化脂質の量が少ないと考えられる

ラーメン独特の風味や色合いを出すための添加物。それほど毒性の強いものはないが、口に違和感を覚えたり、胸やけを起こすことがある

カップ麺はできれば食べてほしくないが、ノンフライのため、毒性のある過酸化脂質の量が少ないこの製品はまだおすすめできる。

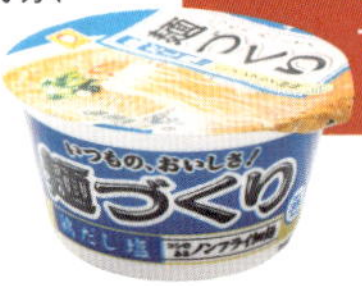

身体に良くない、というイメージがあるけど、
どれを選べば「まだマシ」なのか教えてほしい。

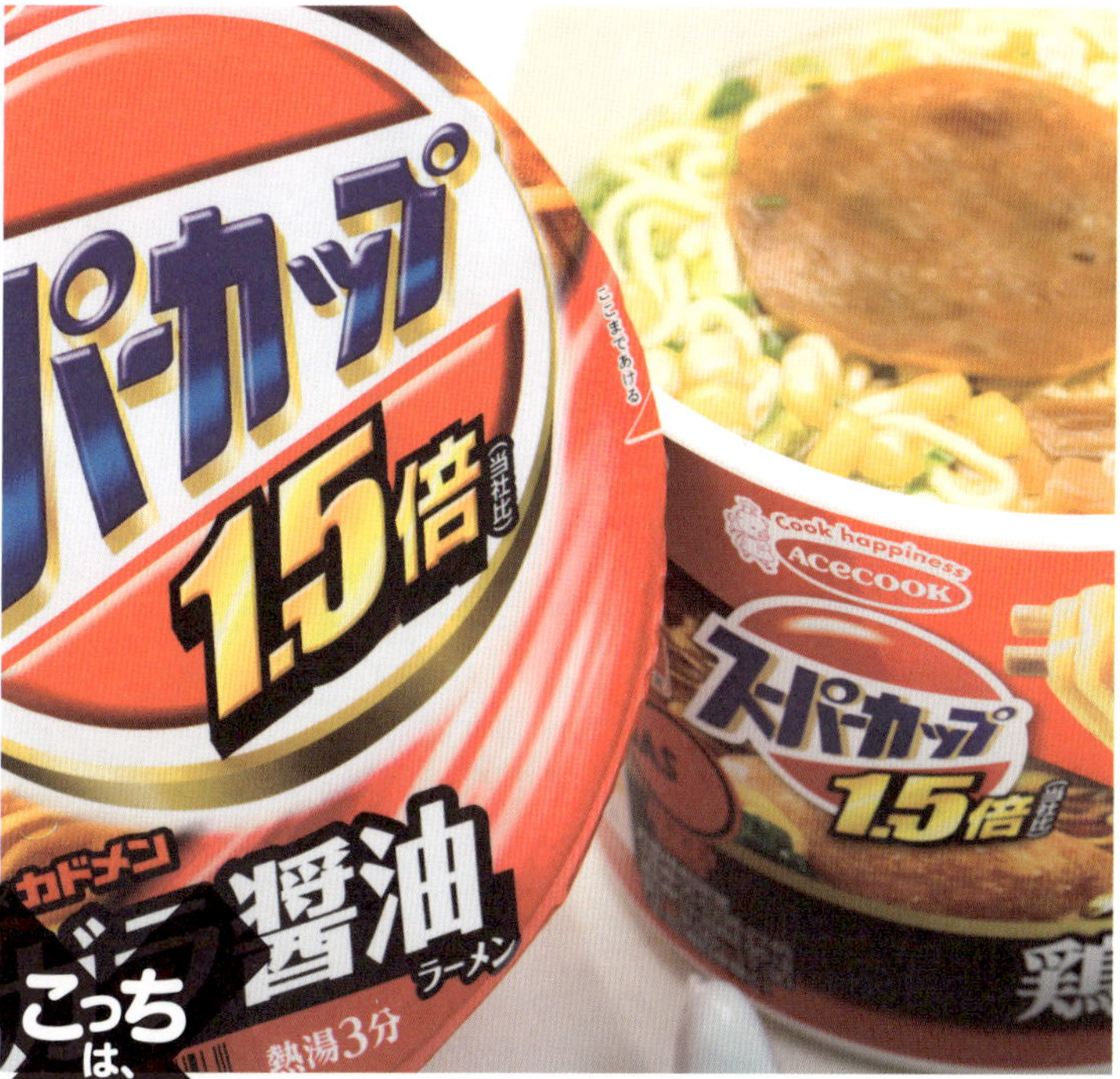

こっちは、ダメ

スーパーカップ 鶏ガラ醤油

(エースコック)

【スーパーカップ 鶏ガラ醤油】は麺を油で揚げているだけでなく、発がん性が心配なカラメル色素も使われている。できれば避けたほうがよい。

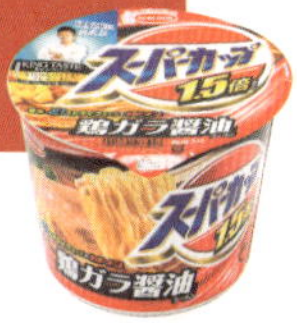

油揚げめん(小麦粉、植物油脂、食塩)、スープ(鶏油、食塩、しょうゆ、砂糖、発酵調味料、豚脂、香味油、たん白加水分解物、香辛料、鶏・豚エキス、オニオンパウダー、でん粉、酵母エキス)、かやく(焼豚、コーン、ねぎ、メンマ)/加工でん粉、調味料(アミノ酸等)、炭酸カルシウム、カラメル色素、かんすい、カロチノイド色素、酸化防止剤(ビタミンE)、香料、香辛料抽出物、ビタミンB2、ビタミンB1

揚げる際に油が高温になるため脂肪が酸化しやすく、有害な過酸化脂質が多くできてしまう

発がん性物質を含むものがあるので、なるべく摂取しないほうがよい

カップめん

先日、家の近くのスーパーで、買い物かごにカップラーメンをたくさん入れてレジに並んでいる男性の高齢者を見かけました。おそらく簡単に作れるので頻繁に食べているのでしょう。そういう人のためにも、なるべく体にいいカップラーメンを取り上げたいのですが、なかなかそうした製品がないのです。そんな中で何とかおススメできるのが、【麺づくり 鶏だし塩】です。

カップラーメンの場合、油揚げめんの製品が多いのですが、揚げる際に油が高温になるため脂肪が酸化しやすく、有害な過酸化脂質が多くできてしまうという問題があります。

過酸化脂質には毒性があり、動物実験では成長を阻害し、一定量を超えて動物に食べさせると、なんと死んでしまいます。人間の場合、多く摂取すると胃痛や下痢などを起こすことがあります。

日清麺職人 香る野菜しお

（日清食品）

ギリギリOK!

ノンフライなので、過酸化脂質の発生が少ない。カラメル色素は使われていないが、添加物が多いのでギリギリ OK。容器は発泡スチロールなので注意。

めん（小麦粉、食塩、植物油脂、卵粉、醤油、チキンエキス、大豆食物繊維）、スープ（植物油脂、食塩、動物油脂〈豚、鶏〉、チキンエキス、ごま、オニオンパウダー、香辛料、糖類、香味調味料、セロリパウダー、香味油、チキン調味油）、かやく（キャベツ、ごま、人参、コーン、チンゲン菜）/ 加工でん粉、調味料（アミノ酸等）、かんすい、炭酸 Ca、増粘剤（アルギン酸）、酸味料、乳化剤、香料、カロチノイド色素、酸化防止剤（ビタミン E）、炭酸 Mg、香辛料抽出物、ビタミン B2、ビタミン B1、（原材料の一部に乳成分を含む）

また油揚げめんの場合、脂肪が多くカロリーも高いので、肥満をひき起こしやすいという問題もあります。心臓病や脳卒中を防ぐ意味でも油揚げめんは避けたほうがよいでしょう。

その点、【麺づくり 鶏だし塩】はノンフライ（麺を油で揚げてない）のため、カロリーも過酸化脂質の量も少ないと考えられます。

また塩味のためカラメル色素が使われていません。カラメル色素の中には、発がん性物質を含むものがあるので、なるべく摂取しないほうがよいのです。私はこの製品を何度か食べていますが、なかなかおいしく、添加物が舌に残るということもそれほどありません。

一方、【スーパーカップ 鶏ガラ醤油】のほうは、麺を油で揚げており、カラメル色素も使われているので、避けたほうがよいでしょう。なお、【麺づくり 鶏だし塩】の容器は発泡スチロールでできています。これは熱いお湯を注ぐと、発がん性のあるスチレンが微量溶け出してくることがあるので、陶器に麺や具を移してお湯を注いだ方がよいでしょう。

カップヌードル

（日清食品）

これも ダメ

麺を油で揚げてあるため、有害な過酸化脂質が多くできていると考えられる。添加物が全部で 15 種類と多く、カラメル色素も使われている。

油揚げめん（小麦粉、植物油脂、食塩、チキンエキス、ポークエキス、醤油、たん白加水分解物）、かやく（味付卵、味付豚肉、味付えび、味付豚ミンチ、ねぎ）、スープ（糖類、醤油、食塩、香辛料、たん白加水分解物、香味調味料、チキンエキス、ポークエキス、メンマパウダー）／加工でん粉、調味料（アミノ酸等）、炭酸 Ca、かんすい、カラメル色素、増粘多糖類、乳化剤、酸化防止剤（ビタミン E）、カロチノイド色素、香辛料抽出物、ビタミン B2、ビタミン B1、酸味料、スモークフレーバー、香料、（原材料の一部に乳成分、ごまを含む）

インスタントラーメン

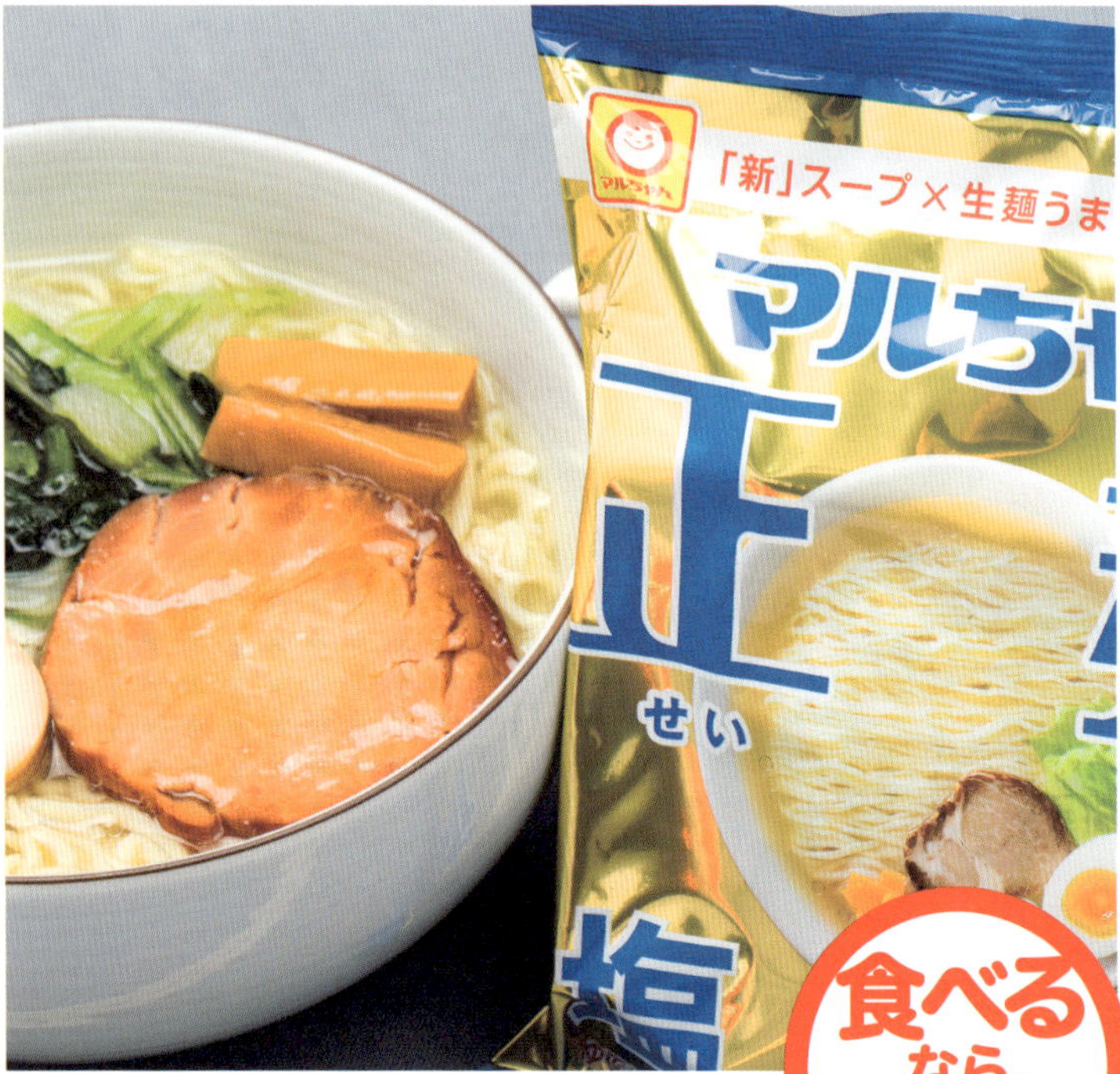

食べるなら、こっち

マルちゃん正麺 塩味

（東洋水産）

めん（小麦粉、食塩、植物油脂、卵白）、添付調味料（食塩、チキンエキス、植物油、ポークエキス、ラード、野菜エキス、砂糖、香辛料、香味油脂、酵母エキス、デーツ果汁、魚介エキス）／加工でん粉、調味料（アミノ酸等）、トレハロース、酒精、かんすい、炭酸カルシウム、レシチン、酸化防止剤（ビタミンE、ビタミンC）、増粘多糖類、クチナシ色素、（原材料の一部にごま、大豆、ゼラチンを含む）

きのこやエビなどにも含まれているので安全性に問題はないと考えられる

動物実験では、下痢が見られ、また肝臓の出血と肝細胞の壊死が認められた。でも大量に摂取しなければそれほど問題はないと考えられる

インスタントラーメンの中では添加物が11種類と比較的少なく、ノンフライでもあるので、食べるならこっち。

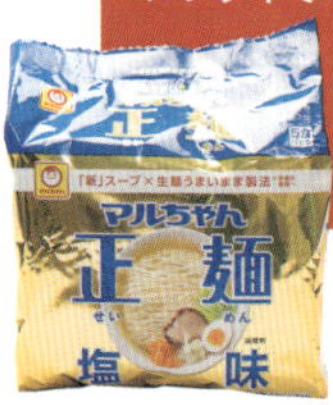

栄養面だったら、具材でもカバーできる。あとは不安な添加物さえなければいいの？

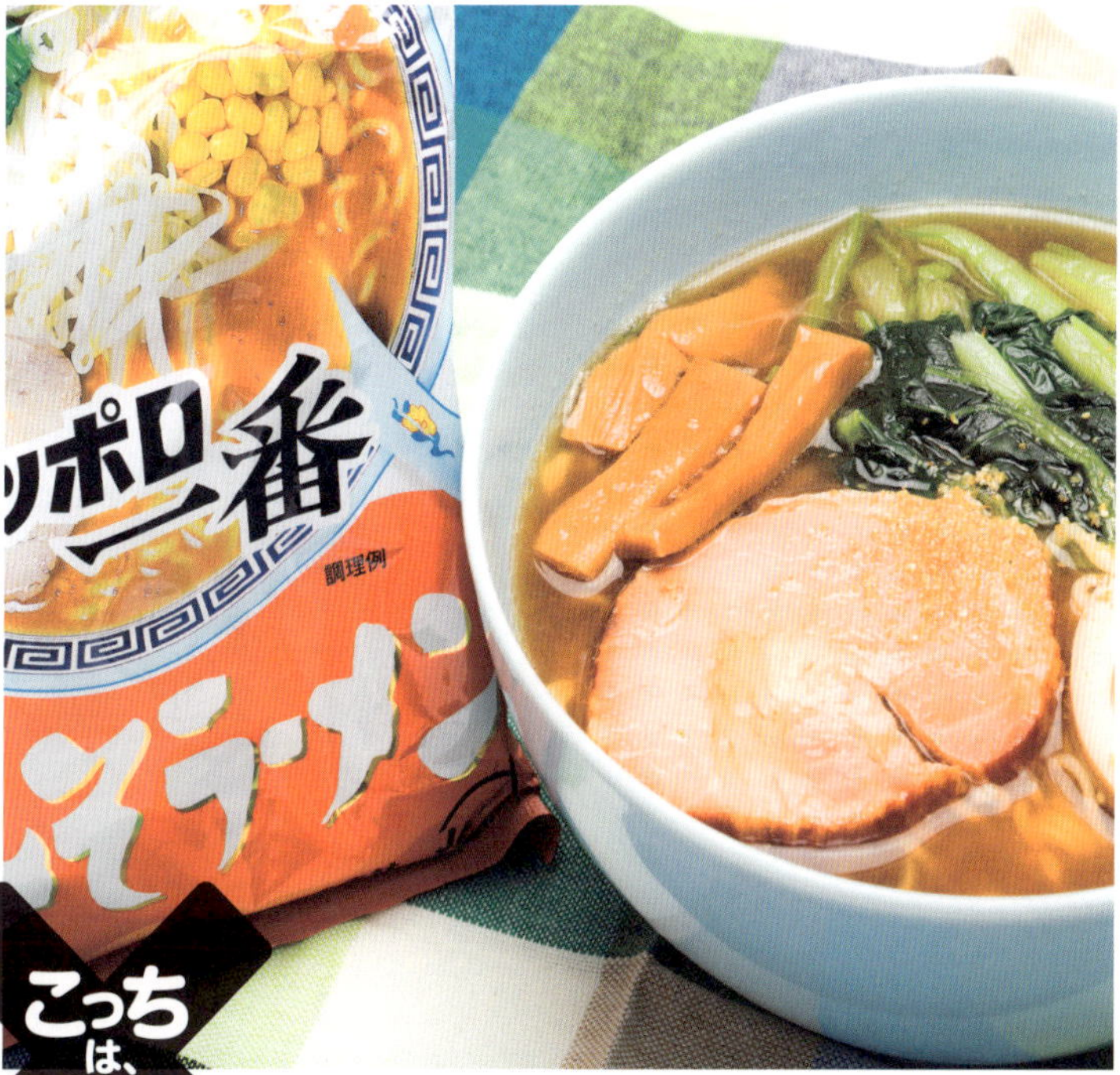

こっちは、ダメ

サッポロ一番 みそラーメン
（サンヨー食品）

麺を油で揚げてあるため有害な過酸化脂質が多くできていると考えられ、カラメル色素も使われているのでNG。

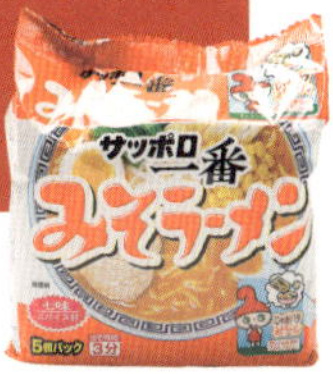

油揚げめん（小麦粉、ラード、でん粉、植物油脂、食塩、しょうゆ、みそ）、スープ（みそ、食塩、香辛料、糖類、ポークエキス、ねぎ、かつおエキス、酵母エキス、発酵調味料）、やくみ（七味唐辛子）/ 調味料（アミノ酸等）、炭酸カルシウム、かんすい、カラメル色素、増粘多糖類、香辛料抽出物、クチナシ色素、酸化防止剤（ビタミンE）、酸味料、ビタミンB 2、ビタミン B1、（原材料の一部に乳成分、ごま、鶏肉を含む）

ラーメン独特の風味や色合いを出すために添加。全般的に毒性は低いが、多量に摂取した場合は胸やけを起こすことも

２品目以上使った場合は、「増粘多糖類」としか表示されないので、何が使われているかわからず不安

インスタントラーメン

　俳優・役所広司のテレビCMで大ヒットした【マルちゃん正麺】。しょうゆ味、塩味、とんこつ味などいろいろありますが、塩味がおススメです。なぜなら、カラメル色素が使われておらず、添加物もインスタントラーメンの中では11種類と比較的少ないほうだからです。また**ノンフライなので、有害な過酸化脂質も少ない**と考えられます。さらに油揚げめんに比べて脂肪やカロリーが低いので、太りにくいという利点もあります。私は【マルちゃん正麺　塩味】を何度も食べていますが、さっぱりした塩味でなかなかおいしく、添加物の刺激も少なく、胃部不快感を覚えるということもありません。

　使用添加物のかんすいは、ラーメン独特の風味や色合いを出すために添加されているもので、炭酸ナトリウムや炭酸カリウムなど16品目のうちから1品目以上が使われます。全般的に毒性は低いので

セブンプレミアム 金の麺 塩

（セブン＆アイ・ホールディングス）

ギリギリ OK!

ノンフライのため、過酸化脂質が少ないと考えられる。カラメル色素も使われていないが、調味料（アミノ酸等）やクチナシ色素などが使われている。

めん（小麦粉、でん粉、食塩）、添付調味料（食塩、チキンエキス、砂糖、ラード、魚介エキス、たん白加水分解物、植物油、こんぶエキス、香味油脂、香辛料、酵母エキス）／トレハロース、調味料（アミノ酸等）、酒精、かんすい、炭酸カルシウム、レシチン、酸化防止剤（ビタミンC）、クチナシ色素、増粘多糖類、（原材料の一部に大豆、豚肉、ゼラチンを含む）

すが、多量に摂取した場合は胸やけを起こすことがあります。
クチナシ色素は、クチナシ黄色素のことです。クチナシ黄色素をラットに体重１ｋｇあたり０・８〜５ｇを経口投与した実験では、下痢が見られ、また肝臓の出血と肝細胞の壊死が認められました。クチナシ黄色素に含まれるゲニポサイドという物質が腸内で変化して、毒性を発揮すると考えられています。ただし、この投与量は体重が50ｋｇの成人に単純換算すると、40〜２５０ｇという大量になります。

またトレハロースは麦芽糖を酵素で処理するか、酵母などから抽出したものを酵素処理して得られます。ぶどう糖が２つ結合した二糖類で、きのこやエビなどにも含まれているので安全性に問題はないと考えられます。

一方、【サッポロ一番　みそラーメン】の場合、麺を油で揚げてあるため有害な過酸化脂質が多くできていると考えられ、カラメル色素も使われているのでＮＧです。

チャルメラ しょうゆ

（明星食品）

これもダメ

麺を油で揚げてあるため、有害な過酸化脂質が多くできていると考えられる。添加物が全部で 14 種類と多く、カラメル色素も添加されている。

油揚げめん（小麦粉、植物油脂、食塩、乳たん白、しょうゆ）、スープ（食塩、香味調味料、しょうゆ、糖類、貝エキス、香辛料、たん白加水分解物、でん粉、ねぎ、植物油脂、昆布粉末）/ 加工でん粉、調味料（アミノ酸等）、炭酸カルシウム、カラメル色素、トレハロース、かんすい、増粘剤（タマリンドシードガム）、酸化防止剤（ビタミン E）、酸味料、クチナシ色素、香料、微粒二酸化ケイ素、ビタミン B2、ビタミン B1、（原材料の一部に豚肉、鶏肉、乳成分、えび、さば、ゼラチン、卵、さけを含む）

カップスープ

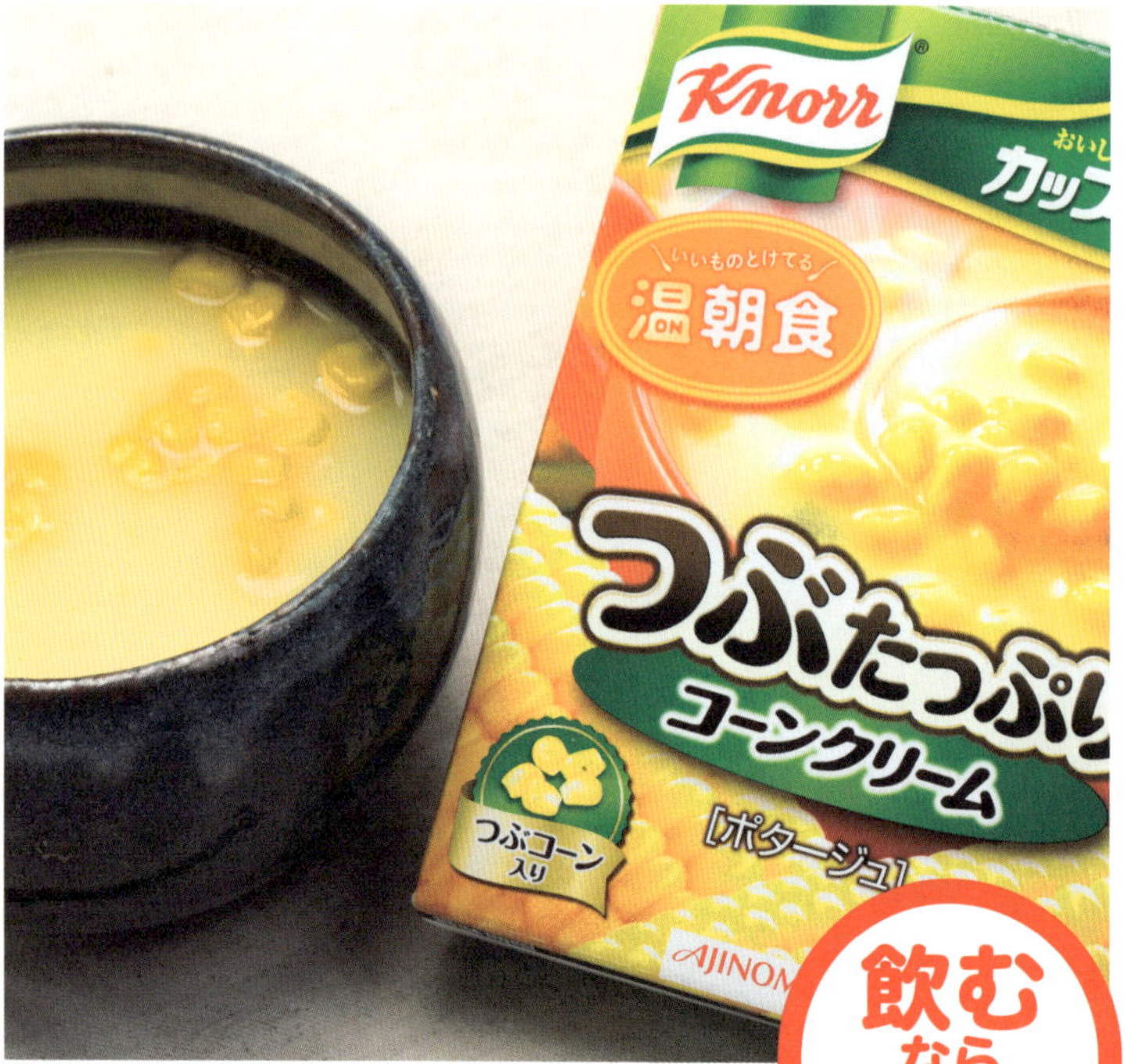

飲むなら、こっち

クノール つぶたっぷりコーンクリーム［ポタージュ］ （味の素）

野菜（スイートコーン、じゃがいも、たまねぎ、にんじん）、でん粉、砂糖、デキストリン、食塩、食用油脂、乳糖、脱脂粉乳、たんぱく質濃縮ホエイパウダー、全粉乳、乳たん白、乳等を主要原料とする食品、酵母エキス、チーズ、バター、チキンエキス、加糖脱脂れん乳、香辛料、たまねぎエキス、うきみ（スイートコーン）／調味料（アミノ酸等）、（小麦、大豆を原材料の一部に含む）

L-グルタミン酸Naをメインとしたもの。L-グルタミン酸Naはこんぶに含まれるうま味成分で、動物実験では毒性はほとんど見られていない

調味料（アミノ酸等）が少し気になるが、ほかに添加物は使われていないので、適量を飲む分には問題なし。

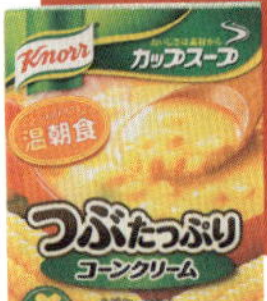

冷えた身体を温めてくれる目覚めの一杯。
おいしさの裏側には、過剰な添加物も？

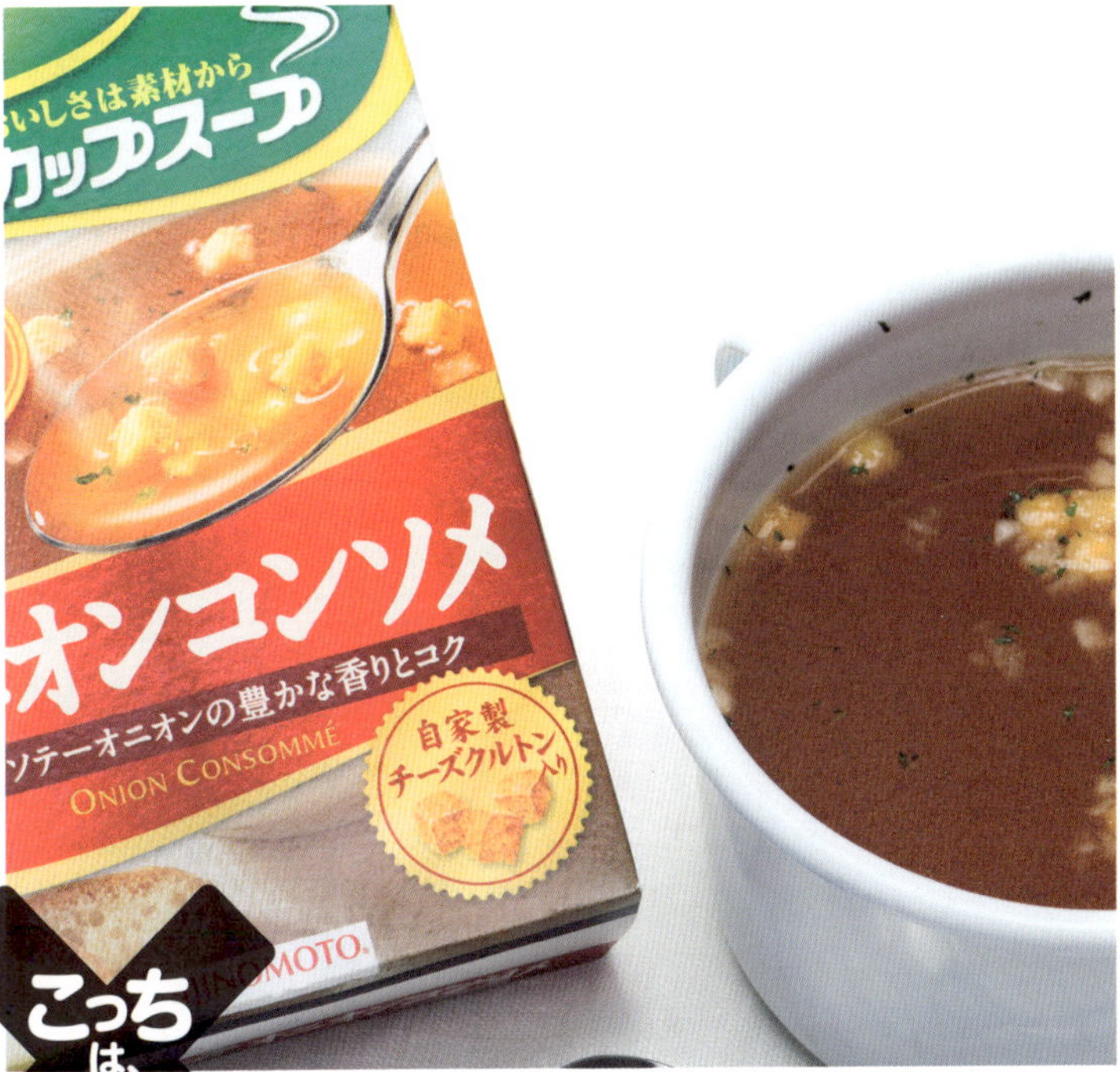

こっちは、ダメ

クノール オニオンコンソメ
（味の素）

乳糖、デキストリン、食塩、野菜エキス、酵母エキス、食用油脂、砂糖、チキンエキス、たまねぎ、でん粉、バター、香辛料、にんじん、しょうゆ、うきみ（チーズクルトン、たまねぎ、パセリ、しょうゆ、食用油脂）/ 調味料（アミノ酸等）、加工でん粉、カラメル色素、酸味料、（小麦を原材料の一部に含む）

朝食代わりに毎朝飲んでいる人は、【クノール オニオンコンソメ】のようにカラメル色素が添加されているものは避けて。

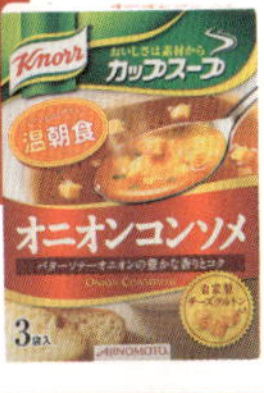

食品安全委員会は、デンプンを基に作っているので、「安全性は高い」と判断している。しかし発がん性や生殖毒性に関して試験データのない品目もある

4種類あるうち、2種類には発がん生物質が含まれている。でも「カラメル色素」としか表示されず、なにが使われているか不明

カップスープ

カップに入れてお湯を注ぐだけでスープができるという、便利なカップスープ。毎朝パンと一緒に飲んでいる、あるいは朝食代わりに飲んでいるという人もいると思います。そんなカップスープですが、**【クノール オニオンコンソメ】**のようにカラメル色素が添加されているものがあるので、注意してください。

カラメル色素は、Ⅰ～Ⅳの４種類ありますが、カラメルⅢとカラメルⅣには発がん性のある４－メチルイミダゾールが含まれています。一方、カラメルⅠとⅡにはそれは含まれず、それほど問題ありません。しかし、**「カラメル色素」としか表示されないので、Ⅰ～Ⅳのどれが使われているのか分からない**のです。もしカラメルⅢまたはⅣが使われていた場合、カップスープを飲むたびに発がん性物質を摂取することになります。メーカーがどのカラメル色素を使っ

じっくりコトコト 濃厚コーンポタージュ

（ポッカサッポロフード＆ビバレッジ）

ギリギリOK!

カラメル色素は添加されていない。加工デンプンと調味料（アミノ酸等）が添加されているが、ギリギリOK。

スイートコーン、ホエイパウダー（乳製品）、乳糖、砂糖、植物油脂、食塩、グルコースシロップ、クリーム、酵母エキス、乳たんぱく、チキンブイヨン、チキンエキス、野菜エキス（たまねぎ、にんじん）、香味油、乳等を主要原料とする食品、調味オニオンパウダー、うきみ（スイートコーン）／増粘剤（加工でん粉）、調味料（アミノ酸等）、（原材料の一部に小麦、大豆を含む）

ているかはっきり表示してくれない以上、消費者としてはカラメル色素と表示された製品を買わないようにするしかないのです。

　加工デンプン（加工でん粉）は、デンプンに化学処理を施し、酸化デンプンや酢酸デンプンなどに変えたもので、全部で11品目あります。内閣府の食品安全委員会は、「添加物として適切に使用される場合、安全性に懸念がないと考えられる」と言っています。デンプンを基に作っているので、「安全性は高い」と判断しているようです。しかし、発がん性や生殖毒性に関して試験データのない品目もあるので、安全性が十分に確認されているとはいえません。

　一方、【クノール　つぶたっぷりコーンクリーム［ポタージュ］】には、カラメル色素は添加されていません。調味料（アミノ酸等）は、L-グルタミン酸Naをメインとしたもの。L-グルタミン酸Naは、こんぶに含まれるうま味成分で、動物実験では毒性はほとんど見られず。ただし、一度に大量に摂取すると、人によっては腕や顔に灼熱感を覚えたり、動悸を感じることがあります。

マルちゃん 素材のチカラ 野菜が美味しいスープ

（東洋水産）

ギリギリ OK!

調味料（アミノ酸等）や加工デンプン、増粘多糖類などが添加されているが、ギリギリ OK。カロチン色素は、植物や海藻に含まれる黄色い色素で問題なし。

鶏卵、チキンエキス、食塩、醤油、ごま油、かつおエキス、デキストリン、香辛料、ゼラチン、具（キャベツ、たまねぎ、赤ピーマン、さやえんどう、アスパラガス、にんじん）／調味料（アミノ酸等）、加工でん粉、増粘多糖類、酸化防止剤（ビタミンE）、酸味料、カロチン色素、（原材料の一部に乳成分、小麦を含む）

カレールゥ

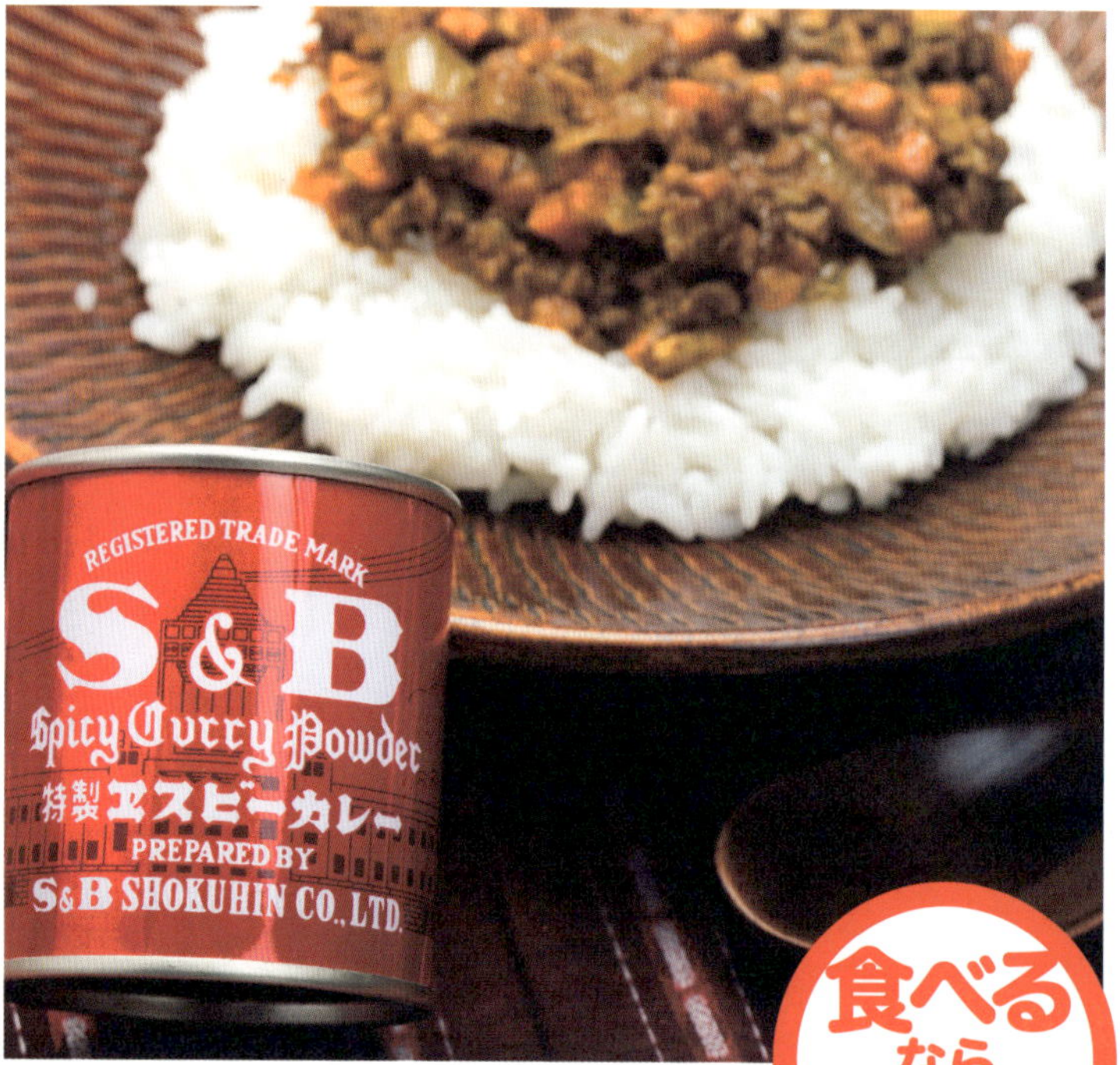

食べるなら、こっち

特製 エスビーカレー

（エスビー食品）

ターメリック、コリアンダー、クミン、フェネグリーク、こしょう、赤唐辛子、ちんぴ、その他香辛料

添加物が使われていない

カラメル色素を使っていない数少ない製品の一つが、【特製 エスビーカレー】。作る手間はかかるけど、これこそ本当におすすめできる製品。

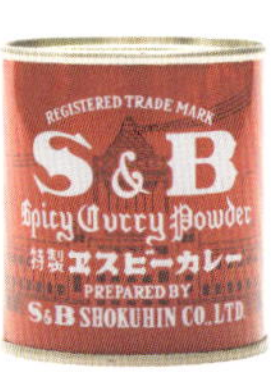

世界中で愛されている“日本のカレー”は何も気にせず食べてもいいのでしょうか？

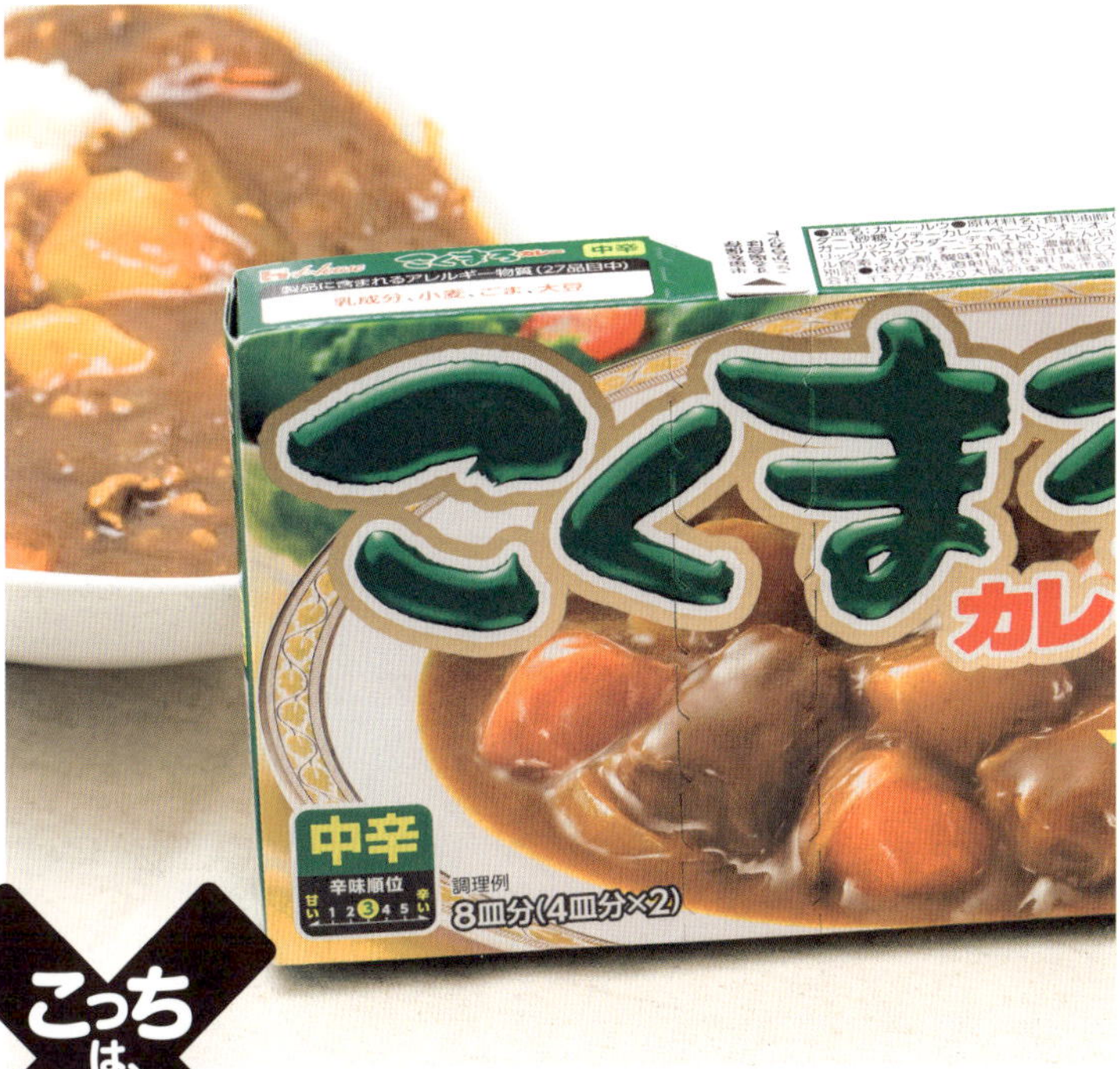

こっちは、ダメ

こくまろカレー 中辛

（ハウス食品）

知名度の高い製品だが、カラメル色素だけではなく、合成甘味料のスクラロースまでも添加されているため、食べるべきではない。

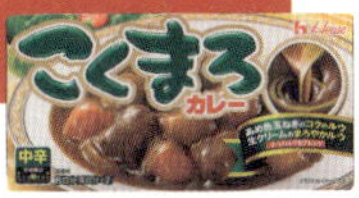

食用油脂（牛脂豚脂混合油、パーム油）、小麦粉、でんぷん、食塩、カレーパウダー、砂糖、ソテーカレーペースト、オニオンパウダー、玉ねぎ加工品、ごまペースト、香辛料、全粉乳、脱脂大豆、ガーリックパウダー、デキストリン、たん白加水分解物、粉末みそ、酵母エキス加工品、ぶどう糖、ローストガーリックパウダー、チーズ加工品、濃縮生クリーム、香味野菜風味パウダー、チーズ／調味料（アミノ酸等）、カラメル色素、乳化剤、酸味料、香料、甘味料（スクラロース）、香辛料抽出物

発がん性物質が含まれている可能性がある以上、食べない方が安心

非常に分解されにくい化学物質。人間の体内に取り込まれると全身に回り、免疫などのシステムを乱す心配がある

カレールゥ

カレールゥは正直言って、判定がとても難しいのです。なぜなら、**ほとんどの製品にカラメル色素が添加されているから**です。したがって、ほとんどが「食べないほうが安心」となってしまうのです。これでは、手軽にカレーが作れなくなってしまいます。でも、カラメル色素に発がん性物質が含まれている可能性がある以上、こうした判断をせざるを得ないのです。

そんな状況の中で、カラメル色素を使っていない数少ない製品の一つが、【特製　エスビーカレー】です。おそらく「懐かしい」と思われる方が多いでしょう。私が子供の頃から売られていた製品で、今でもスーパーなどに並んでいます。

原材料はすべてカレー用の香辛料で、添加物は使われていません。もちろんカラメル色素も使われていません。それはいいのですが、

プレミアム熟カレー 辛口

(江崎グリコ)

これもダメ

カラメル色素のほか、合成甘味料のスクラロースとアセスルファムKが使われているので×。

食用油脂(牛脂、ラード、パーム油)、小麦粉、食塩、コーンスターチ、カレー粉、砂糖、ポークブイヨン、にんにくペースト、カカオマス、たまねぎペースト、りんごペースト、バナナペースト、たん白加水分解物、ソテーオニオンチップ、ミックスフルーツペースト、酵母エキス、チキンブイヨンパウダー、にんにくパウダー、トマトパウダー、煮干し粉末、チェダーチーズパウダー、デキストリン、ポーク風味ペースト、乳等を主要原料とする食品、ほたてエキス、あさりエキス、しょうゆ、ぶどう糖 / カラメル色素、調味料(アミノ酸等)、香料、乳化剤、甘味料(アセスルファムK、スクラロース)、酸味料、香辛料抽出物、(原材料の一部にももを含む)

作り方が面倒なのです。なにしろ香辛料だけですから、小麦粉や固形スープを用意しなければならず、またみじん切りの玉ねぎを炒めたり、砂糖や塩を加えたりしなければなりません。

ですから、「自分で好みのカレーを作りたい」という人には合っていますが、そうでない人にとっては抵抗があると思います。昔ながらのカレーを作りたいという人は、ぜひチャレンジしてみてください。

一方、【こくまろカレー 中辛】はもっともポピュラーなカレールゥといえますが、カラメル色素が添加されているうえに、合成甘味料のスクラロースまで添加されています。これを使ったからといって、総カロリーがそれほど低くなるわけではないと思うのですが、少しでもカロリーを低くすれば売り上げがアップすると、メーカーは考えているのでしょうか。しかし、スクラロースが使われた食品は×です。

S&B ゴールデンカレー 中辛

（エスビー食品）

食べない方が安心!

危険性の高い合成甘味料を使わず、添加物も3種類と少ないが、カラメル色素が使われているので、食べないほうが安心と言わざるをえない。

小麦粉、食用油脂（パーム油、なたね油）、砂糖、食塩、カレー粉、でん粉、酵母エキス、香辛料、焙煎香辛料（香辛料、コーン油）、ハーブオイル、たん白加水分解物（ゼラチン）、ソースパウダー / 調味料（アミノ酸等）、カラメル色素、酸味料、（原材料の一部に大豆、りんごを含む）

ふりかけ

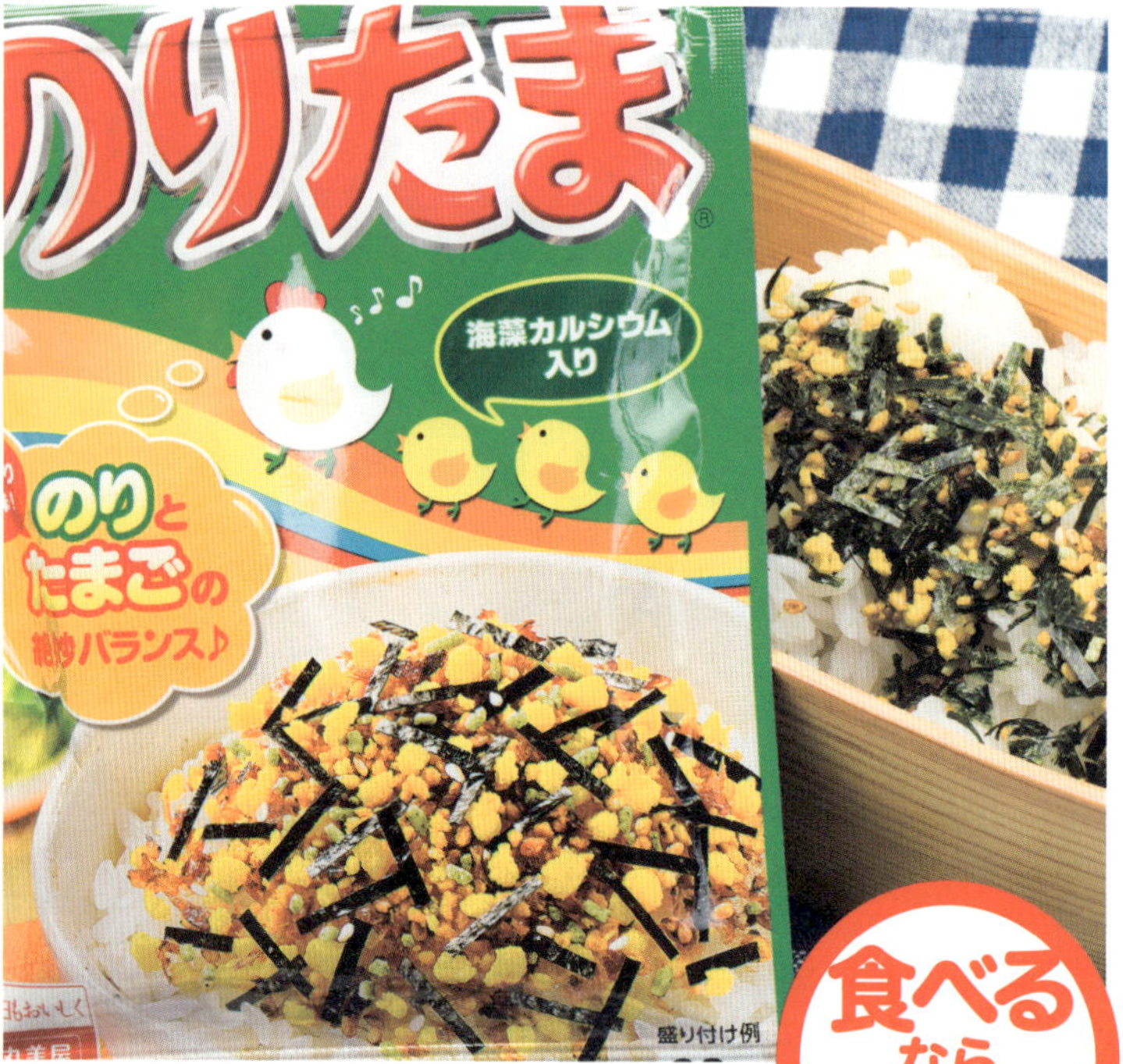

食べるなら、こっち

のりたま

（丸味屋食品工業）

胡麻、鶏卵、砂糖、小麦粉、乳糖、大豆加工品、食塩、海苔、こしあん、さば削り節、マーガリン、エキス（チキン、魚介、鰹、酵母）、パーム油、海藻カルシウム、鶏肉、澱粉、醤油、脱脂粉乳、粉末状植物性蛋白、鶏脂、あおさ、ぶどう糖果糖液糖、抹茶、イースト、みりん、なたね油、卵黄油、バター、大豆油 / 調味料（アミノ酸）、カロチノイド色素、酸化防止剤（ビタミンE）

L-グルタミン酸Naをメインにしたもの。L-グルタミン酸Naは、もともとこんぶに含まれるうまみ成分なので、毒性はほとんどない

植物や動物に含まれる黄、橙、赤を示す色素のことで、ほとんどは安全性の高いもの

昔から親しんでいるという人も多いだろう。危険な添加物がほとんど使われていないので、安心して食べてもいい。

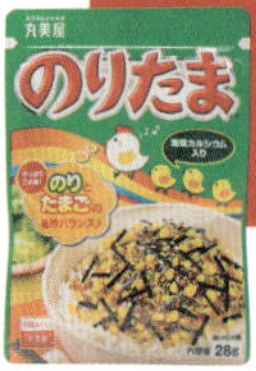

ほかほかご飯にかけるだけでおいしい。
でもそのおいしさは、添加物のおかげ？

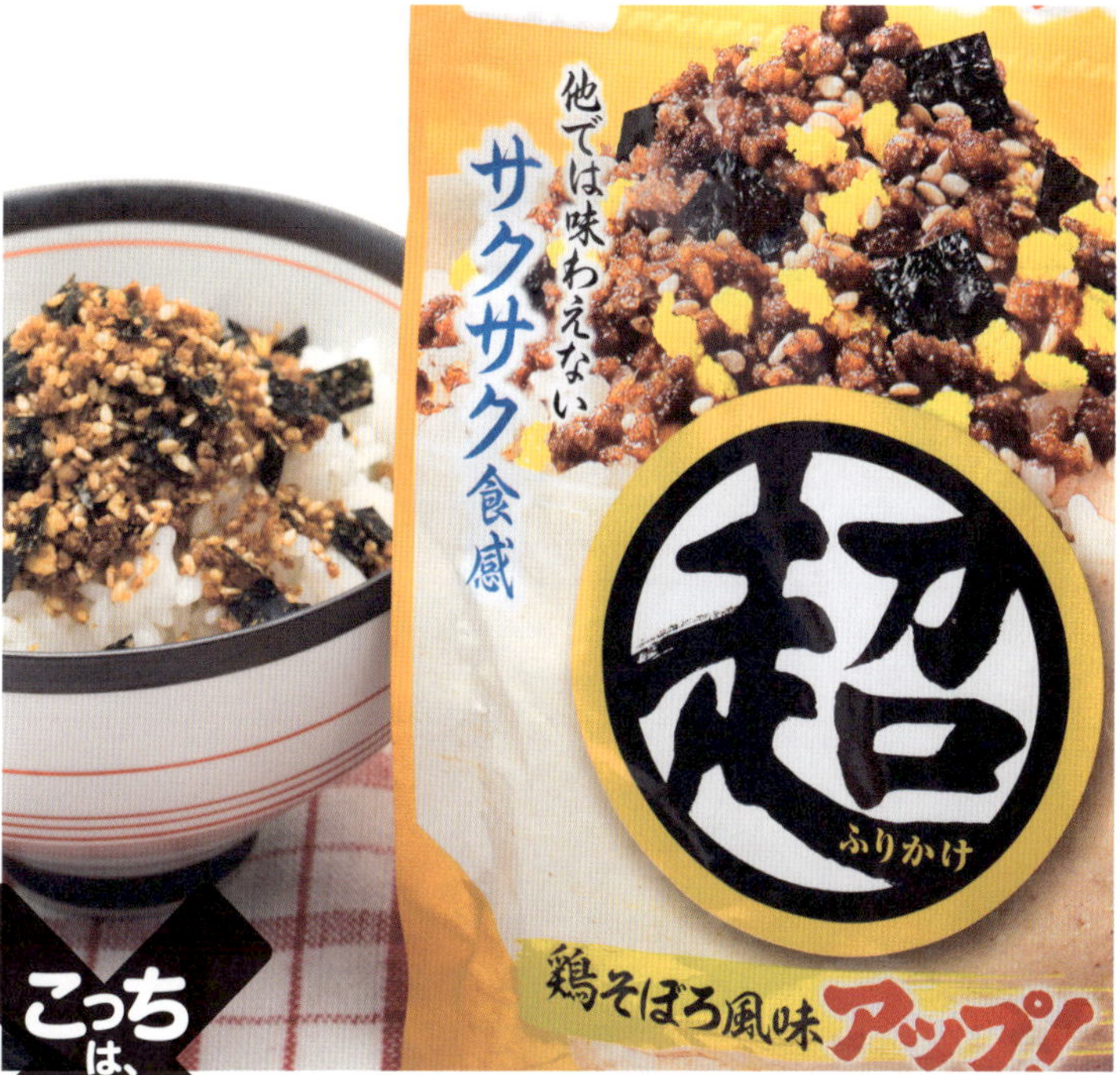

こっちは、ダメ

超ふりかけ これぞ、鶏そぼろ
（永谷園）

たとえ一度に食べるのは少量であっても、毎日食べるのだとしたら、カラメル色素もスクラロースも入っているので NG。

鶏そぼろ風味フレーク（大豆たん白、植物油脂、チキンパウダー、砂糖、粉末醤油〈小麦を含む〉、食塩、麦芽糖、オニオン、香味油、鰹節エキス、チキンエキス）、ごま、玉子そぼろ、海苔 / 調味料（アミノ酸等）、カラメル色素、紅麹色素、酸化防止剤（ビタミンE）、香料、カロチノイド色素、甘味料（スクラロース）、酸味料

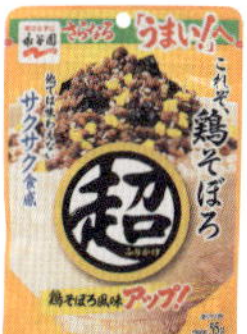

発がん性物質が含まれている可能性がある

日本では 1999 年に使用が認可された。だが免疫などのシステムに悪影響をおよぼす可能性があり心配

ふりかけ

　ふりかけはおかずがなくても、ご飯にふりかけるだけで食べられるので、とても便利な製品といえます。しかし、【超ふりかけ これぞ、鶏そぼろ】のように合成甘味料のスクラロースが添加されているものがあるので、注意してください。

　スクラロースは、ショ糖（スクロース）の3つの水酸基（―OH）を塩素（Cl）に置き換えたもので、悪名高い「有機塩素化合物」の一種です。**弁当・惣菜・パン類**の佃煮の項でも述べたようにラットを使った実験で、スクラロースが胸腺や脾臓のリンパ組織を委縮させることが分かっています。これは、体内のリンパ球の減少につながります。

　また、スクラロースとともによく使われている合成甘味料のアセスルファムKは、缶コーヒーの項で述べたように、イヌを使った

永谷園のお茶づけ海苔

（永谷園）

ギリギリOK!

昔から売られている代表的なふりかけ。添加物は、調味料（アミノ酸等）のみなので、ふりかけの中では少ないといえる。

調味顆粒（食塩、砂糖、抹茶、昆布粉）、あられ、海苔／調味料（アミノ酸等）

実験で、リンパ球を減少させることがわかっています。リンパ球は体の免疫を担う細胞で、免疫の中心的存在です。それが減少するということは、免疫力の低下につながります。

現在、日本人の死因第３位は肺炎ですが、それは体の免疫力の低下が大きく関係しています。したがって、スクラロースやアセスルファムＫ入りの食品を食べ続けていると、免疫力が低下して結果的に肺炎を起こしやすくなる可能性が考えられるのです。

一方、**【のりたま】**には調味料（アミノ酸）やカロチノイド色素が使われています。調味料（アミノ酸）は、Ｌ－グルタミン酸Ｎａをメインにしたものです。Ｌ－グルタミン酸Ｎａは、もともとこんぶに含まれるうまみ成分なので、毒性はほとんどないのですが、多量に摂取すると、人によっては顔から腕にかけて灼熱感を覚えたり、動悸を感じたりすることがあります。

カロチノイド色素は、植物や動物に含まれる黄、橙、赤を示す色素のことで、ほとんどは安全性の高いものです。

ごはんの定番 かつおおかかふりかけ

（にんべん）

ギリギリOK!

調味料（アミノ酸等）と酸味料が使われているが、ギリギリOK。ソルビトール（ソルビット）は、果実や海藻などに含まれる甘味成分なので、問題なし。

味付け鰹節（鰹節、醤油、食塩、砂糖）、砂糖、ごま、植物油脂、魚介エキス／ソルビトール、調味料（アミノ酸等）、酸味料、（原材料の一部に小麦、ごま、大豆を含む）'

レトルト食品

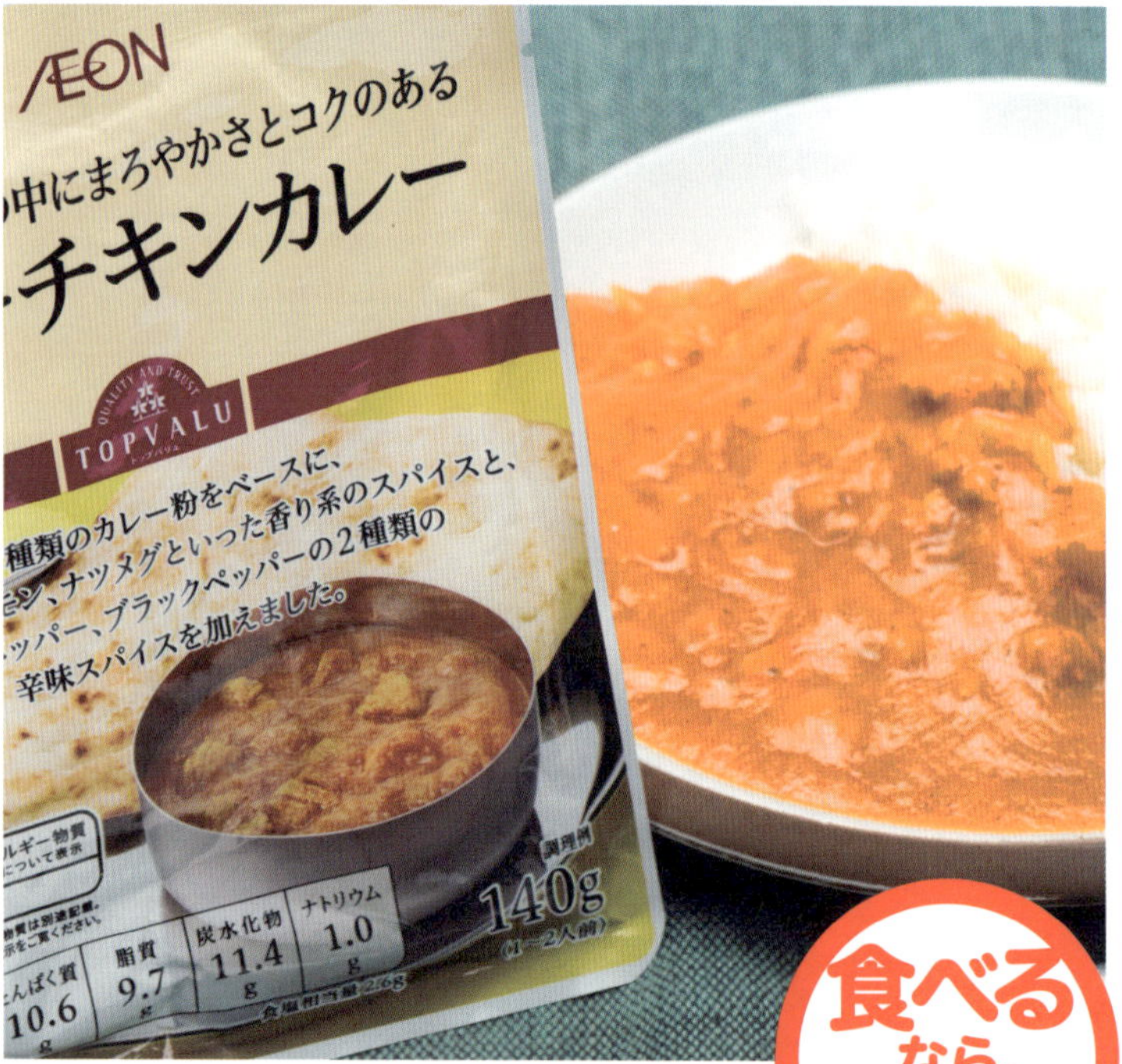

食べるなら、こっち

トップバリュ バターチキンカレー

（イオン）

鶏肉、野菜（玉ねぎ、にんにく、しょうが）、トマトペースト、乳化油脂（乳成分、大豆を含む）、乳等を主要原料とする食品（大豆を含む）、チキンオイル、カレー粉、砂糖、香辛料、食塩、ビーフエキス、マーガリン（乳成分、大豆を含む）、バター、たん白加水分解物（大豆、ゼラチンを含む）/調味料（アミノ酸等）、増粘剤（加工でん粉）、乳化剤、香料（乳成分を含む）

添加物ではなく、食品に分類されている。副産物として塩素化合物ができていることがあるが、それほど問題にはならないと考えられる

混ざりにくい液体を、混ざりやすくさせるもの。一括名表示が認められているため、どれが使われているかわからないという心配はある

調味料（アミノ酸等）や加工デンプン、乳化剤などが使用されているが、カラメル色素は未使用なのでギリギリOK。

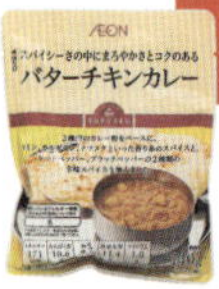

料理をしたくない日は、手軽に済ませたい。
ただ多少なりとも体に悪くないものを。

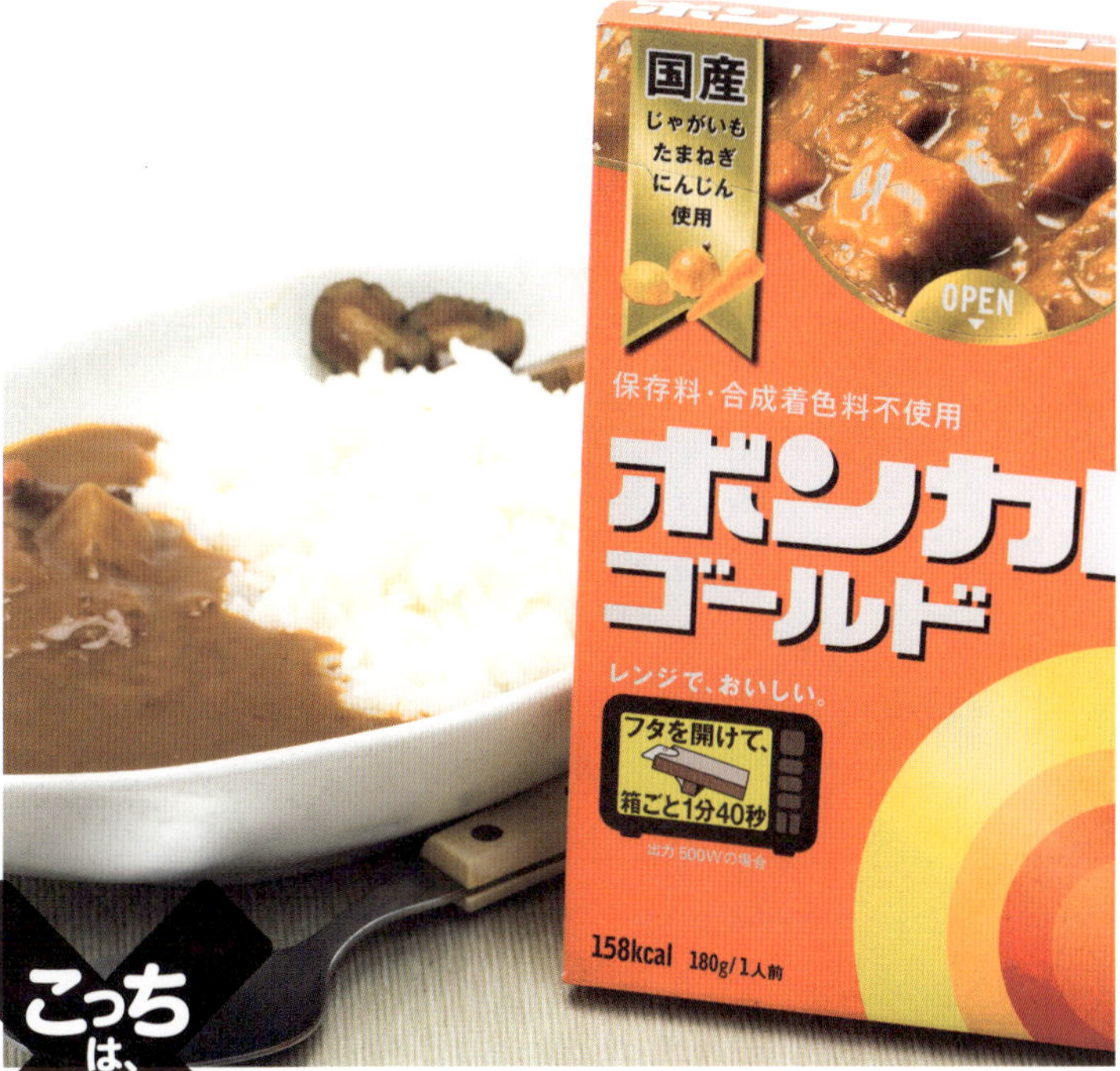

こっちは、ダメ

ボンカレー ゴールド 中辛

（大塚食品）

ほとんどのカレー系製品がそうだが、発がん性物質が含まれているおそれのあるカラメル色素が使われている場合は極力避けるべき。

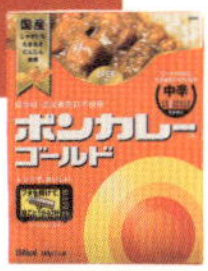

野菜（じゃがいも〈遺伝子組換えでない〉、にんじん）、ソテーオニオン、小麦粉、牛肉、食用油脂、砂糖、フルーツチャツネ、ブイヨン（ビーフ、チキン、ポーク）、カレー粉、食塩、カレーペースト、りんごペースト、乳等を主原料とする食品、乳製品、ココナッツミルク、ウスターソース、香辛料、酵母エキス、エシャロットペースト／調味料（アミノ酸等）、増粘剤（加工デンプン）、カラメル色素、酸味料、パプリカ色素、リンゴ抽出物、香料、（一部に小麦、乳成分、牛肉、大豆、鶏肉、バナナ、豚肉、りんごを含む）

４種類あるうちの２種類には発がん性物質が含まれることがわかっている。だが表示は「カラメル色素」のみ。どれが含まれているか不明

一括名表示であり、なにがどの程度使われているのかわからない不安がある

レトルト食品

温めてご飯にかけるだけで手軽にカレーが食べられるという、便利なレトルトカレーですが、カレールゥと同様な問題を抱えています。つまり、ほとんどの製品にカラメル色素が使われているということです。

そんな中で、**カラメル色素を含まない数少ないレトルトカレーが、【トップバリュ　バターチキンカレー】**です。バターカレーは一般のカレーに比べて、黄色っぽい色をしているので、カラメル色素を使う必要がないようです。調味料（アミノ酸等）や加工デンプン、乳化剤などが使われていますが、ギリギリＯＫという感じです。

なお、たん白加水分解物とは、文字どおりたんぱく質を分解したもので、調味料として様々な食品に使われています。ふだん食されているたんぱく質を分解したものということから、添加物ではなく、

ローソンセレクト 親子丼

(ローソン)

ギリギリOK!

レトルトの丼物は、カラメル色素が添加されたものが多いが、この製品には含まれない。加工デンプンや調味料（アミノ酸等）などが添加されている。

鶏肉、たまねぎ、鶏卵、チキンスープ、しょうゆ、発酵調味料、砂糖、かつお風味調味料、食塩、エキス（かつお節、いわし）、みりん、食酢、たん白加水分解物 / 増粘剤（加工でん粉、キサンタン）、調味料（アミノ酸等）、酸化防止剤（V.C）、カロチノイド色素、酸味料、（原材料の一部に乳成分、小麦を含む）

食品に分類されています。たんぱく質は、アミノ酸がたくさん結合した状態のものです。ですから、それを分解すると、アミノ酸やそれがいくつも結合したもの（ペプチド）になります。これらはうま味があるので、調味料として使われているのです。

たん白加水分解物は、酵素を使って分解する方法と塩酸を使って分解する方法とがあり、塩酸の場合、副産物として塩素化合物ができ、それが問題だという指摘があります。ちなみに、酵素で分解したものは、「たん白酵素分解物」といい、塩素化合物は含まれません。

しかし、人間の胃の中も塩酸を含む胃液で満ちており、そこに大量のたんぱく質が毎日入ってきます。当然同じように塩素化合物ができているはずですが、それが問題ということはありません。したがって、仮にたん白加水分解物中に塩素化合物が微量できていたとしても、実際にはほとんど問題にはならないと考えられます。

クックドゥ 赤麻婆豆腐用

（味の素）

ギリギリOK!

レトルトの中華の素はいろいろあるが、カラメル色素が添加されたものが多いが、この製品に含まれない。調味料（アミノ酸等）などが添加されている。

大豆油、辣油（豆板醤、大豆油、にんにくパウダー、豆豉）、炒め鶏挽肉、しょうゆ、甜麺醤、砂糖、食塩、チキンエキス、チキンオイル、花椒、小麦たん白発酵調味料、こしょう、デキストリン / 調味料（アミノ酸）、糊料（加工でん粉、キサンタン）、トウガラシ色素

パスタソース

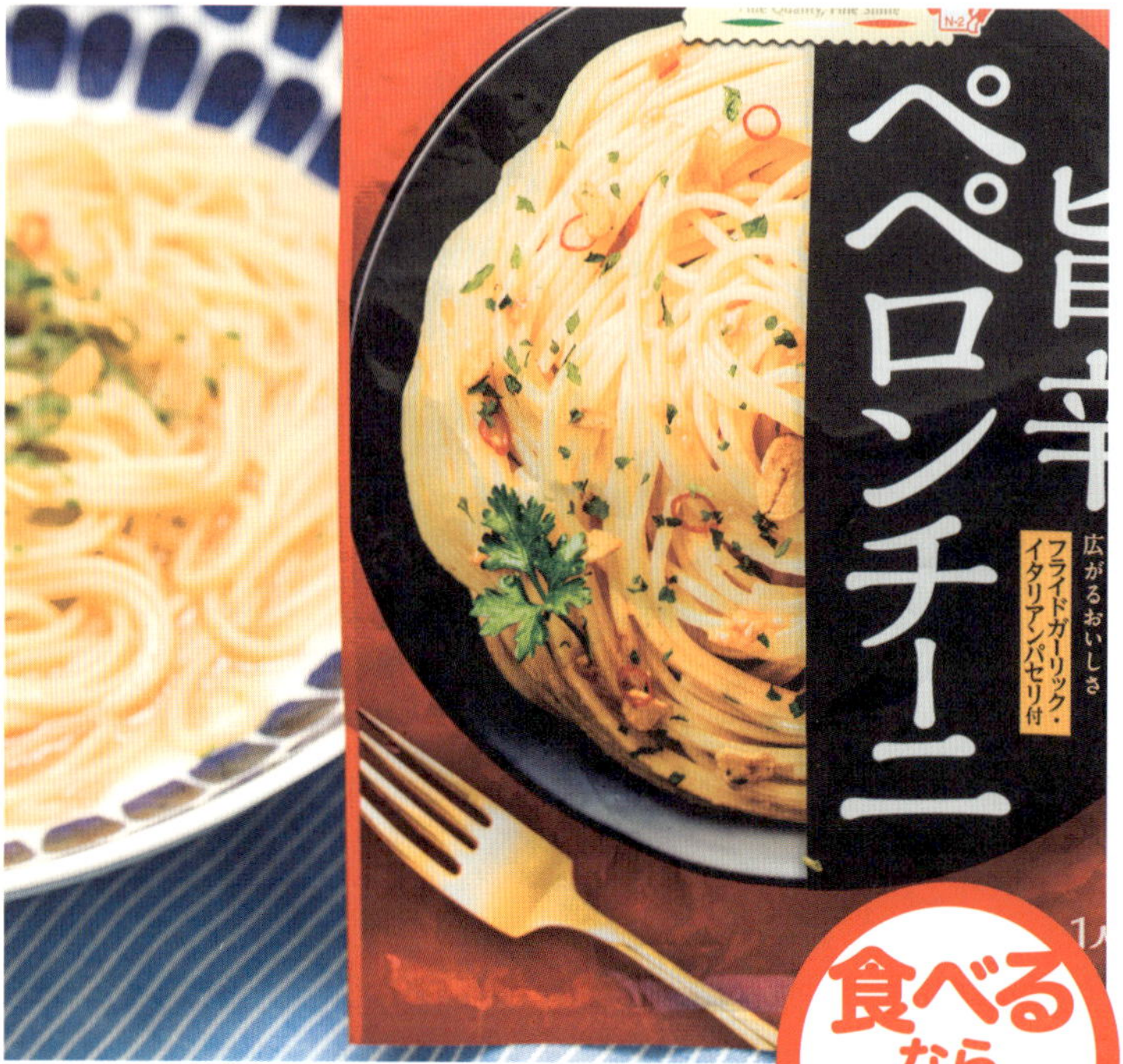

食べるなら、こっち

マ・マー 旨辛ペペロンチーニ

（日清フーズ）

＜パスタソース＞植物油脂、食塩、ガーリックパウダー、にんにく、香味油、ローストガーリック、酵母エキス、たん白加水分解物、香辛料／調味料（アミノ酸等）、増粘多糖類、（原材料の一部に小麦、大豆を含む）＜トッピング＞フライドガーリック、イタリアンパセリ、（原材料の一部に大豆を含む）

植物や海藻、細菌などから抽出されたもの。それほど毒性の強いものはないが、いくつか不安なものも

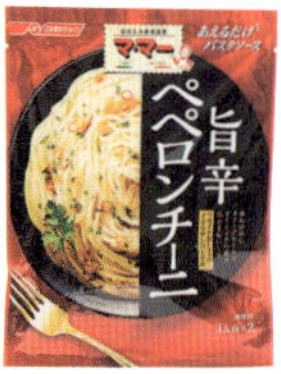

使われている添加物は、調味料（アミノ酸等）と増粘多糖類だけ。危険性の高い添加物は見当たらないので、食べるならこっち。

かけるだけ、混ぜるだけでお手軽だけど、食べてもいいものとダメなものとの違いは？

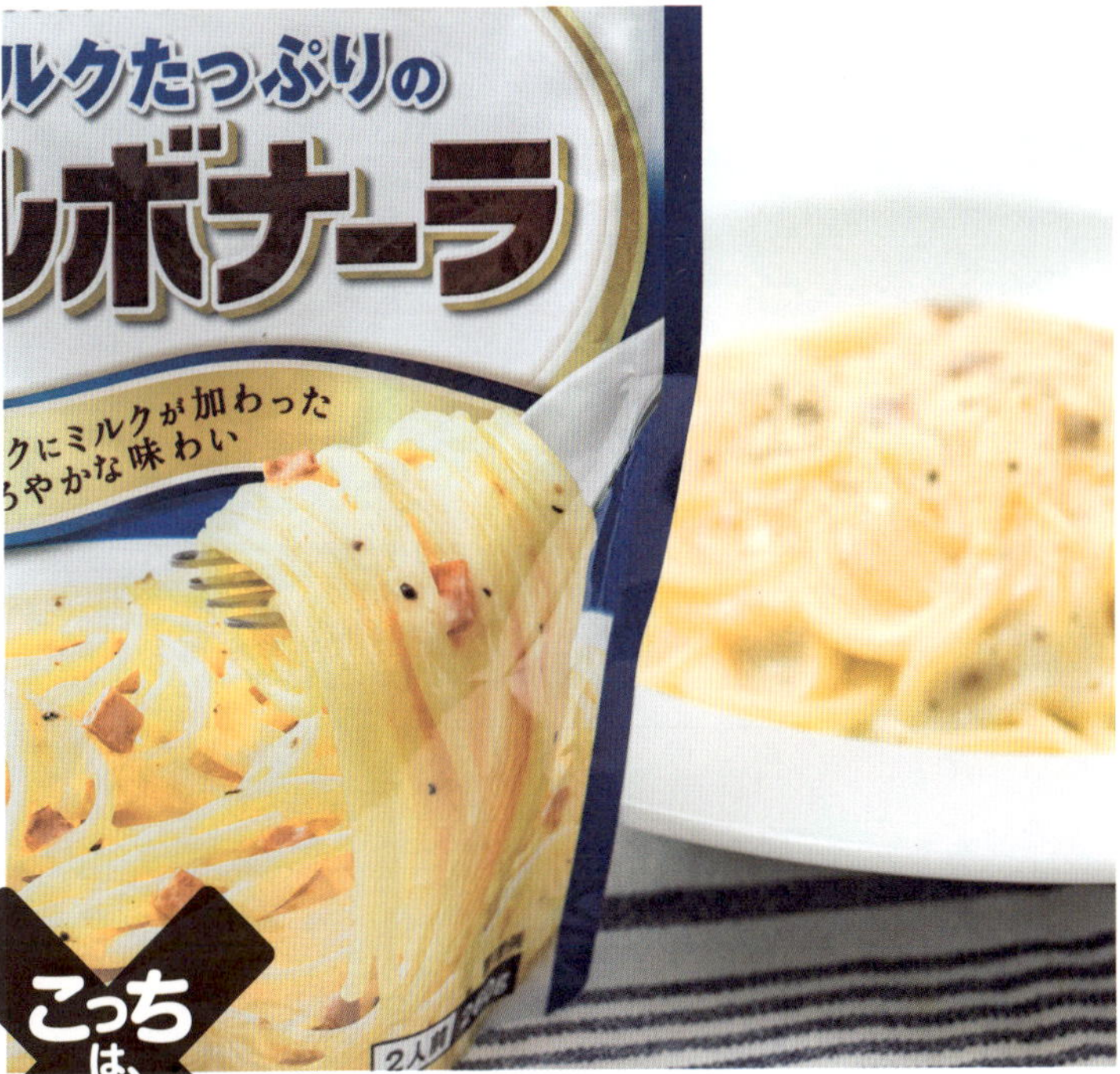

こっちは、ダメ

マ・マー ミルクたっぷりのカルボナーラ（日清フーズ）

亜硝酸Naだけでなく、加工デンプンなど全部で9種類の添加物が使われている。パスタソースにしては多いのでNG。

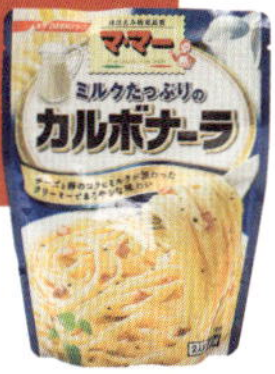

牛乳、ショートニング、ショルダーベーコン、砂糖、食塩、脱脂粉乳、卵黄粉、チーズ、香辛料、たん白加水分解物、ポークエキス、ベーコン風調味料、酵母エキス/加工でん粉、調味料（アミノ酸等）、香料、カゼインNa、増粘多糖類、フィチン酸、クチナシ色素、リン酸塩（Na）、発色剤（亜硝酸Na）、（原材料の一部に小麦、大豆、鶏肉、りんごを含む）

発がん性のあるニトロソアミン類に変化することがある

ベーコンには発色剤の亜硝酸Naが添加されているため、強い発がん性のあるニトロソアミン類ができている可能性がある

パスタソース

パスタソースは、ゆで上げたスパゲッティにかけたり、混ぜたりするだけで食べられるという便利な製品であり、ペペロンチーノやカルボナーラなど数多くの種類が出ています。しかし、【マ・マーミルクたっぷりのカルボナーラ】のように**カルボナーラにはベーコンが使われているので、避けたほうが無難**です。というのも、ベーコンには発色剤の亜硝酸Ｎａが添加されているため、強い発がん性のあるニトロソアミン類ができている可能性があるからです。また、体内で亜硝酸Ｎａがニトロソアミン類に変化することも考えられます。

カルボナーラに含まれるベーコンは多くはないので、「それほど心配ないのでは?」という意見もあると思います。しかし、「できるだけ発がん性物質の摂取は避ける」という考えにしたがえば、や

まぜるだけのスパゲッティソース バジル

(エスビー食品)

ギリギリOK!

危険性の高い添加物は使われていないが、調味料（アミノ酸等）や香料などが使われている。

ショートニング（なたね油、パーム油）、食用油脂（オリーブオイル、米油）、バジル、チーズパウダー、にんにく、デキストリン、食塩、松の実、パセリ / 乳酸Na、調味料（アミノ酸等）、着色料（クチナシ）、乳化剤、香料、酸化防止剤（V.E）、（その他大豆由来原材料を含む）

はりベーコン入りの食品は避けたほうがよいでしょう。

またこの製品の場合、加工デンプンなど全部で9種類の添加物が使われています。これはパスタソースにしては多いので、その点でも避けたほうが無難です。

一方、【マ・マー 旨辛ペペロンチーニ】に使われている添加物は、調味料（アミノ酸等）と増粘多糖類のみです。増粘多糖類は、植物や海藻、細菌などから抽出された粘性のある多糖類で、キサンタンガム、カラギーナン、グァーガムなど30品目程度あります。基本的にはぶどう糖がたくさん結合した多糖類なので、それほど毒性の強いものはありませんが、いくつか安全性に不安を感じるものもあります。

しかし、1品目を使った場合は具体名が表示されますが、2品目以上使った場合は、「増粘多糖類」としか表示されないので、何が使われているのかわからない状況です。

パスタ倶楽部 ナポリタンソース

（キユーピー）

ギリギリ OK!

ハムが使われていないため、発色剤の亜硝酸 Na は含まれない。調味料（アミノ酸等）が使われているが、ギリギリ OK。香辛料抽出物は問題なし。

トマト、たまねぎ、マッシュルーム、砂糖、にんじん、ドミグラスソース、植物油脂、食塩、でん粉、ラード、にんにく、濃縮レモン果汁、酵母エキスパウダー / 調味料（アミノ酸等）、香辛料抽出物、（原材料の一部に大豆、鶏肉、豚肉を含む）

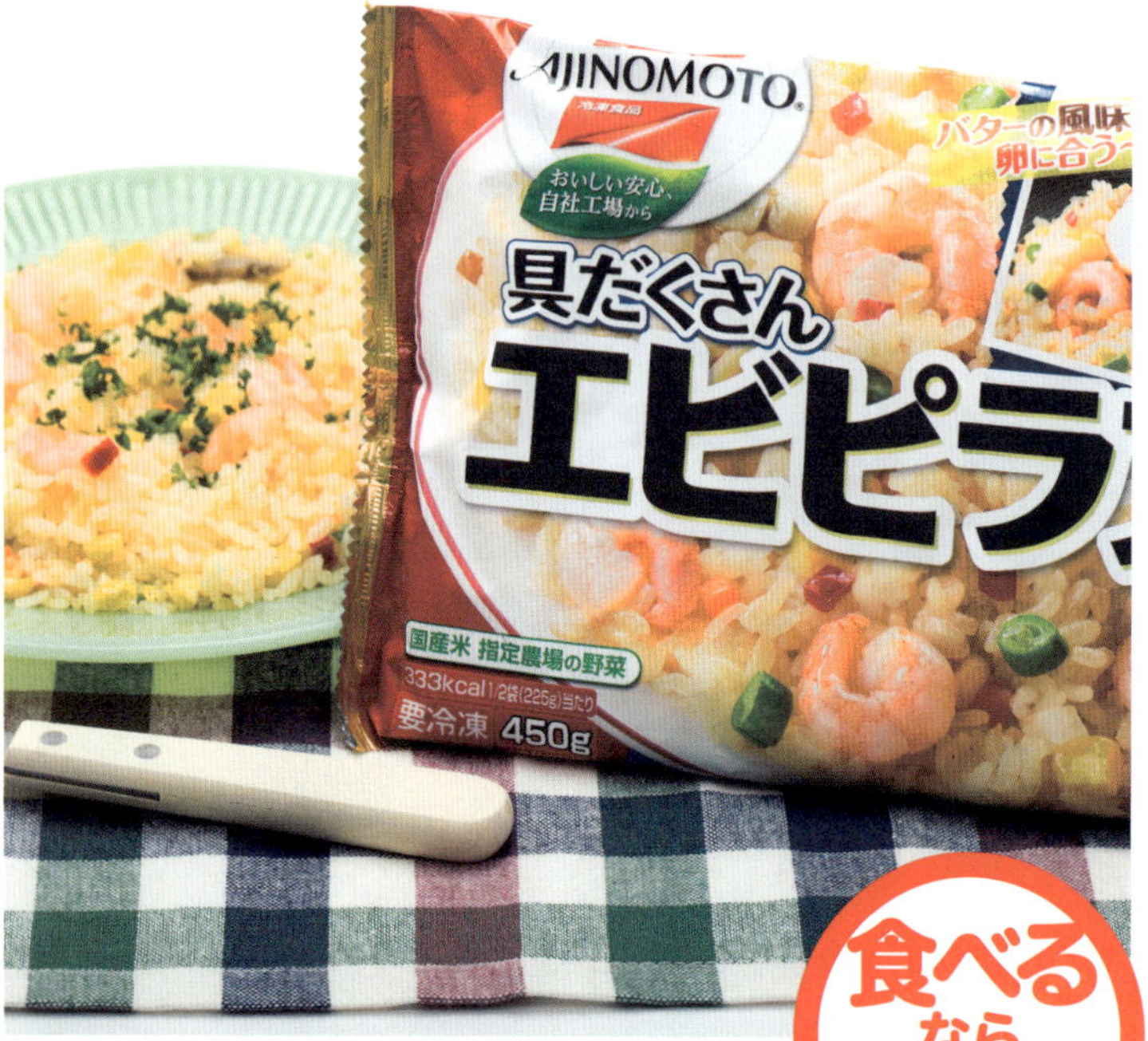

食べる
なら、
こっち

具だくさんエビピラフ

(味の素)

米、野菜（スイートコーン、にんじん、さやいんげん、赤ピーマン、たまねぎ）、えび、マッシュルーム、野菜加工品、食塩、ブイヨン風調味料、砂糖、バター、植物油脂、ワイン、卵白、焦がしバター風味油、香辛料、でん粉、チキンエキス、アサリエキス調味料、魚介エキス調味料、発酵調味料、ナチュラルチーズ、バターオイル、いため油（ラード、なたね油）/調味料（アミノ酸等）、（その他小麦、かに、大豆、豚肉由来原材料を含む）

精肉過程で発生した、鶏のいわば残りかすを煮つめて濃縮したもの

純米みりんの代用品。課税条件を回避するため、酢や酢酸、塩を一定量加えている

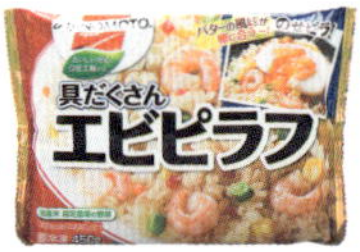

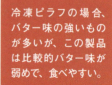

冷凍ピラフの場合、バター味の強いものが多いが、この製品は比較的バター味が弱めで、食べやすい。

冷凍庫に入れておけば、急な空腹にも安心。でも頻繁に食べるのはやっぱり体に悪い？

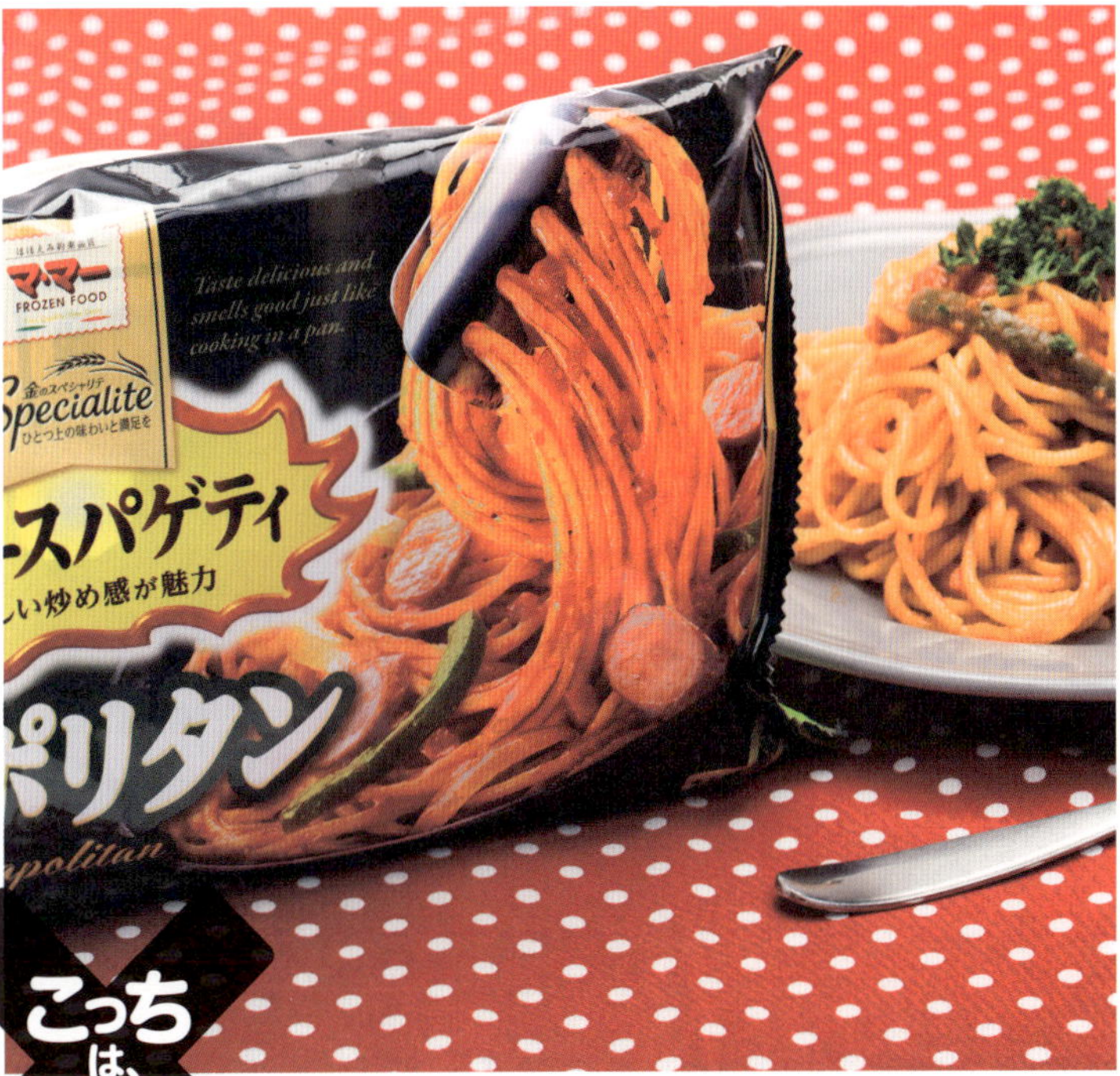

こっちは、ダメ

マ・マー ソテースパゲティ ナポリタン（日清フーズ）

腐らないので、保存料こそ使われていないが、発色剤の亜硝酸Naのほかに、カラメル色素も使われているためNG。

スパゲッティ（デュラム小麦のセモリナ）、野菜（たまねぎ、にんじん、ピーマン、にんにく）、トマトケチャップ、トマトペースト、植物油脂、いため油（ショートニング）、ソーセージ、砂糖、食塩、香味油、ショートニング、ウスターソース、食酢、香辛料、チキンコンソメ / 調味料（アミノ酸等）、加工でん粉、乳化剤、パプリカ色素、増粘多糖類、リン酸塩（Na）、カラメル色素、発色剤（亜硝酸Na）、くん液、（その他、卵、乳成分、大豆、豚肉由来原料を含む）

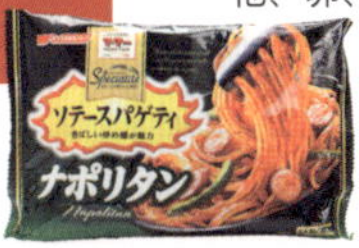

冷凍食品

　冷凍食品は、電子レンジで温めるだけで食べられるとても便利な食品で、その特徴はどの製品にも保存料が使われていないことです。冷凍で保存するため腐る心配がないからです。しかし、問題なのは、【マ・マー ソテースパゲティ ナポリタン】のようにウインナーソーセージ、あるいはハムやベーコンを使った製品が多いことです。それらには、発色剤の亜硝酸Ｎａが使われており、強い発がん性のあるニトロソアミン類がソーセージなどの中にできていたり、あるいは胃の中でできる可能性があるのです。

　この製品に使われているウインナーソーセージにも、発色剤の亜硝酸Ｎａが含まれています。ウインナーソーセージの量は多くはないので、ニトロソアミン類ができても微量と考えられますが、それでもなるべく避けたほうがよいでしょう。さらに、この製品には

わが家の麺自慢 ちゃんぽん

（日本水産）

ギリギリ OK!

かんすい、クチナシ色素、調味料（アミノ酸等）、加工デンプンなどが使われているが、カラメル色素が使われていないので、ギリギリ OK。

めん（小麦粉、粉末状植物性たん白、食塩、粉末卵白 / かんすい、クチナシ色素）、具【野菜（キャベツ、にんじん、もやし、コーン、ねぎ、きぬさや）、魚肉（いか、えび）、豚肉、かまぼこ、さつま揚げ、植物油脂、きくらげ】、チキンオイル、ポークオイル、食塩、でん粉、香辛料 / 調味料（アミノ酸等）、加工でん粉、pH 調整剤、着色料（クチナシ、トマトリコピン）、スープ【ポークエキス、はっ酵調味料、しょうゆ、チキンエキス、ポークオイル、チキンオイル、食塩、白菜エキス、ほたてエキス、たん白加水分解物、香辛料 / 調味料（アミノ酸等）】、（原材料の一部にゼラチンを含む）

カラメル色素も使われているので、その点でも食べないほうがよいでしょう。

一方、【具だくさんエビピラフ】のほうは、ウインナーソーセージやハムなどは使われていないので、亜硝酸Ｎａは含まれず、ニトロソアミン類ができる心配はありません。添加物は調味料（アミノ酸等）だけなので、冷凍食品の中では少ないといえます。冷凍ピラフの場合、バター味の強いものが多いのですが、この製品は比較的弱く、食べやすいと思います。

また、【わが家の麺自慢　ちゃんぽん】は、野菜が多く入っているので、栄養バランスがよくなっています。冷凍のラーメンの場合、カラメル色素が使われた製品が多いのですが、これには含まれていません。

ただし、**ご飯物や麺類の冷凍食品は、食塩を多く含む製品が多いので、毎日食べ続けるというのは、あまり好ましいことではない**でしょう。

こんがりジューシー！　ミニハンバーグ

（ニチレイフーズ）

ギリギリOK!

植物性たん白とは、大豆や小麦などに加工処理を施して、たんぱく質の含有率を高めたもので、粒状や粉末状などがある。

食肉（牛肉、豚肉）、たまねぎ、粒状植物性たん白、つなぎ（パン粉、鶏卵、粉末卵白、でん粉、粉末状植物性たん白）、ぶどう糖、豚脂、ソテーオニオン、植物油脂、発酵調味料、しょうゆ、食塩、トマトケチャップ、たん白加水分解物、ビーフエキス、香味油、酵母エキスパウダー、香辛料、卵殻粉、しょうゆ加工品／加工でん粉、（原材料の一部に乳成分を含む）

めんつゆ

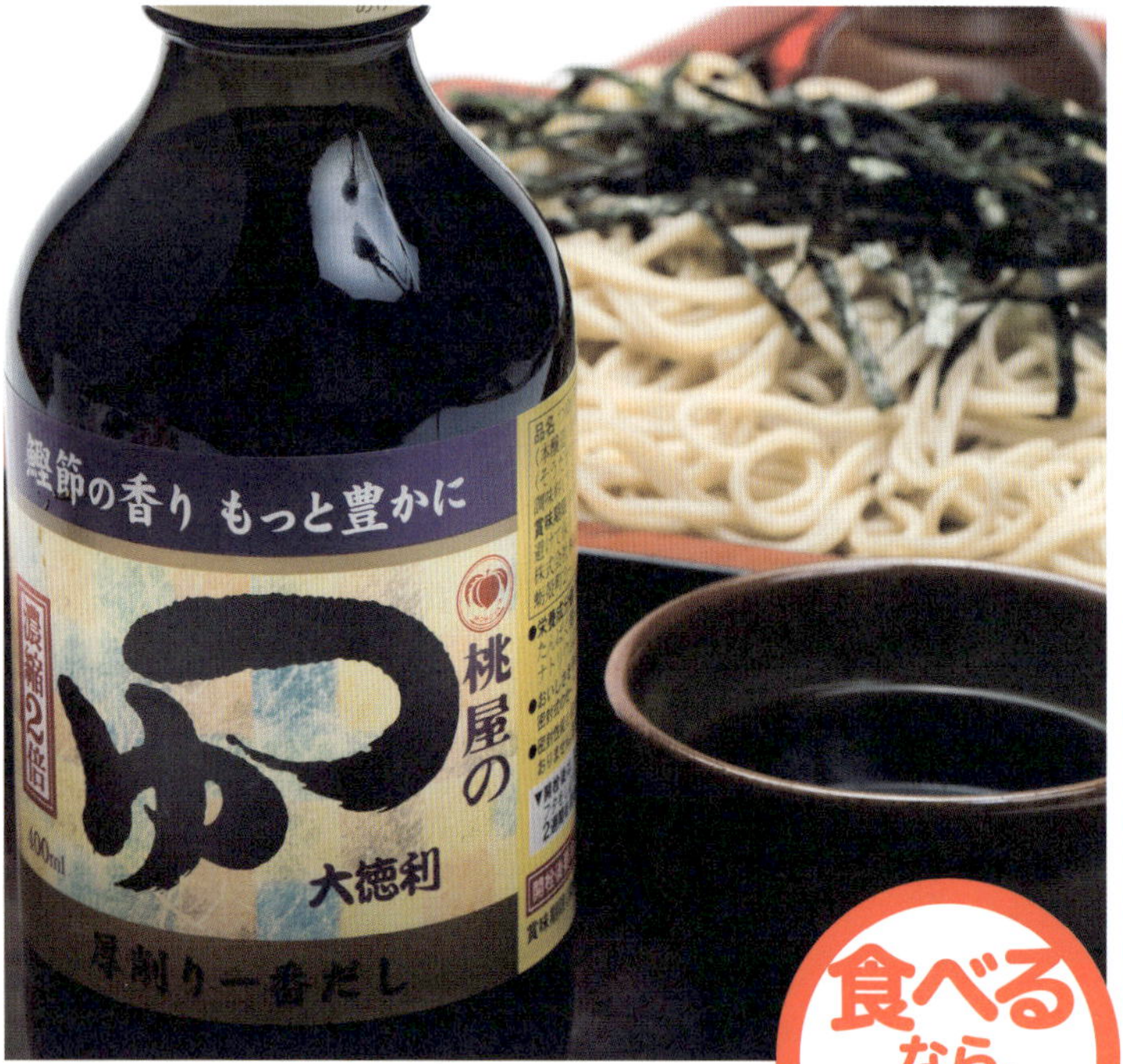

食べるならこっち

桃屋のつゆ 大徳利

（桃屋）

しょうゆ（本醸造）（小麦を含む）、砂糖、削りぶし（そうだがつお、かつお、さば）、みりん、食塩／調味料（アミノ酸等）、酸味料

本来は文字どおり食品に酸味を与えるもの。殺菌力があるため、保存性を高める目的でも使われる

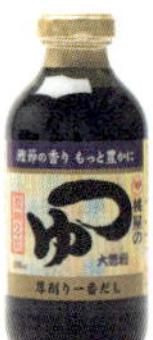

保存性を高めるためか酸味料を添加するなどしているが、毒性の強いものは見当たらないので、食べるならこっち。

さまざまな料理にも使えるすぐれもの。
でも、カラメル色素入りは避けたい。

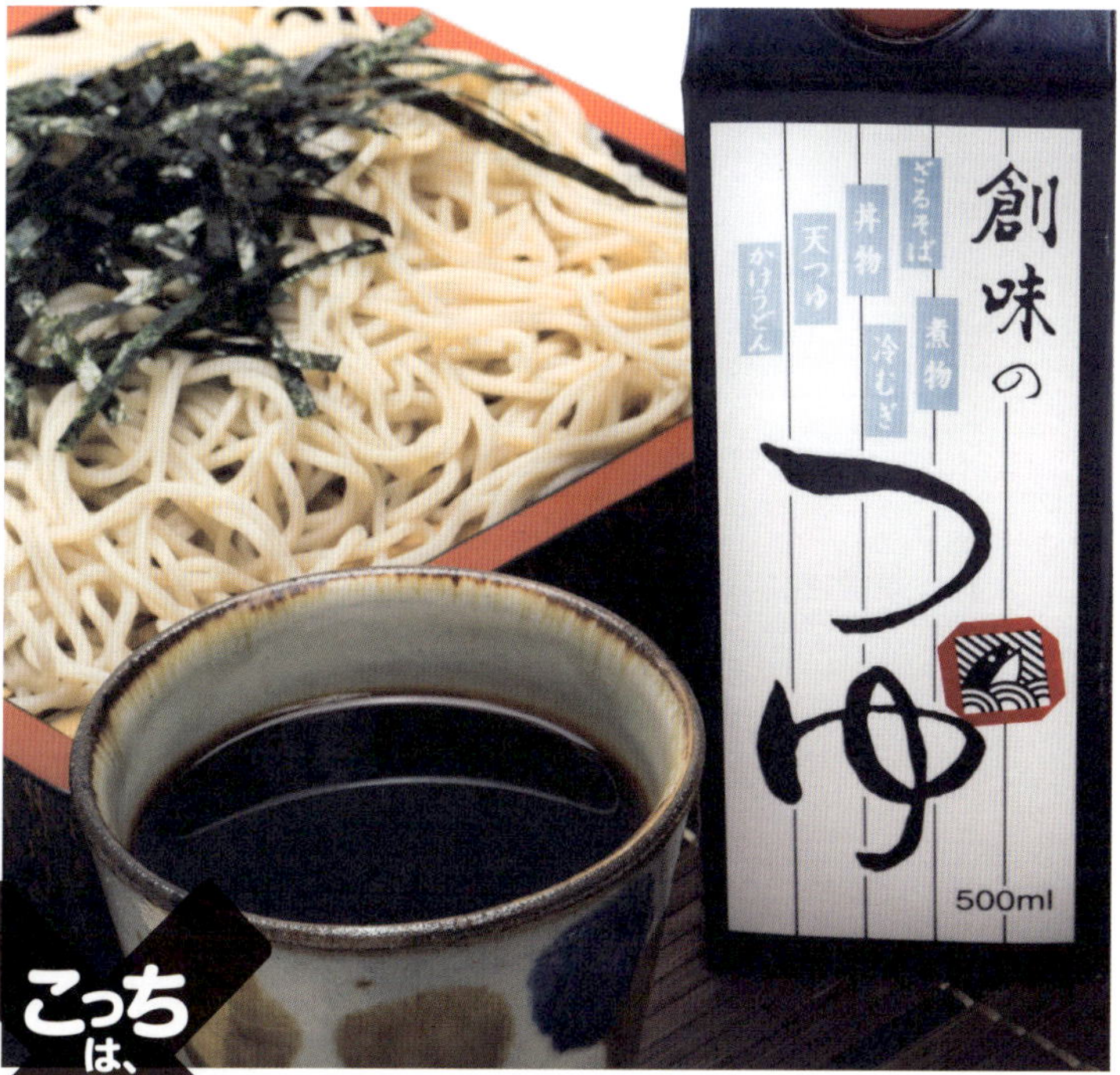

こっちは、ダメ

創味のつゆ
（創味食品）

価格的に高級めんつゆの部類に入るが、色を濃く見せるためにカラメル色素を使用している。どのカラメル色素なのかわからない以上、選ぶことはすすめない。

しょうゆ（本醸造）、砂糖、食塩、削りぶし（かつお、さば）、醗酵調味料、にぼし／調味料（アミノ酸等）、カラメル色素、（原材料の一部に小麦を含む）

カラメル色素はⅠ～Ⅳの4種類あるが、カラメルⅢとカラメルⅣには、発がん性物質が含まれているので心配

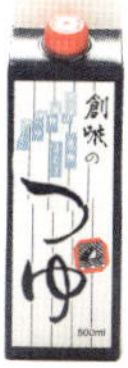

めんつゆ

「あいうえお高いつゆやけど……」というテレビＣＭで知られる【創味のつゆ】。高級めんつゆをうたっており、1パック（５００ｍｌ）が５００円前後と、通常のめんつゆの2倍くらいの値段がします。にもかかわらず、**調味料（アミノ酸等）が添加され、さらにカラメル色素を添加することで色を濃く見せています。これで高級めんつゆと言えるのか、はなはだ疑問です。**

高級めんつゆをうたうからには、一般のめんつゆより質的に優れていなければならないでしょう。市販のめんつゆには通常調味料（アミノ酸等）が使われているので、まずそれをやめるべきでしょう。ところが、【創味のつゆ】には調味料（アミノ酸等）が添加され、さらに他のめんつゆには入っていないカラメル色素まで添加されているのですから、「高級」とはいい難いと思います。

本つゆ

（キッコーマン食品）

ギリギリOK!

添加物は、調味料（アミノ酸等）とアルコールのみ。アルコールは保存性向上のため使われているが、日本酒などに含まれる発酵アルコールで問題ない。

しょうゆ（本醸造）（脱脂加工大豆、大豆、小麦を含む）、ぶどう糖果糖液糖、砂糖、食塩、節（かつお、いわし、そうだかつお）、エキス（かつお節、昆布）、小麦発酵調味液、みりん / 調味料（アミノ酸等）、アルコール

一方、【桃屋のつゆ 大徳利】は昔から売られている代表的なめんつゆです。ベースはしょうゆで、それにかつおぶしやさばぶしなどを加えて、だしをきかせています。しかし、それだけでは不十分と考えているのか、調味料（アミノ酸等）を、さらに保存性を高めるためか酸味料を添加しています。

酸味料は、文字通り酸味をつける目的で使われます。また、酸には殺菌力があるため、保存性を高める目的でも使われます。合成が、アジピン酸、酒石酸、グルコン酸、コハク酸、クエン酸、クエン酸ナトリウム、乳酸、リンゴ酸など24品目あり、天然がイタコン酸とフィチン酸です。酸味料の場合、もともと食品に含まれているものが多く、毒性の強いものは見当たりません。ただし、一括名表示が認められているので、どれをいくつ使っても、「酸味料」という表示しかなされません。

ヤマキ めんつゆ

（ヤマキ）

ギリギリ OK!

添加物は、【本つゆ】と同様に調味料（アミノ酸等）とアルコールのみ。したがって、同様にギリギリ OK。

しょうゆ（本醸造）（小麦、大豆を含む）、ぶどう糖果糖液糖、米発酵調味料、砂糖、食塩、かつおぶしエキス、ふし（かつお、そうだかつお）、たん白加水分解物、こんぶエキス、醸造酢、酵母エキス / 調味料（アミノ酸等）、アルコール

ドレッシング

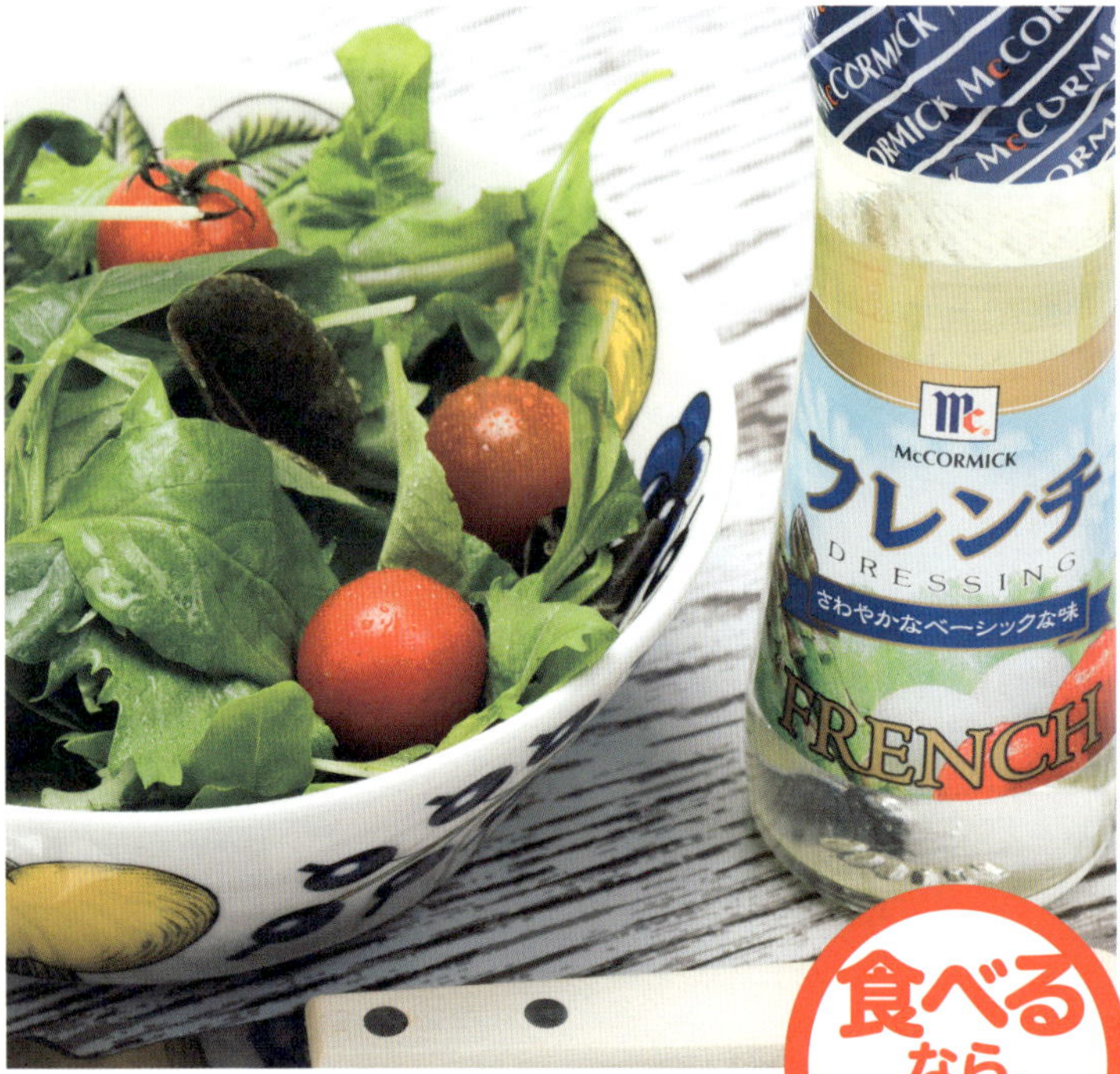

食べるなら、こっち

マコーミック フレンチドレッシング

（ユウキ食品）

食用植物油脂、醸造酢、果糖ぶどう糖液糖、食塩／調味料（アミノ酸）、香辛料抽出物

トウモロコシのデンプンが原料。果糖とぶどう糖が混じり合って液状になっている。低温だと普通の砂糖よりも甘く感じられる。

原材料はシンプルで、添加物は調味料（アミノ酸）と香辛料抽出物のみ。安全性に問題はないので食べるならこっち。

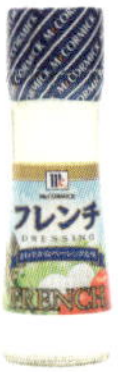

「低カロリー」を選びたい気持ちはよくわかる。でもまず、危険な合成甘味料の有無をチェックして。

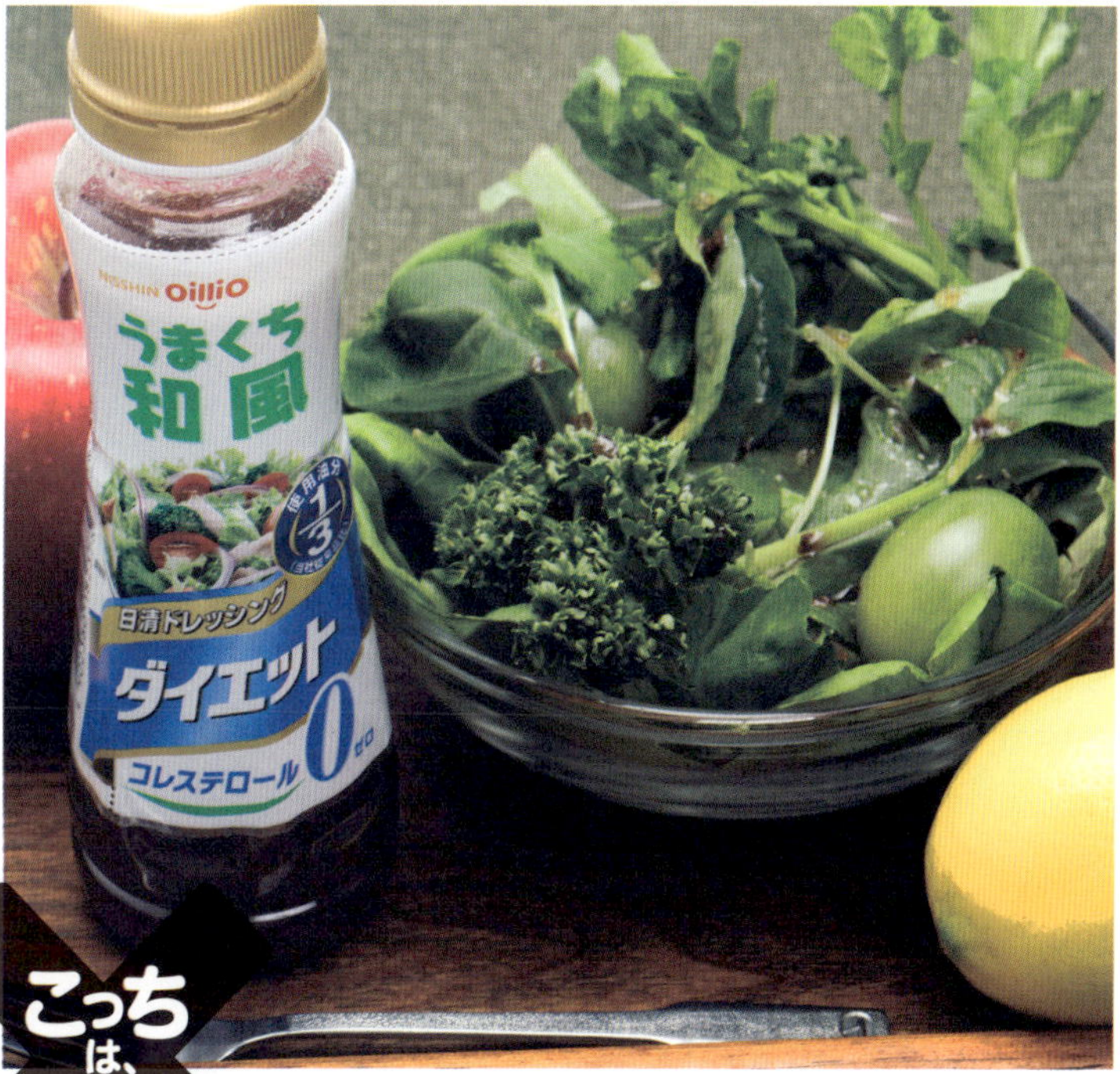

こっちは、ダメ

日清ドレッシングダイエット うまくち和風（日清オイリオグループ）

スクラロースが使われているので NG。「脂肪＝高カロリー＝肥満」という図式が崩れるなら、危険な添加物を摂ってまでカロリーを抑えることはない。

砂糖、醸造酢、食用植物油脂、醤油、玉ねぎ、食塩、オリーブ、濃縮ぶどう果汁、調味料（アミノ酸等）、たん白加水分解物、酵母エキス、にんにく、チキンブイヨン、赤ピーマン、香辛料、増粘剤（キサンタンガム）、甘味料（スクラロース）、（原材料の一部に小麦を含む）

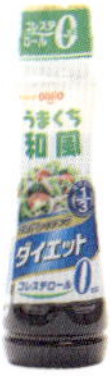

非常に分解されにくい化学物質。人間の体内にとりこまれた際、全身に回って、免疫などのシステムを乱す心配がある

食品に滑らかさ、粘り気を与える。人間への悪影響はほとんどない

ドレッシング

ドレッシングの場合、オイル（食用植物油脂）が入っている製品が多いので、「ドレッシングを野菜にかけて食べると太る」と思われている傾向があります。今では肥満の原因は糖質（食物繊維を除いた炭水化物）という考えが主流となり、「脂肪を摂取してもそれほど太ることはない」と言われるようになりましたが、それでも脂肪＝高カロリー＝肥満とみられているフシがあります。

そこで、登場してきたのが、合成甘味料を使うことで低カロリーにしたドレッシングで、【日清ドレッシングダイエット うまくち和風】もその一つです。食用植物油や砂糖を使っていますが、合成甘味料のスクラロースを添加することで、カロリーを低く抑えています。ちなみに、【マコーミック フレンチドレッシング】の約半分のカロリーです。

キユーピー 和風醤油ごま入ドレッシング

（キユーピー）

ギリギリOK!

増粘剤のキサンタンガムは、ある種の細菌から抽出された多糖類で、安全性に問題はないと考えられる。調味料（アミノ酸）が添加されている。

しょうゆ、醸造酢、食用植物油脂、ぶどう糖果糖液糖、米発酵調味料、ごま、調味料（アミノ酸）、食塩、豆板醤、ローストオニオンパウダー、増粘剤（キサンタンガム）、にんにく、香味食用油、香辛料抽出物、（原材料の一部に乳成分、小麦、鶏肉を含む）

しかし、これまでにも何度も指摘してきたように、スクラロースは危険性の高い添加物なので、これが使われている製品はＮＧです。

一方、【マコーミック フレンチドレッシング】の原材料はシンプルで、添加物は調味料（アミノ酸）と香辛料抽出物のみです。調味料（アミノ酸）は、Ｌ－グルタミン酸Ｎａ（ナトリウム）をメインとしたものです。香辛料抽出物は、食品として使用されている香辛料から抽出された成分で、香りを出すために使用されています。安全性に問題はありません。

この製品の一食分（15ｇ）に含まれる脂質は5・4ｇで、エネルギーは52ｋｃａｌです。ですから、それほど多くはありません。また前述のように**最近では、「脂肪は肥満の原因ではない」という説が有力となっており、「脂肪は無制限に摂っても太らない」という糖尿病の専門医まで現れています。**ですから、この程度の脂肪は気にする必要はなさそうです。

リケンのノンオイル 青じそ

（理研ビタミン）

これもダメ

オイルは使われていないが、合成甘味料のスクラロースが添加されているので×。酒精とは、アルコールのこと。

しょうゆ、醸造酢、糖類（果糖ぶどう糖液糖、水あめ、砂糖、ぶどう糖）、たん白加水分解物、梅肉、小麦たん白発酵調味料、食塩、りんご、レモン果汁、ほたてエキス、かつお節エキス、ポークエキス、青じそ、オニオンエキス、しそ水、しそエキス／酒精、調味料（アミノ酸等）、酸味料、増粘多糖類、香料、香辛料抽出物、甘味料（スクラロース）、（一部に小麦、大豆、鶏肉、豚肉、りんごを含む）

砂糖

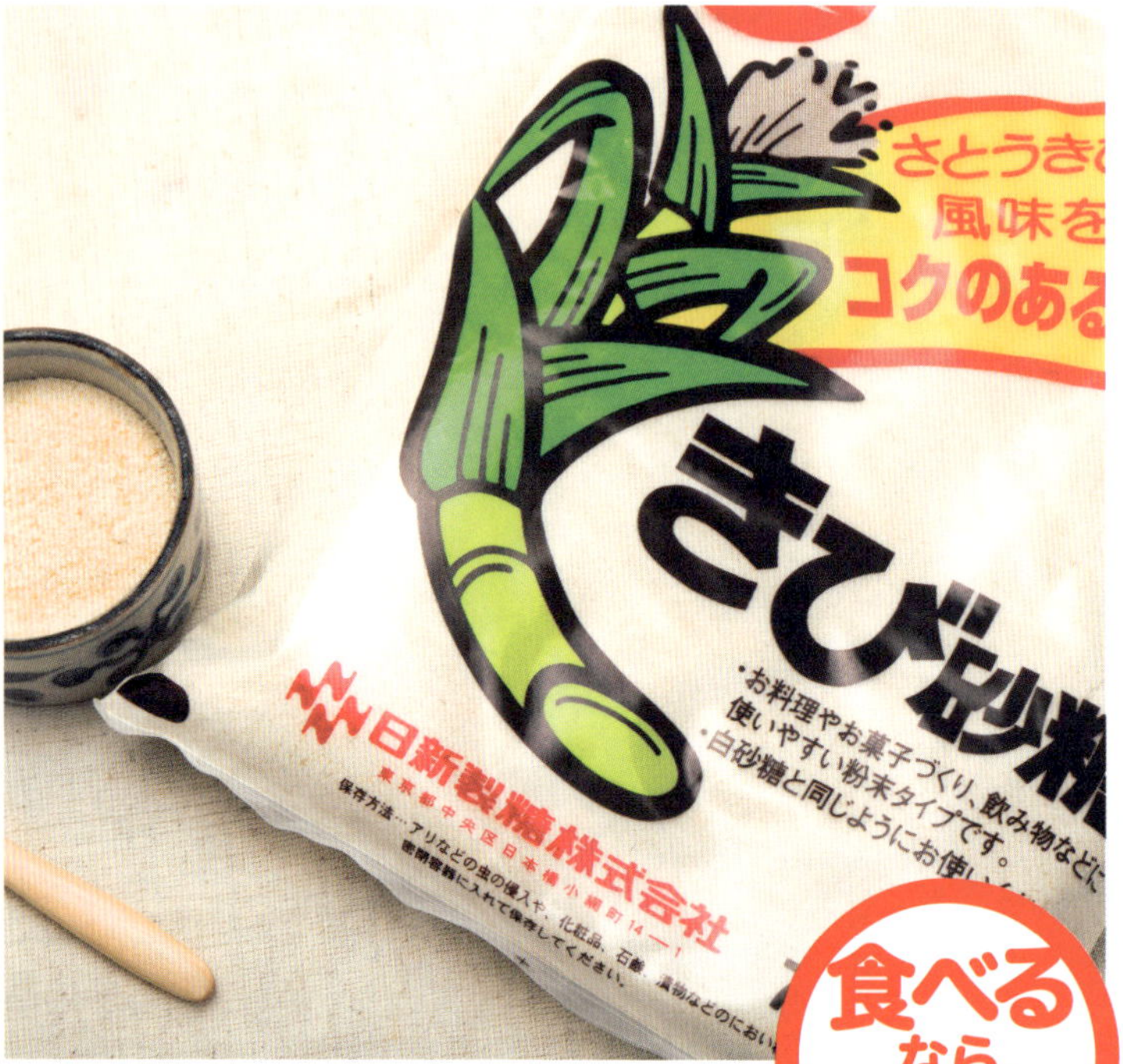

食べるなら、こっち

カップ印 きび砂糖

（日新製糖）

原料糖

サトウキビの搾り汁を煮詰め、不純物を取り除いた、精製される前の砂糖のこと。まだ糖蜜が残り、茶色い状態。その後、精製工場で上白糖やグラニュー糖などに加工される

きび砂糖は糖蜜が残っているため、ショ糖のほかにカリウムやカルシウム、マグネシウムなども含まれ、まろやかで自然な甘さ。

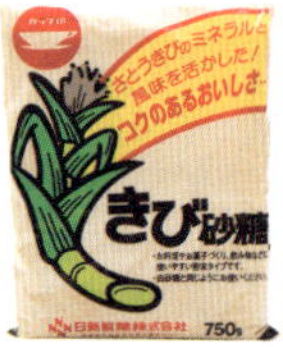

家庭料理に欠かせない、基本の調味料。どんな種類のものを選べばよい？

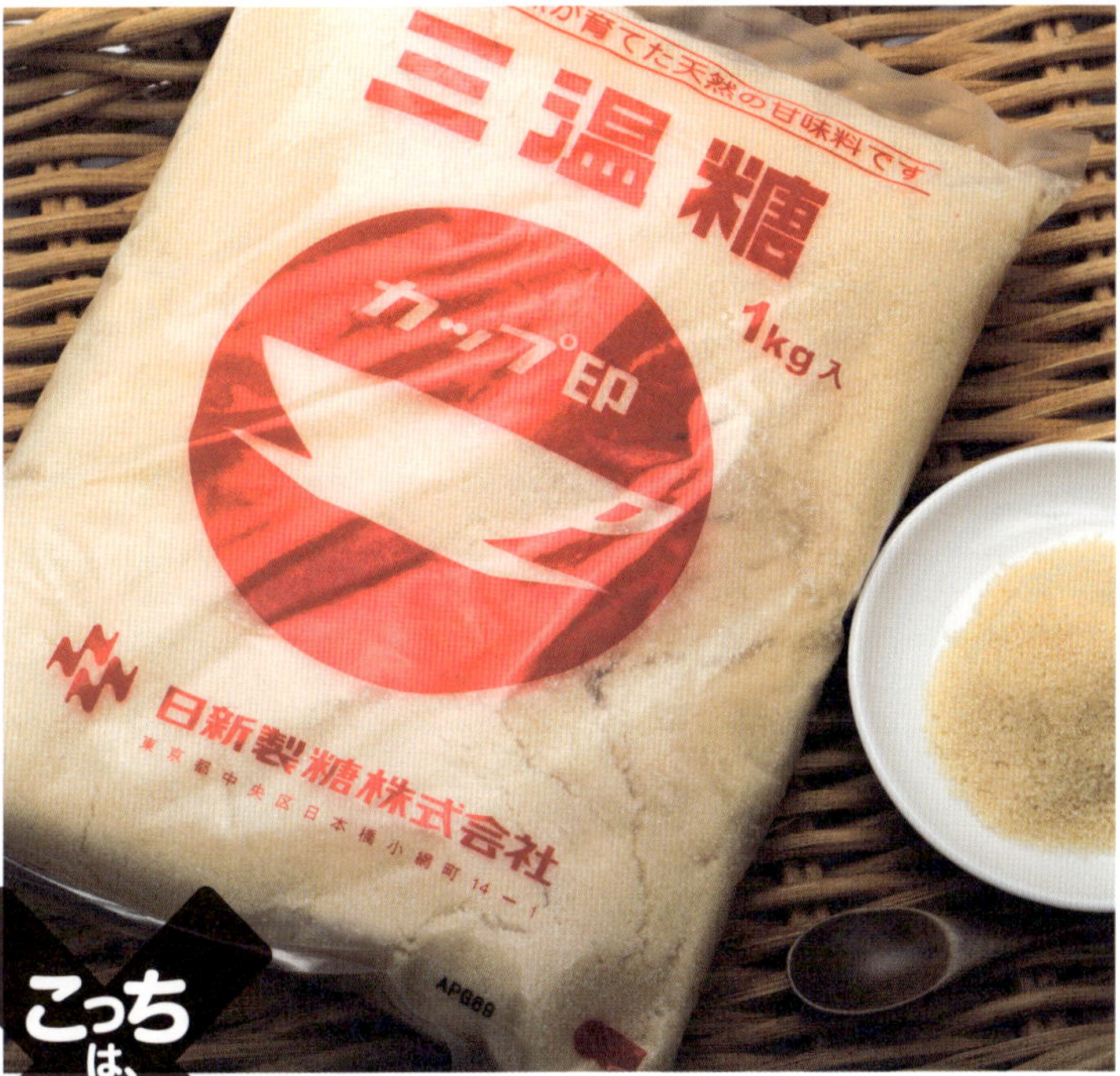

こっちは、ダメ

カップ印 三温糖

（日新製糖）

本来は日本特有の「三度煮詰めてカラメル色をつけて甘みや風味を出す砂糖」だが、【カップ印 三温糖】のようにカラメル色素を添加して作るものもある。

原料糖、カラメル色素

カラメル色素としか表示されていないので、カラメルⅢやⅣが含まれる心配がある。カラメルⅢとⅣは、原料にアンモニウム化合物が含まれるため、それが熱処理によって、発がん性のある4-メチルイミダゾールに変化してしまう

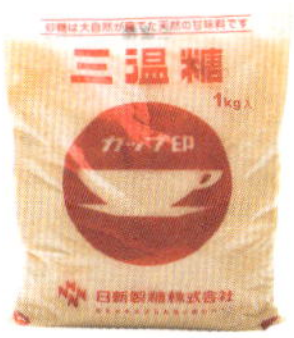

砂糖

砂糖は、原料のサトウキビに含まれる糖蜜を取り除いて、結晶化させたもので、ほとんどがショ糖であるため、白いのです。これを上白糖といいます。ショ糖は、ぶどう糖と果糖が結合した二糖類で、体内では、ぶどう糖と果糖に分かれて、エネルギー源となります。

一方、きび砂糖は、糖蜜が残っているため、ショ糖のほかにカリウムやカルシウム、マグネシウムなどを含んでいます。色は茶色で、まろやかで自然な甘さです。ミネラルもとれるので、毎日使う食材としては上白糖よりもこちらのほうがよいでしょう。なお、「原料糖」とはサトウキビまたはてん菜から糖分をとって結晶化させたものです。

三温糖は、上白糖やグラニュー糖を製造する際に残った糖蜜を原料として、それを煮詰めて結晶化させたものです。もともとは「砂

スプーン印 上白糖

（三井製糖）

これもOK!

添加物は使われていない。上白糖は、ぶどう糖と果糖が結合したショ糖がほとんど。ショ糖は、摂りすぎない限り、安全性に問題はない。

原料糖

糖の汁を三度煮詰めて作る砂糖」という意味。糖蜜には、色素などが含まれているため、茶色になるのです。しかし、**【カップ印 三温糖】のようにカラメル色素が添加されている製品があるので注意が必要**です。

ところで砂糖は、高血糖や肥満を引き起こすという理由で、「極悪人」扱いされていますが、決して砂糖自体が悪いわけではありません。あくまで砂糖の過剰摂取がいけないということです。

砂糖（ショ糖）はぶどう糖1個と果糖1個が結合したもので、体に入ると分解されてぶどう糖と果糖になります。そして、どちらもエネルギー源となるのです。とくにぶどう糖は脳のエネルギー源で、ぶどう糖がなかったら脳は活動できません。

ところが、砂糖を摂りすぎると、体内で十分消費されずに、血液中に留まって高血糖を引き起こし、またぶどう糖や果糖が脂肪に変換されて蓄積し、肥満の原因となるのです。ですから、適度に砂糖を摂るように心がけることが大切なのです。

パールエース印 中ザラ糖

（パールエース）

食べない方が安心!

発がん性物質を含む可能性のあるカラメル色素が使われている。砂糖類は頻繁に利用するものなので、カラメル色素入りは食べないほうが安心。

原料糖、カラメル色素

卓上甘味料

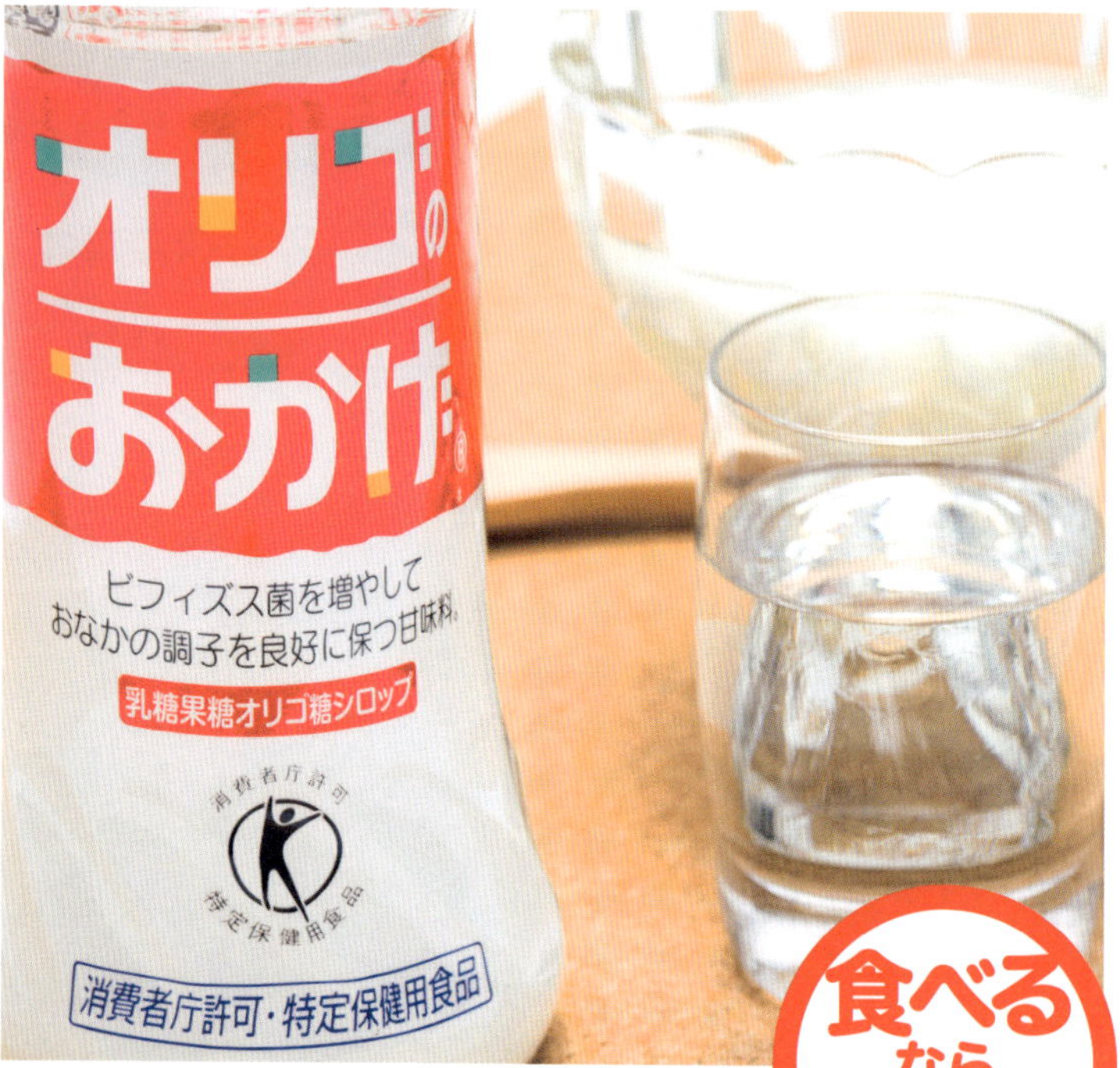

食べるなら、こっち

オリゴのおかげ

（パールエース）

乳果オリゴ糖シロップ

牛乳などに含まれる乳糖やサトウキビなどから抽出されたオリゴ糖の一種

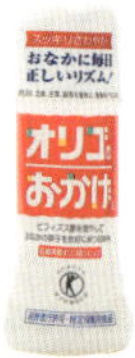

製品に含まれているのは乳果オリゴ糖のみで、添加物は一切使われていないので文句なし。おなかの調子を整えたいならこっち。

便秘解消の効果を期待したいけど、
その前に“余計な甘み”が入っていないか要確認。

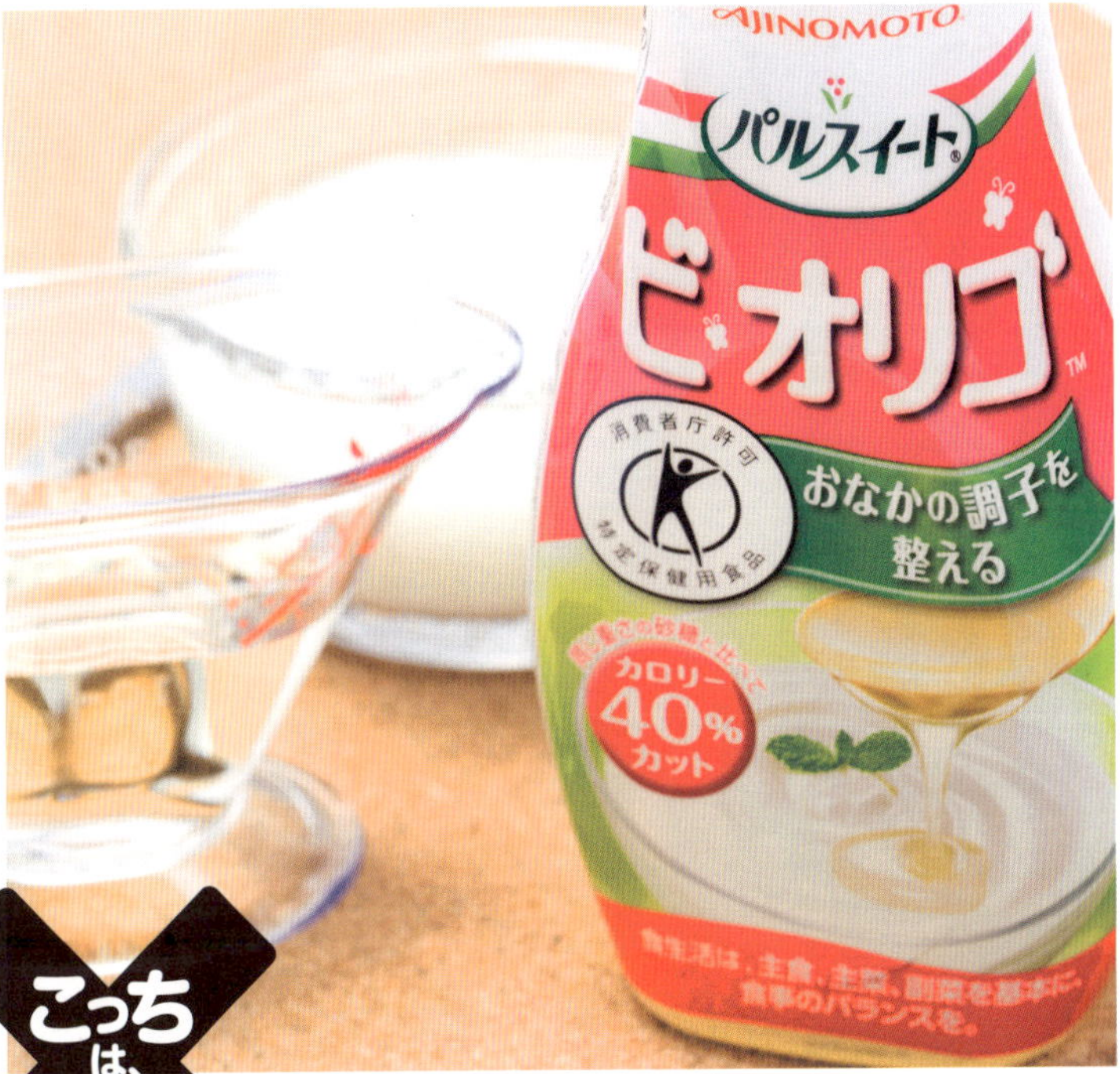

こっちは、ダメ

パルスイート ビオリゴ

（味の素）

「自然な甘さ」をうたいながら、自然ではない添加物が数種類使われている。危険性が高いので避けた方が無難。

フラクトオリゴ糖 / 酸味料、保存料（ソルビン酸 K）、甘味料（アセスルファム K、スクラロース、アスパルテーム・L- フェニルアラニン化合物）

遺伝子への影響を調べる実験で、染色体異常を起こし、さらに DNA の修復を妨げる作用があることが判明している

健康リスクが高い合成甘味料が３つも使われている

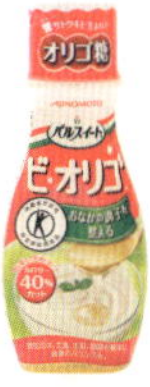

卓上甘味料

【パルスイート ビオリゴ】には、「毎日小さじ2杯！」と大きく表示され、さらに「おなかの調子を整える」とあります。フラクトオリゴ糖が腸内で、善玉菌のビフィズス菌を増やして、腸内環境を整えるからです。

　フラクトオリゴ糖は、ぶどう糖（グルコース）に果糖（フルクトース）が2〜4個結合したものです。「サトウキビ生まれの自然な甘さ」と表示されていますが、この製品のフラクトオリゴ糖は、サトウキビを原料に作られているといいます。ところが、自然ではない合成甘味料が3つも使われているのです。アスパルテーム、アセスルファムK、スクラロースです。

　さらに合成保存料のソルビン酸Kも添加されています。ソルビン酸Kは、合成保存料のソルビン酸にK（カリウム）を結合させ

ラカントS

（サラヤ）

ギリギリOK!

ラカンカ抽出物は、中国で食用として利用されているラカンカの実から抽出されたもの。エリスリトールは、一度に多く摂ると、下痢を起こすことがある。

エリスリトール、ラカンカエキス / 甘味料（ラカンカ抽出物）

たものです。**ソルビン酸Ｋは、遺伝子への影響を調べる実験で、染色体異常を起こし、さらにＤＮＡの修復を妨げる作用があるこ**とが分かっています。こうした遺伝子に異常をもたらす毒性を変異原性といいます。変異原性のある化学物質は、発がん性がある可能性があります。ソルビン酸Ｋに発がん性は認められていませんが、注意すべき添加物といえます。

一方、【オリゴのおかげ】の場合、原材料は乳果オリゴ糖のみで、添加物は使われていません。乳果オリゴ糖は、牛乳などに含まれる乳糖やサトウキビなどから抽出されたオリゴ糖の一種です。

オリゴ糖は、単糖（ぶどう糖や果糖など）が数個結合したものです。消化されにくいため腸まで届き、善玉菌の代表格のビフィズス菌の栄養源となって、それを増やすことが分かっています。そのため、「おなかの調子を整える」トクホとして許可されているのです。

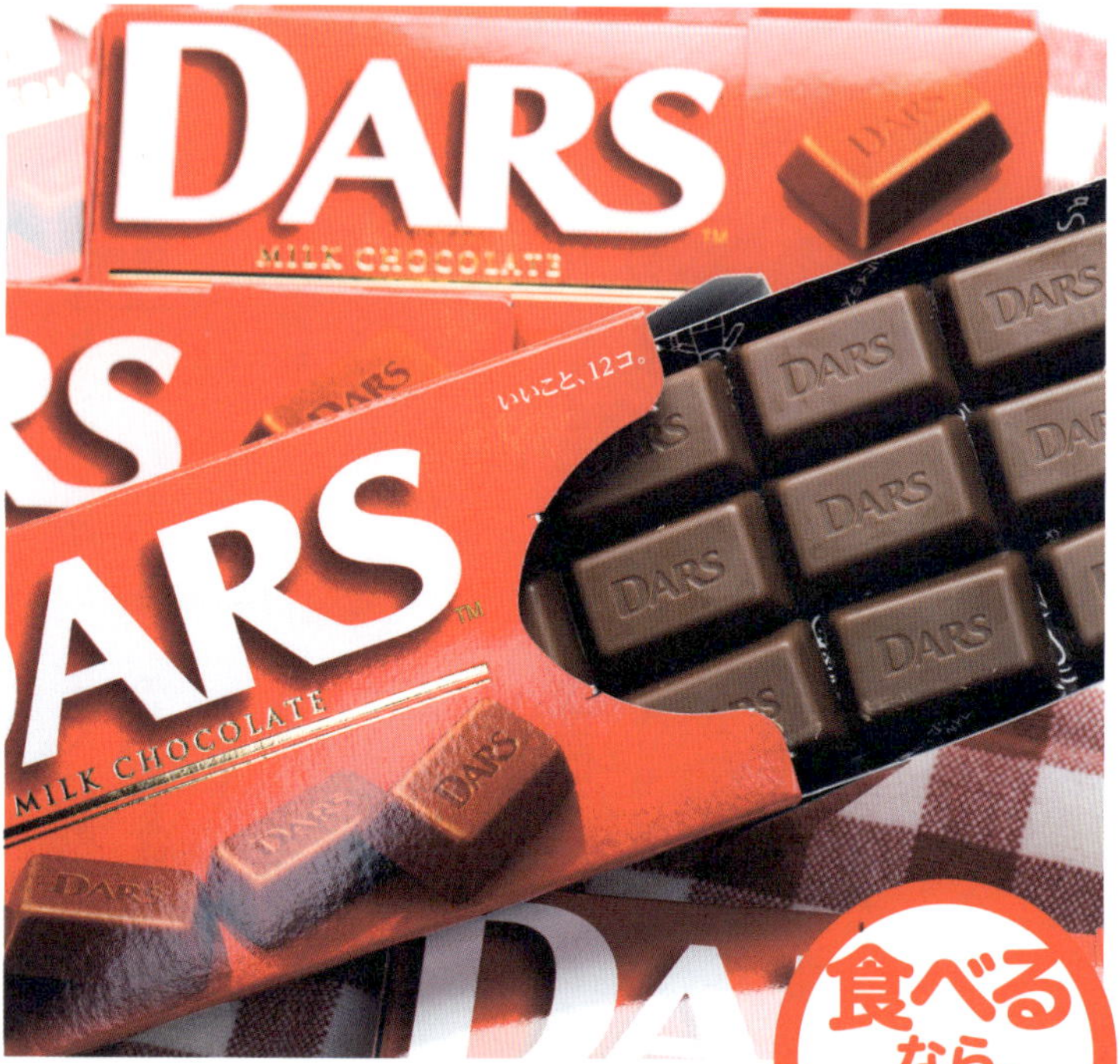

食べるなら、こっち

ダース ミルクチョコレート

（森永製菓）

砂糖、ココアバター、全粉乳、カカオマス、植物油脂、生クリーム、ヘーゼルナッツペースト、ホエイパウダー、バターオイル / 乳化剤（大豆由来）、香料

板チョコに使われている乳化剤は、大豆から得られたレシチンであることが多く、安全性に問題はない

香料が気になるが、刺激的なものではない。乳化剤も問題なさそう。ただし食べすぎれば、糖分の摂りすぎにはなる。

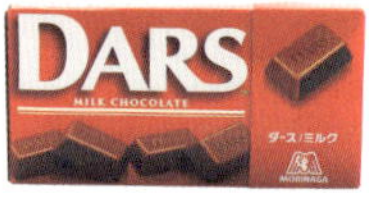

まず糖分が気になるかもしれないけど、
もっと心配してほしいのは添加物の存在。

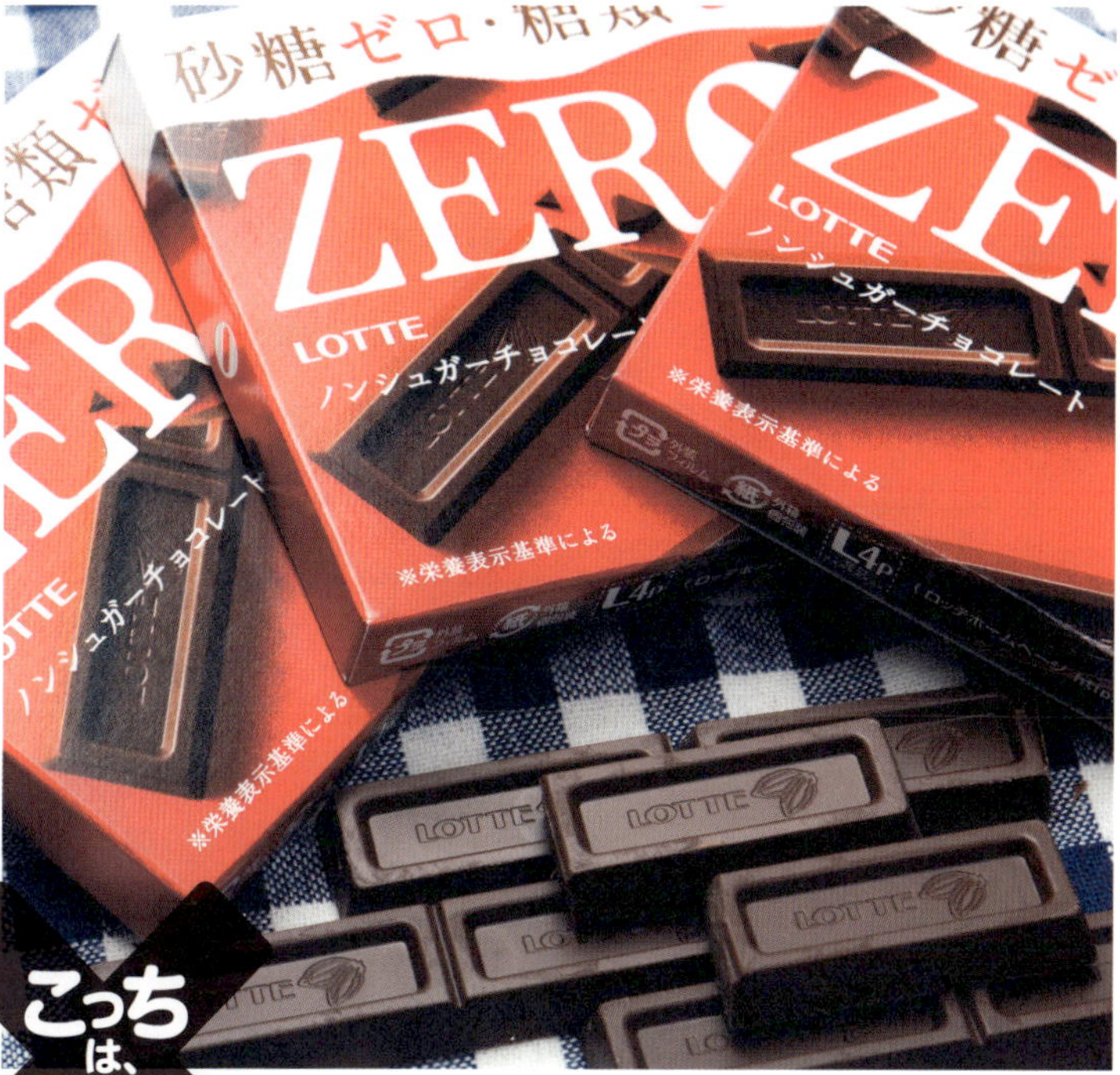

こっちは、ダメ

ゼロ ノンシュガーチョコレート
（ロッテ）

危険性の高いアスパルテームとスクラロースが添加されていることでNG。40代からこそ、合成甘味料には十分注意してほしい。

カカオマス、マルチトール、乳等を主要原料とする食品（食物繊維、バター、分離乳たんぱく）、植物油脂、ラクチトール、ココアバター、ミルクペースト、カカオエキス／甘味料（キシリトール、アスパルテーム・L－フェニルアラニン化合物、スクラロース）、乳化剤（大豆由来）、香料、ビタミンP、卵殻Ca

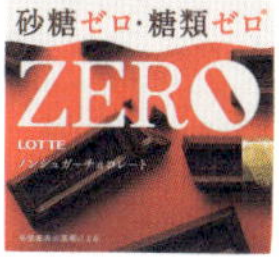

1990年代後半、アメリカの複数の研究者によって脳腫瘍を起こす可能性が指摘され、また白血病やリンパ腫を起こすという結果（動物実験による）が出ている

人間の体内にとりこまれた際、全身に回って、免疫などのシステムを乱す心配がある

チョコレート

板チョコは、比較的添加物の少ないお菓子です。【ダース ミルクチョコレート】の場合、乳化剤と香料のみです。乳化剤は、水と油など混じりにくい液体を混じりやすくするためのものです。

合成添加物の乳化剤は、グリセリン脂肪酸エステル、ショ糖脂肪酸エステル、ソルビタン脂肪酸エステル、ステアロイル乳酸カルシウム、ステアロイル乳酸ナトリウム、クエン酸三エチル、オクテニルコハク酸デンプンナトリウム、プロピレングリコール脂肪酸エステル、ポリソルベート20、ポリソルベート60、ポリソルベート65、ポリソルベート80があります。前の6品目はもともと食品に含まれている、またはそれに近い成分なので、安全性にほとんど問題はありません。しかし、オクテニルコハク酸デンプンナトリウムは、安全性が十分に確認されていません。残りの5品目については、安全

明治 ミルクチョコレート

（明治）

これもOK!

レシチンは、大豆から得られたレシチンであり、安全性に問題はない。また、香料については、「バニラ香料を使っていて、それのみ」（明治）とのことで問題なし。

砂糖、カカオマス、全粉乳、ココアバター、レシチン（大豆由来）、香料

性に問題があります。とくにポリソルベート60とポリソルベート80については、動物実験の結果から発がん性が疑われています。

なお、**板チョコに使われている乳化剤は、大豆から得られたレシチンであることが多く、安全性に問題はありません。**この製品も、「乳化剤（大豆由来）」とあるので、レシチンと考えられます。

香料は刺激性のないものなので、その匂いによって気分が悪くなるということはないでしょう。一方、【ゼロ ノンシュガーチョコレート】の場合、その名称の通り砂糖が使われていません。その代わりに合成甘味料のアスパルテームとスクラロースが添加されています。これらが添加された製品はNGです。

なお、言うまでもないことですが、一般にチョコレートは砂糖が多く含まれるので、食べすぎると虫歯の原因となりますし、高血糖や肥満にもつながります。さらに、動脈硬化、ひいては心臓病や脳卒中へと負の発展をとげる心配がありますので、適量を食べるように心がけてください。

ポッキー チョコレート

（江崎グリコ）

ギリギリOK!

乳化剤、香料として、何が使われているのか分からない。アナトー色素は、ベニノキの種子から抽出された黄色い色素で、問題はないと考えられる。

小麦粉、砂糖、カカオマス、植物油脂、全粉乳、ショートニング、モルトエキス、でん粉、食塩、イースト、ココアバター / 乳化剤、香料、膨張剤、アナトー色素、調味料（無機塩）、（原材料の一部に大豆を含む）

クッキー・ビスケット

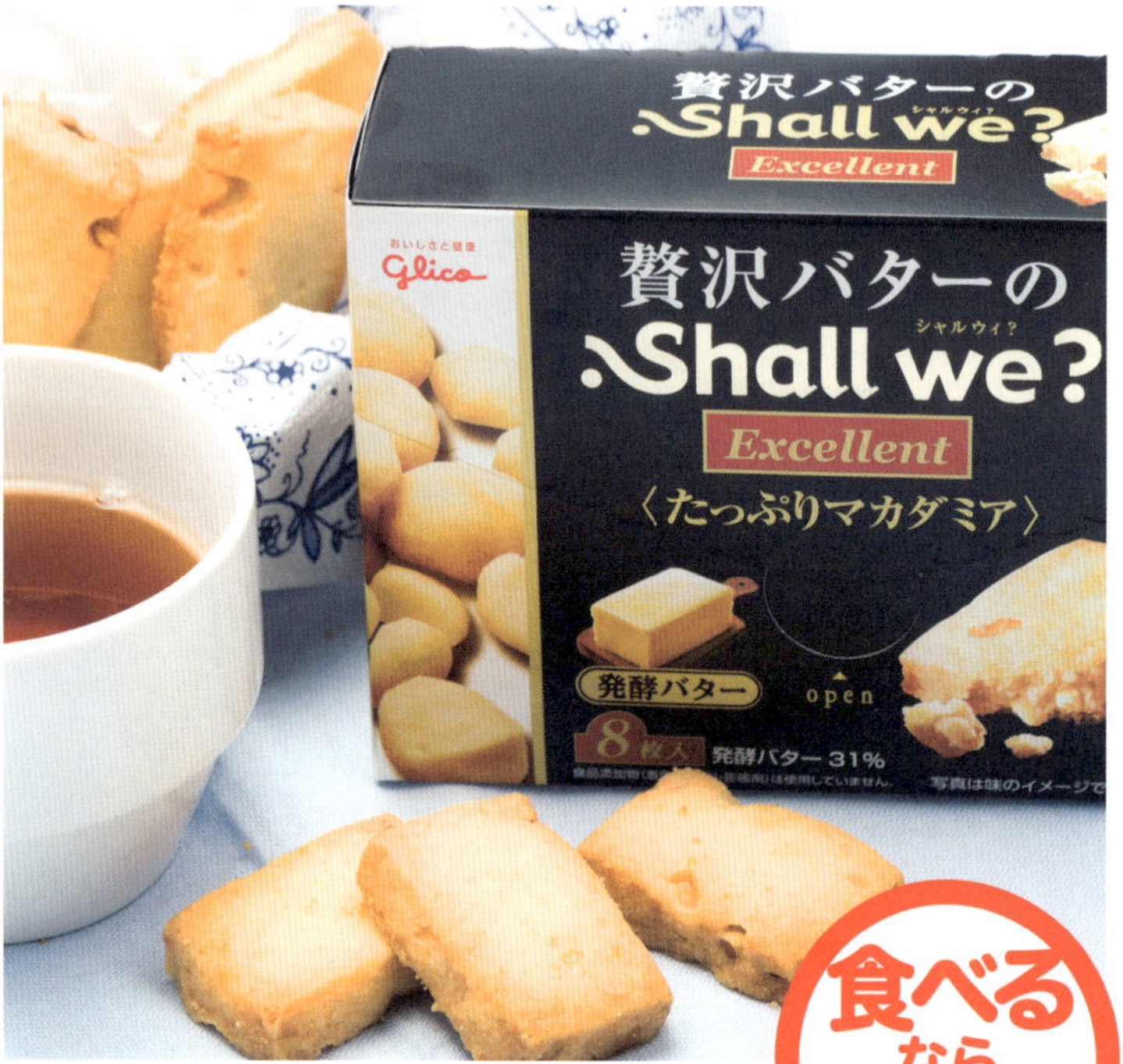

食べるならこっち

贅沢バターのシャルウィ？エクセレント（江崎グリコ）

小麦粉、発酵バター、砂糖、マカダミアナッツ、マカダミアナッツパウダー、食塩

膨張剤、その他の添加物も使われていない

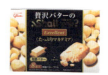

バターとマカダミアナッツの自然な風味を活かした素朴な味わい。添加物は一切使われていないようなので、食べるならこっち。

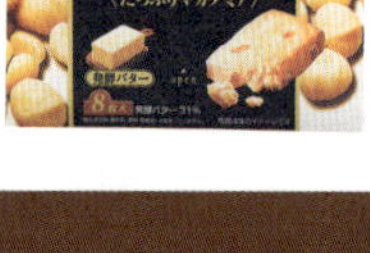

カロリーの高さばかり気にしていませんか？
それも大事ですが、ほかにも注意すべきものが。

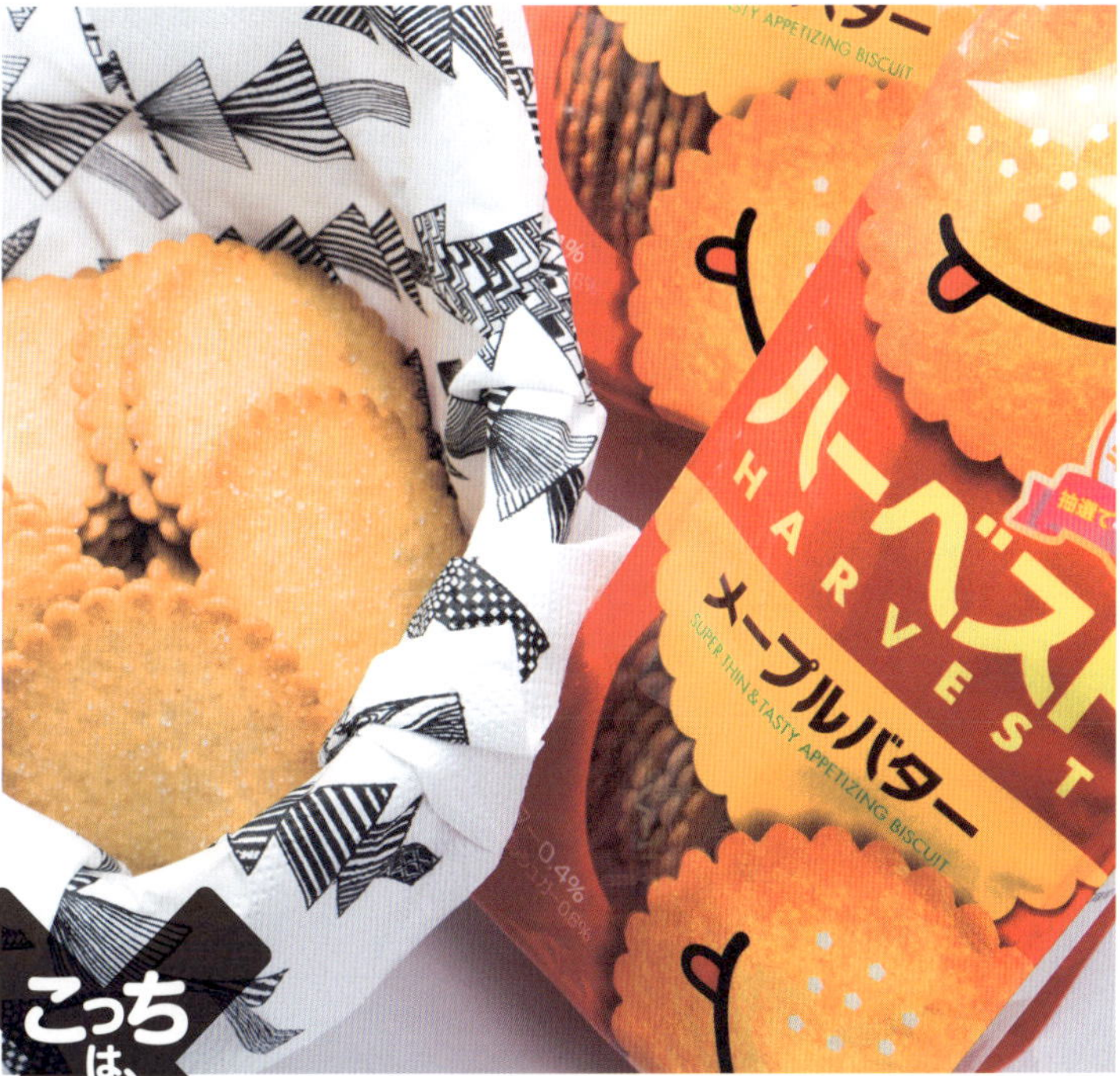

こっちは、ダメ

ハーベスト メープルバター
（東ハト）

パッケージからは良い材料が使わている印象を受けるが、膨張剤、カラメル色素、スクラロースなどが添加されているため NG。

小麦粉、砂糖、植物油脂、ショートニング、パン粉、れん乳加工品、黒蜜、ココナッツ、ブドウ糖、マーガリン、食塩、メープルシュガー、バター / 膨張剤、カラメル色素、香料、甘味料（スクラロース）、（原材料の一部に大豆を含む）

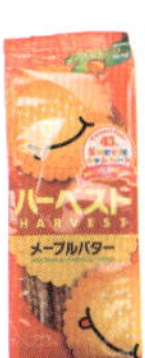

カラメル色素：4種類あるうち2種類には発がん性物質が含まれているが、「カラメル色素」としか表示されず、含まれているかどうか不明

ショートニング：悪玉コレステロールを増やし、善玉コレステロールを減らし、心疾患になる可能性を高めるとされるトランス脂肪酸を多く含む

膨張剤：炭酸水素ナトリウム（重曹）や炭酸アンモニウムなど 40 品目以上あり、毒性の強いものはそれほどないが、添加量が多いと食べたときに口に違和感を覚えることも

クッキー・ビスケット

クッキーやビスケットには、通常膨張剤が使われています。膨張剤は、ふっくら焼き上げるために使われます。「ベーキングパウダー」という別名が表示されることもあります。

炭酸水素ナトリウム（重曹）、炭酸水素アンモニウム、塩化アンモニウムなど40品目程度あります。一番よく使われているのは、炭酸水素ナトリウムですが、単独よりもほかの膨張剤と組み合わせて使われることが多くなっています。毒性の強いものはそれほど見当たりませんが、**塩化アンモニウム（イーストフードとしても使われている）は例外で、ウサギに口から2gを与えた実験で、10分後に死亡していますので、毒性が強いといえます。**ただし、どれが使われても「膨張剤」としか表示されません。

膨張剤が使われた食品を食べると、人によっては、口に違和感を

ムーンライトクッキー

（森永製菓）

ギリギリOK!

カロテン色素は、植物や海藻から得られた黄色い色素で、問題はない。香料と膨張剤が使われているが、ギリギリOK。

小麦粉、砂糖、ショートニング、鶏卵、バターオイル、植物油脂、マーガリン、卵黄、食塩／乳化剤（大豆由来）、香料、膨張剤、カロテン色素

覚えたり、胃部不快感を覚えたりすることもあります。
【贅沢バターのシャルウィ？　エクセレント】の場合、膨張剤が使われておらず、その他の添加物も使われていないので、安心して食べることができます。バターとマカダミアナッツの自然な味が活きていて、しかもサクサクして、とてもおいしいクッキーに仕上がっています。

一方、【ハーベスト　メープルバター】のほうは、膨張剤のほか、カラメル色素や香料、さらに合成甘味料のスクラロースも使われています。

このほか、【ムーンライトクッキー】は１９６０年に発売された製品で、クッキーでは不動の地位を占めている感がありますが、膨張剤と刺激性のある香料が使われています。そのためか、人によっては、口内に刺激感を覚えたり、胃にも違和感を覚えたりすることがあります。

ブルボン ルーベラ

（ブルボン）

ギリギリOK!

膨張剤は使われていない。乳化剤は、大豆から得られたレシチンと考えられる。香料として何が使われているのか不明。なお、マルトースとは麦芽糖のこと。

小麦粉、砂糖、マーガリン、卵白、バター、マルトース、アーモンドパウダー、鶏卵、加糖脱脂練乳、食塩／香料、乳化剤（大豆由来）

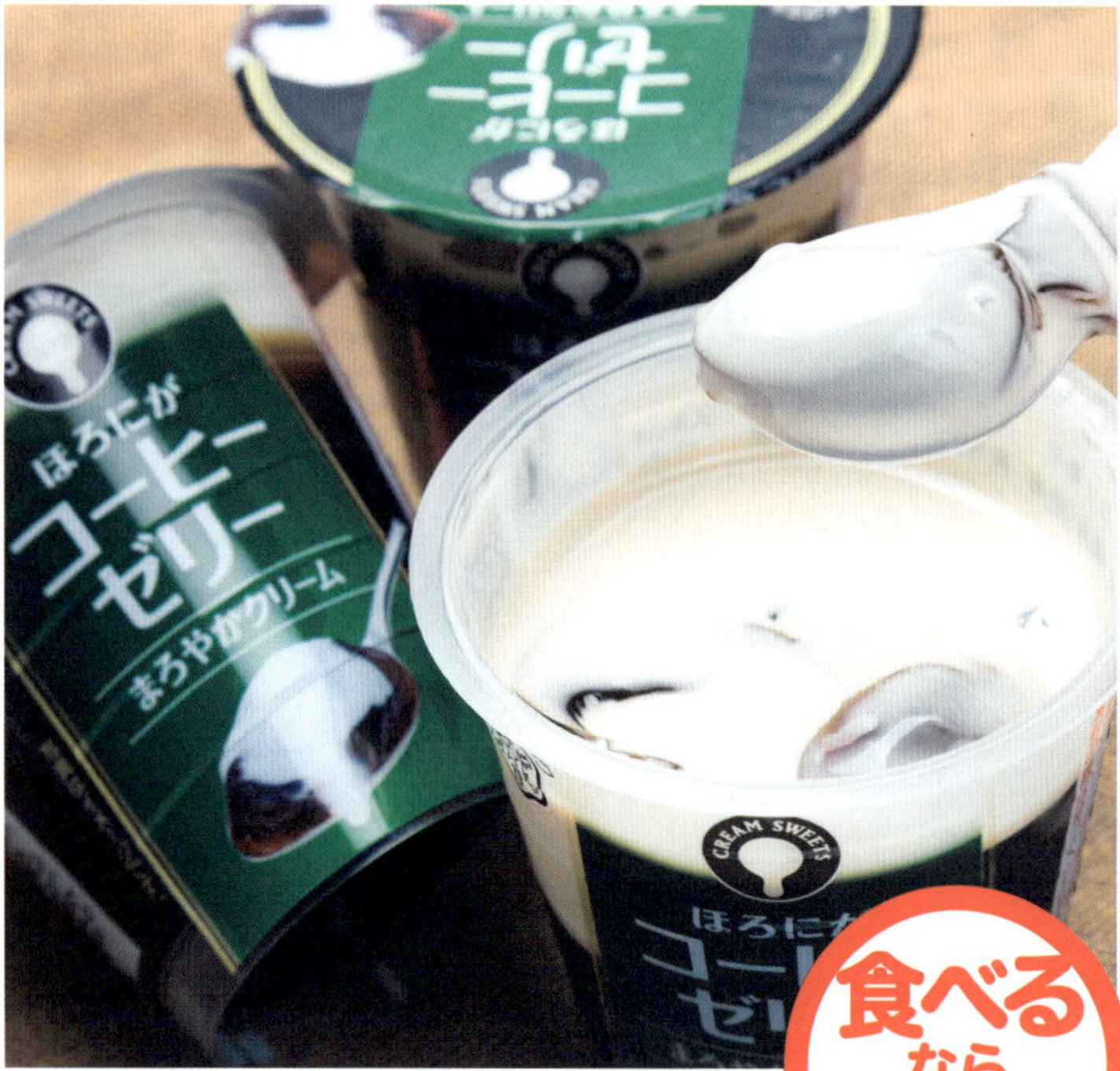

食べる
なら、
こっち

ほろにがコーヒーゼリー

（雪印メグミルク）

糖類（砂糖・異性化液糖、水飴、ぶどう糖）、植物油脂、コーヒー、乳製品、ゼラチン、食塩 / ゲル化剤（増粘多糖類）、香料、pH 調整剤、乳化剤

樹液、マメ科植物、海藻、細菌などから抽出されたもの。それほど毒性の強いものはないが、２品目以上使った場合は「増粘多糖類」としか表示されないので不安は残る

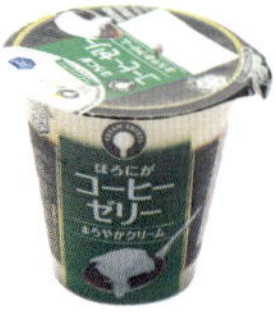

増粘多糖類が使われているが、ゼラチンも入っている。香料や pH 調整剤が入っていても、他の製品よりはマシなので食べるならこっち。

食欲のない日でもつるっと食べられるけど、ほとんどゼラチンが入ってないって知ってた⁉

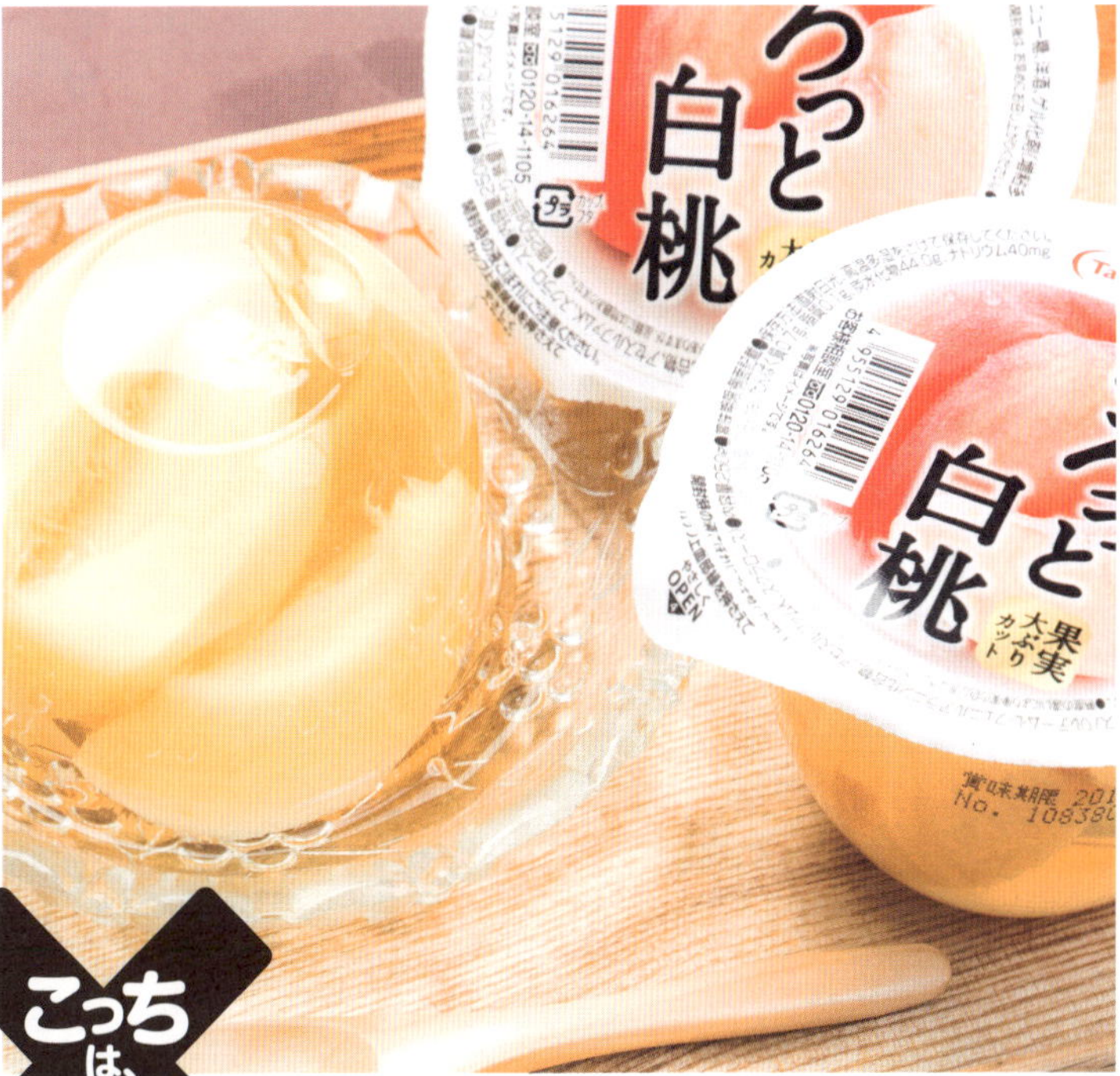

こっちは、ダメ

ごろっと白桃

（たらみ）

合成甘味料の三大悪ともいえるアスパルテーム、アセスルファムK、スクラロースが使われているので食べるべきではないといえる。

白桃（果実、果汁）、グラニュー糖、洋酒、ゲル化剤（増粘多糖類）、酸味料、香料、甘味料（アスパルテーム・L-フェニルアラニン化合物、アセスルファムK、スクラロース）

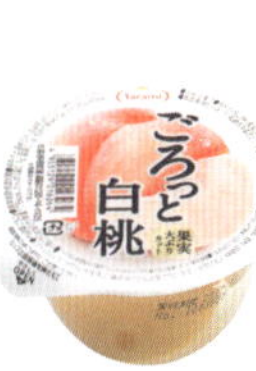

人間の体内にとりこまれた際、全身に回って、免疫などのシステムを乱す危険性が指摘されている

脳腫瘍を起こす危険性、白血病やリンパ腫を起こす危険性が心配される

肝臓や免疫に対するダメージが心配される

ゼリー

市販のコーヒーゼリーやフルーツゼリーには、意外に知られていない事実があります。それは、**ほとんどの製品にゼラチンが使われていないことです。しかも、危険性のある合成甘味料が使われている製品も多い**のです。

ゼラチンは、豚や牛、魚に含まれるたんぱく質の一種のコラーゲンを少し分解したものです。コラーゲンは「肌によい」ということで女性に人気がありますが、ゼラチンを食べることはコラーゲンを摂取することとほぼ同じです。一般的にゼリーは、ゼラチンでできているという認識があります。ですから、コラーゲンを摂取するために市販のゼリーを食べているという人も少なくないでしょう。

ところが、市販のゼリーには、ほとんどゼラチンは使われていないのです。では、どうやってゼリー状に固めているかというと、ゲ

セブンプレミアム くだもの充実みかんゼリー

（セブン＆アイ・ホールディングス）

ギリギリ OK!

危険性の高い合成甘味料は使われていない。増粘多糖類、香料、乳化剤などが使われているが、ギリギリ OK。ただし、ゼラチンは含まれていない。

みかん、砂糖・異性化糖、ぶどう糖、りんご濃縮果汁、洋酒 / 酸味料、ゲル化剤（増粘多糖類）、香料、乳化剤、乳酸 Ca

ル化剤の増粘多糖類を使っているのです。【ほろにがコーヒーゼリー】や【ごろっと白桃】にも使われています。

増粘多糖類は、樹液、マメ科植物、海藻、細菌などから抽出されたもので、30品目程度あります。基本的には多糖類なので、それほど毒性の強いものはありませんが、安全性に不安のあるものもいくつかあります。ただし、1品目を使った場合は具体名が表示されますが、2品目以上使った場合は「増粘多糖類」としか表示されません。したがって、問題のあるものが使われていてもわからない状況です。

【ほろにがコーヒーゼリー】の場合、増粘多糖類が使われていますが、ゼラチンも入っています。香料やpH調整剤も使われていますが、ほかの製品よりはマシです。一方、【ごろっと白桃】には合成甘味料のアスパルテーム、アセスルファムK、スクラロースが使われているので×です。

EMIAL 珈琲ゼリー

(安曇野食品工房)

ギリギリOK!

危険性の高い合成甘味料は使われていない。セルロースは問題なし。増粘多糖類、香料、乳化剤などが使われている。ゼラチンは含まれていない。

ゼリー(果糖ぶどう糖液糖、砂糖、粉末コーヒー、水あめ、寒天、粉あめ)、乳等を主要原料とする食品、クリーム、砂糖 / 糊料(増粘多糖類)、香料、乳化剤、セルロース、カロテノイド色素、(原材料の一部に卵、大豆を含む)

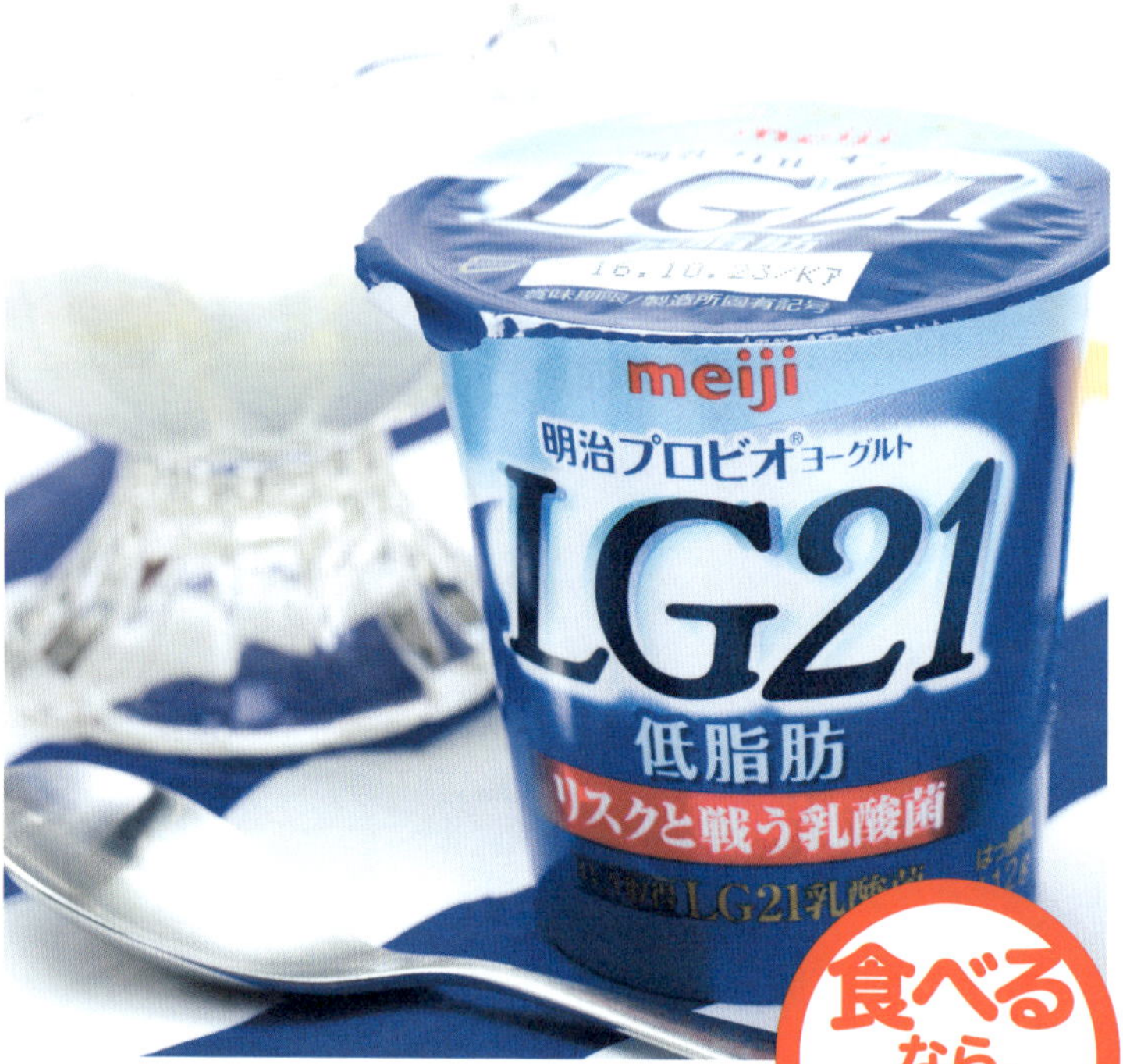

食べるなら、こっち

明治 プロビオヨーグルト LG21 低脂肪 (明治)

生乳、乳製品、砂糖、乳たんぱく質

生乳から作られるクリームや脱脂乳、脱脂粉乳など

添加物を含まないので食べるならこっち。ただ【同 LG21 砂糖ゼロ】には合成甘味料のスクラロースが含まれているので注意。

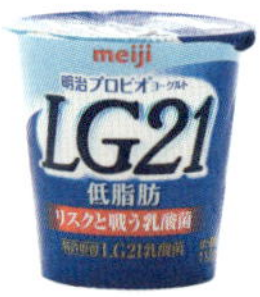

「ヨーグルトだから体にいい」って決めつけてしまってもいいの？

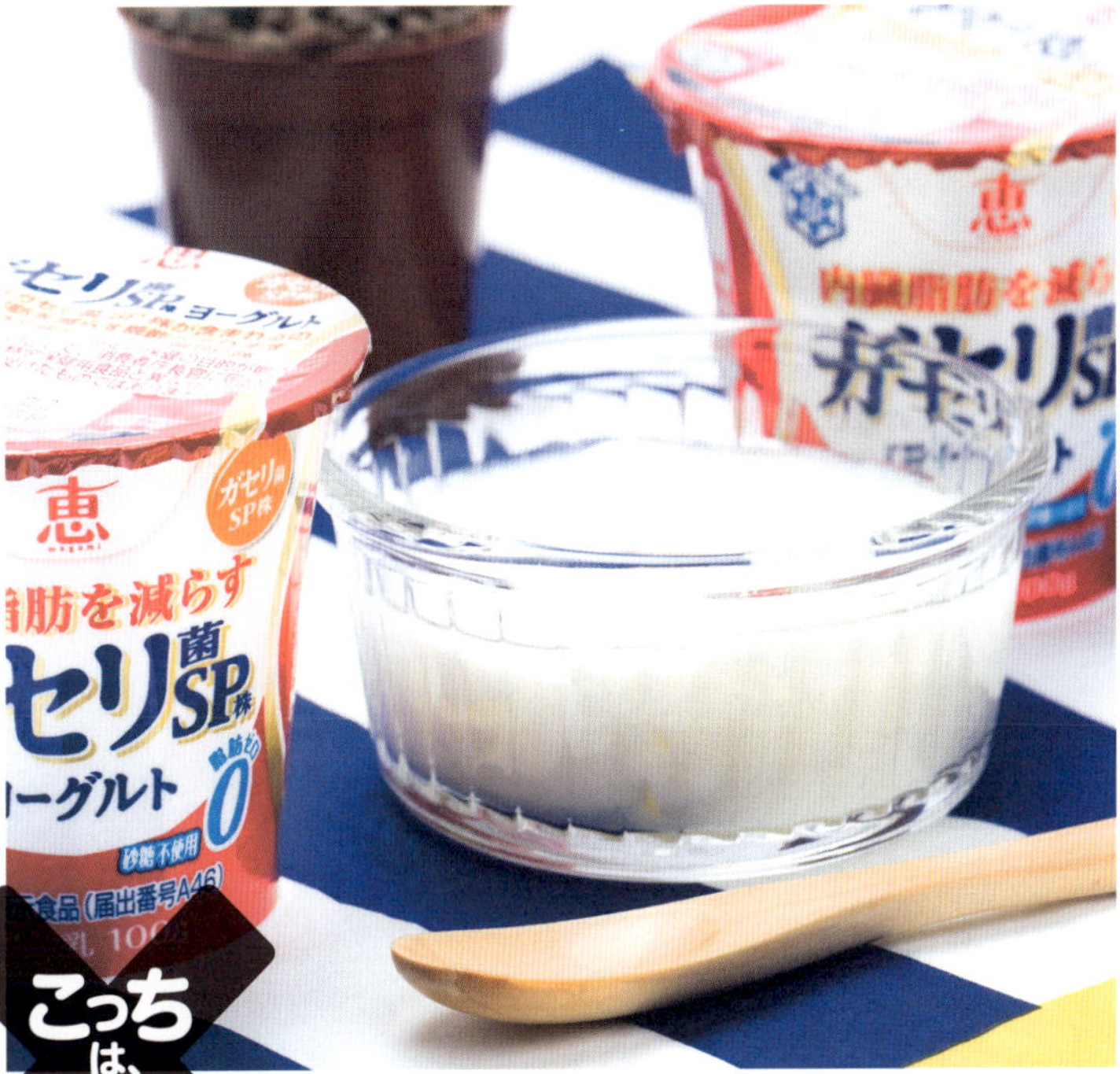

こっちは、ダメ

恵 ガセリ菌 SP 株ヨーグルト

（雪印メグミルク）

「内臓脂肪を減らす」という機能性表示食品ながら、危険性の高いスクラロースが添加されているので避けたほうがいい。

乳製品、乳たんぱく質 / 香料、甘味料（スクラロース）

香料：合成のものが約 150 品目、天然のものが約 600 品目ある。中には危険性が認められるものもあるが添加量が通常 0.01％以下と少なく、使用される品目数も多いため、一括名表示が認められている

スクラロース：非常に分解されにくい化学物質なので、人間の体内にとりこまれた際、全身に回って、免疫などのシステムを乱す心配がある

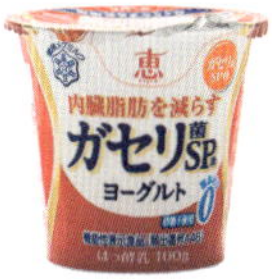

ヨーグルト

「リスクと戦う乳酸菌」と表示された【明治プロビオヨーグルトＬＧ２１低脂肪】。「ＬＧ」とは、製品に使われている乳酸菌株の一種、Ｌａｃｔｏｂａｃｉｌｌｕｓ Ｇａｓｓｅｒｉ（ラクトバチルスガセリ）ＯＬＬ２７１６株の頭文字であり、そして、菌株ナンバーの「２」と「１」をとって「ＬＧ２１」としたものです。「リスクと戦う乳酸菌」とは、ＬＧ２１という乳酸菌の効果を暗示したものです。

明治によると、この乳酸菌は胃粘膜に付着しやすいため、胃に生息しているピロリ菌を減少させるといいます。ピロリ菌は胃炎や胃がんの一因とされており、それは人間にとっていわば「リスク」といえます。日本消化器病学会の試算では、ピロリ菌の感染者の約８％が胃がんを発症するといいます。そのピロリ菌と戦うという

ラクトフェリンヨーグルト

（森永乳業）

ギリギリOK!

ラクトフェリンは母乳に多く含まれるたんぱく質の一種で、乳児の免疫力を高めて感染症から守っているとされる。香料と酸味料が使われている。

乳製品、砂糖、乳たんぱく質、ラクトフェリン / 香料、酸味料

意味で「リスクと戦う乳酸菌」と表示しているのです。

ところで、ピロリ菌は10万年以上も前から人体に棲みついている細菌であり、胃酸の調整や胃食道逆流の防止などをしてきたといわれています。つまり、人間といわば共生関係にある細菌であり、実際にどの程度のリスクがあるのか分からないように思います。

医療界では、ピロリ菌を薬剤で除去することが推奨されていますが、そのメリットがどのくらいあるのか、逆に副作用はないのかなど、疑問な点が多いのです。これらの点も考慮して、この製品を買うかどうか決めてください。

なお、通常の【明治プロビオヨーグルトＬＧ２１】には天然甘味料のステビアが添加されています。また【同ＬＧ２１砂糖ゼロ】には合成甘味料のスクラロースが添加されているので×。

一方、【恵 ガセリ菌ＳＰ株ヨーグルト】は、「内臓脂肪を減らす」という機能性表示食品ですが、スクラロースが添加されているので、これも×。

小岩井生乳100%ヨーグルト

（小岩井乳業）

これも OK!

ビフィズス菌を含む「お腹の調子を整える」トクホ。生乳100%であり、無添加。プレーンだが、酸味がそれほど強くなく、口当たりもよいのでおススメ。

生乳

プリン

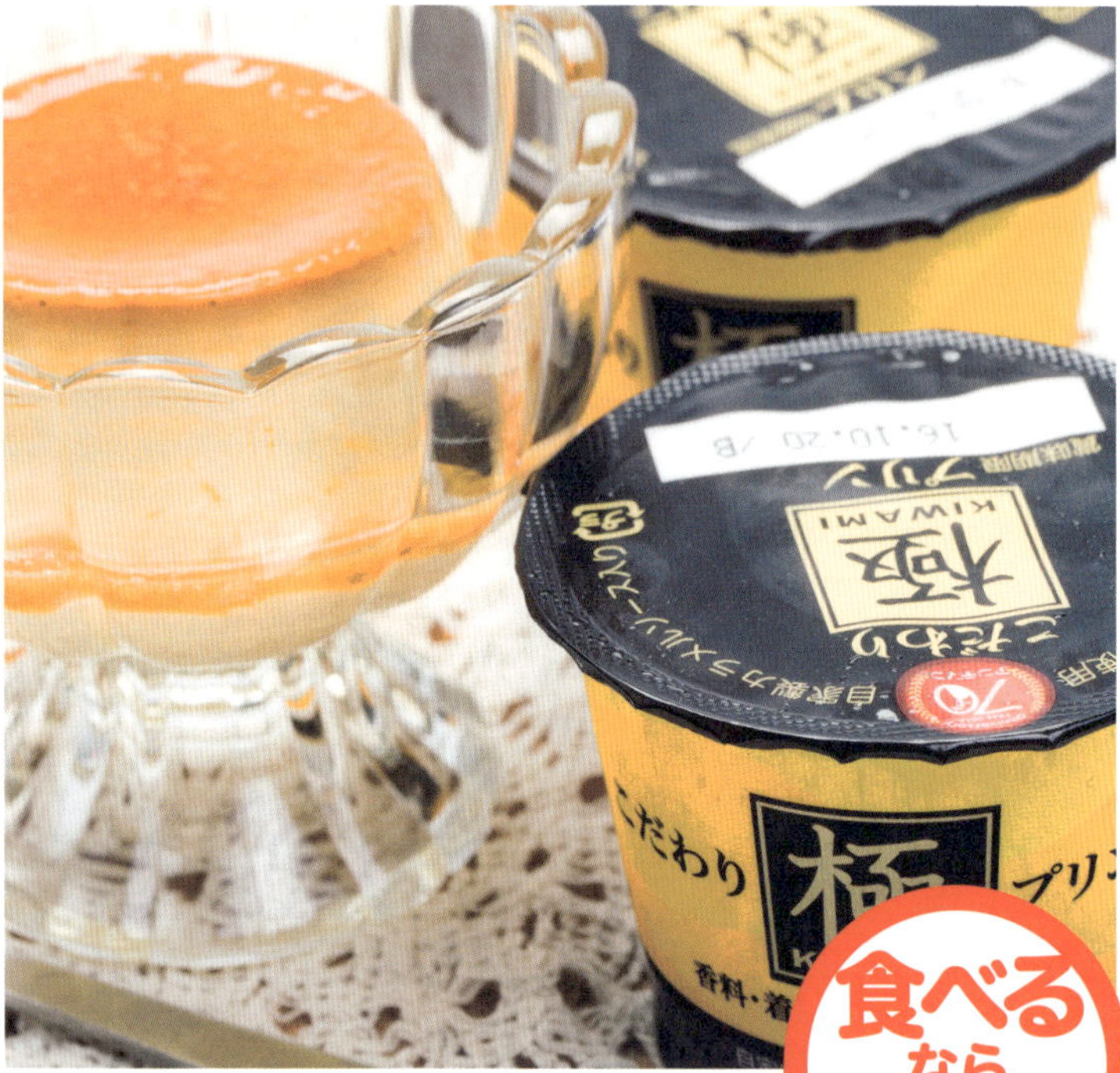

食べるなら、こっち

こだわり極プリン

（栄屋乳業）

乳製品、砂糖、全卵、卵黄

添加物は入っていない。カラメルソースは砂糖から作られたもの

カラメル色素だけではなく、香料や着色料、保存料など添加物が一切使われていない。リーズナブルながら本格的な味わいが楽しめる。

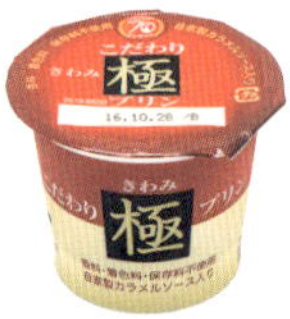

冷蔵庫にあるとうれしい一品だけど、有名だからといって気軽に食べてはダメ？

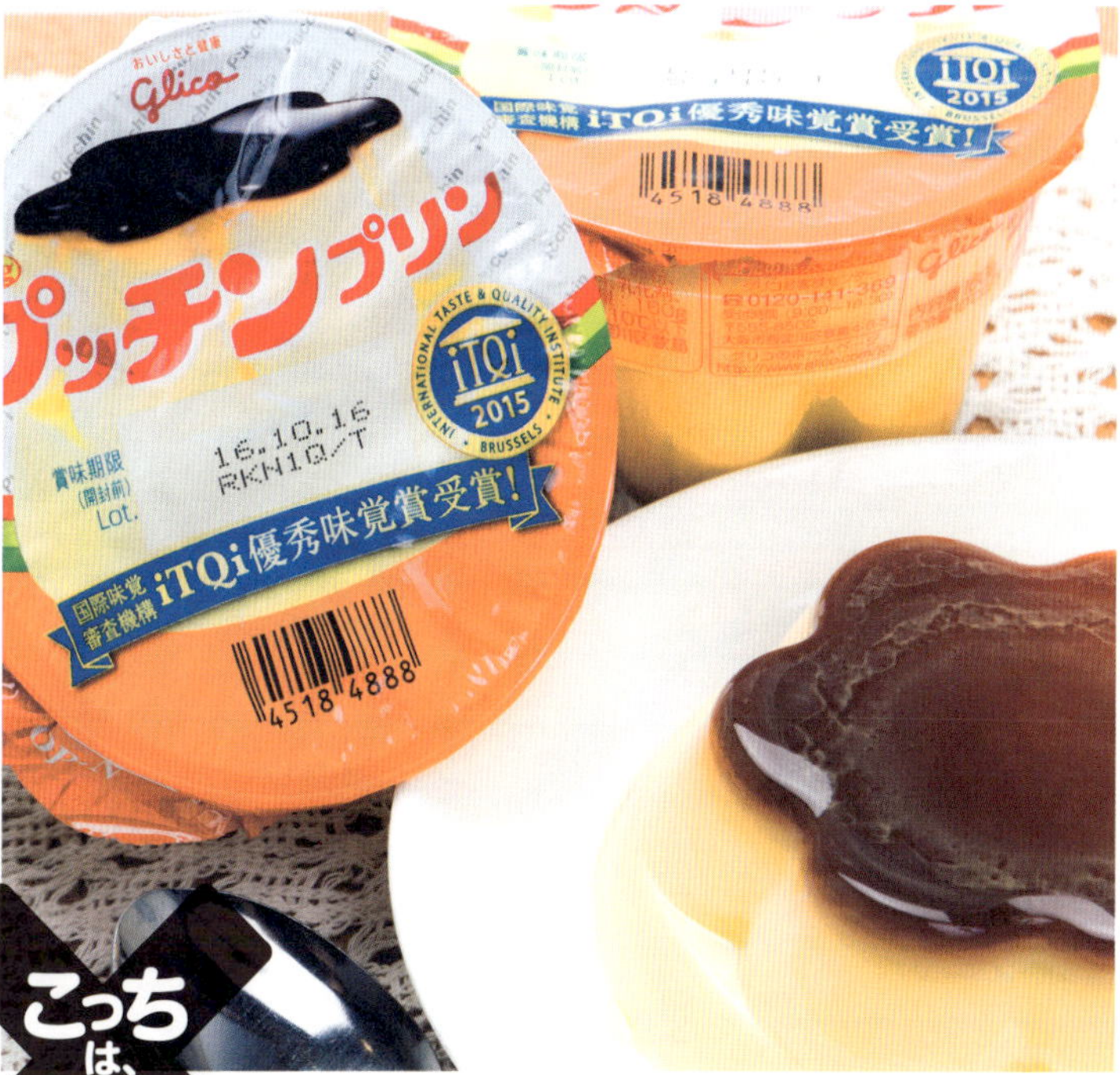

こっちは、ダメ

Big プッチンプリン
（江崎グリコ）

子どもの頃から親しんでいる人たちには気の毒だが、発がん性を無視できないカラメル色素が入っているため、おすすめはできない。

乳製品、砂糖、カラメルシロップ、植物油脂、生乳、コーンスターチ、卵粉、食塩、寒天 / 糊料（増粘多糖類）、香料、酸味料、乳化剤、カロテン色素、V.C、カラメル色素

カラメルソースとはまったくの別物。発がん性物質を含んでいるものもある

トウガラシ色素やトマト色素など植物から抽出された橙色の色素で、安全性にほとんど問題はない

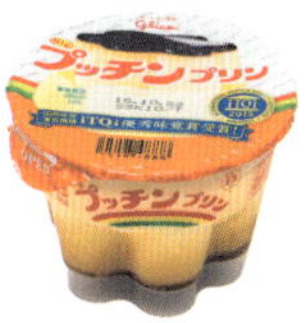

プリン

　世界でもっとも売れているプリンということで、ギネス世界記録に認定された【プッチンプリン】ですが、おススメできないのです。カラメル色素が添加されているからです。**カラメルソース（カラメルシロップ）とカラメル色素はまったくの別物**で、カラメルソースは、単に砂糖を水で煮詰めて焦がしたもの。一方、カラメル色素は次の4種類があります。

　カラメルⅠ…デンプン分解物、糖蜜、または炭水化物を熱処理して得られたもの、あるいは酸もしくはアルカリを加えて熱処理して得られたもの。

　カラメルⅡ…デンプン分解物、糖蜜、または炭水化物に、亜硫酸化合物を加えて、または酸もしくはアルカリをさらに加えて、熱処理して得られたもの。

森永の焼プリン

（森永乳業）

ギリギリOK!

カラメルとはカラメルソースのこと。香料やpH調整剤が添加されているが、カラメル色素が入っていない。ローカストは、食用のイナゴ豆を粉砕したもの。

液卵、砂糖、乳製品、生乳、カラメル、粉あめ、植物油脂、洋酒、乳たんぱく質／香料、糊料（ローカスト）、pH調整剤

カラメルⅢ…デンプン分解物、糖蜜、または炭水化物に、アンモニウム化合物を加えて、または酸もしくはアルカリを加えて、熱処理して得られたもの。

カラメルⅣ…デンプン分解物、糖蜜、または炭水化物に、亜硫酸化合物およびアンモニア化合物を加えて、または酸もしくはアルカリを加えて、熱処理して得られたもの。

カラメルⅢとⅣは、原料にアンモニウム化合物が含まれるため、それが熱処理によって、発がん性のある4－メチルイミダゾールに変化してしまうのです。カラメルⅠとⅡには、4－メチルイミダゾールは含まれず、それほど問題はありません。しかし、「カラメル色素」としか表示されないため、どれが使われているのか不明。

一方、【こだわり極プリン】のほうは、カラメル色素はもちろんのこと、その他の添加物も使われていません。カラメルソースが入っていますが、それは砂糖から作られたものです。

そのため、プリン本来の自然な味わいと香りがあります。

メイトーのなめらかプリン

（協同乳業）

ギリギリ OK!

カラメル色素は添加されていない。香料と乳化剤が添加されているが、ギリギリ OK。デキストリンは、ぶどう糖がいくつも結合したもので、問題なし。

生乳、卵、植物油脂、砂糖、脱脂粉乳、果糖、デキストリン、洋酒、乳等を主要原料とする食品 / 香料、乳化剤

ガム

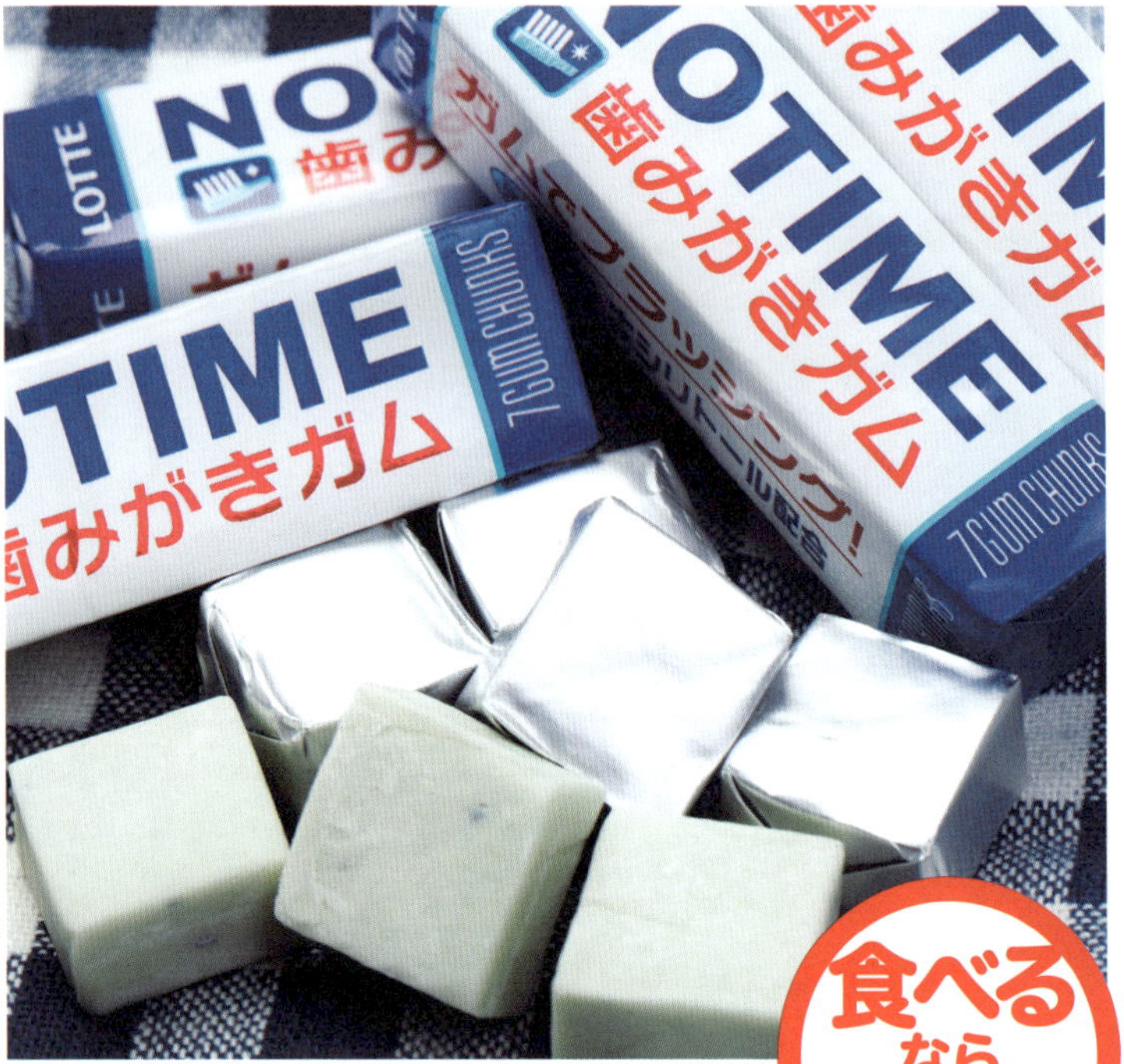

食べるならこっち

ロッテ ノータイムガム

(ロッテ)

パラチノース、還元パラチノース、還元麦芽糖水あめ、ウーロン茶抽出物 / ガムベース、甘味料（キシリトール)、香料、炭酸 Ca、軟化剤、乳酸 Ca、増粘剤（アラビアガム)、着色料（銅葉緑素、クチナシ)、ムタステイン、ビタミン P、(原材料の一部に乳、ゼラチンを含む)

糸状菌の培養液から得られた糖たんぱく質。動物実験では毒性は認められていない

はちみつやサトウキビに少量含まれる甘味成分。砂糖から作られ、食品に分類される

虫歯を防ぐ甘味料として有名。もともとはイチゴやプラムなどに含まれる甘味成分で、安全性には問題なし

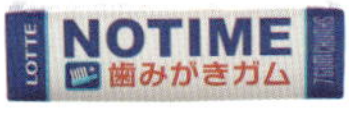

ほとんどのガムに危険性の高い合成甘味料が使われている中、珍しく【ロッテ ノータイムガム】には使われていない。どうしても噛みたい人はこっち。

虫歯を防ぐかわりに、
不安なものが体内に入ってもいいですか？

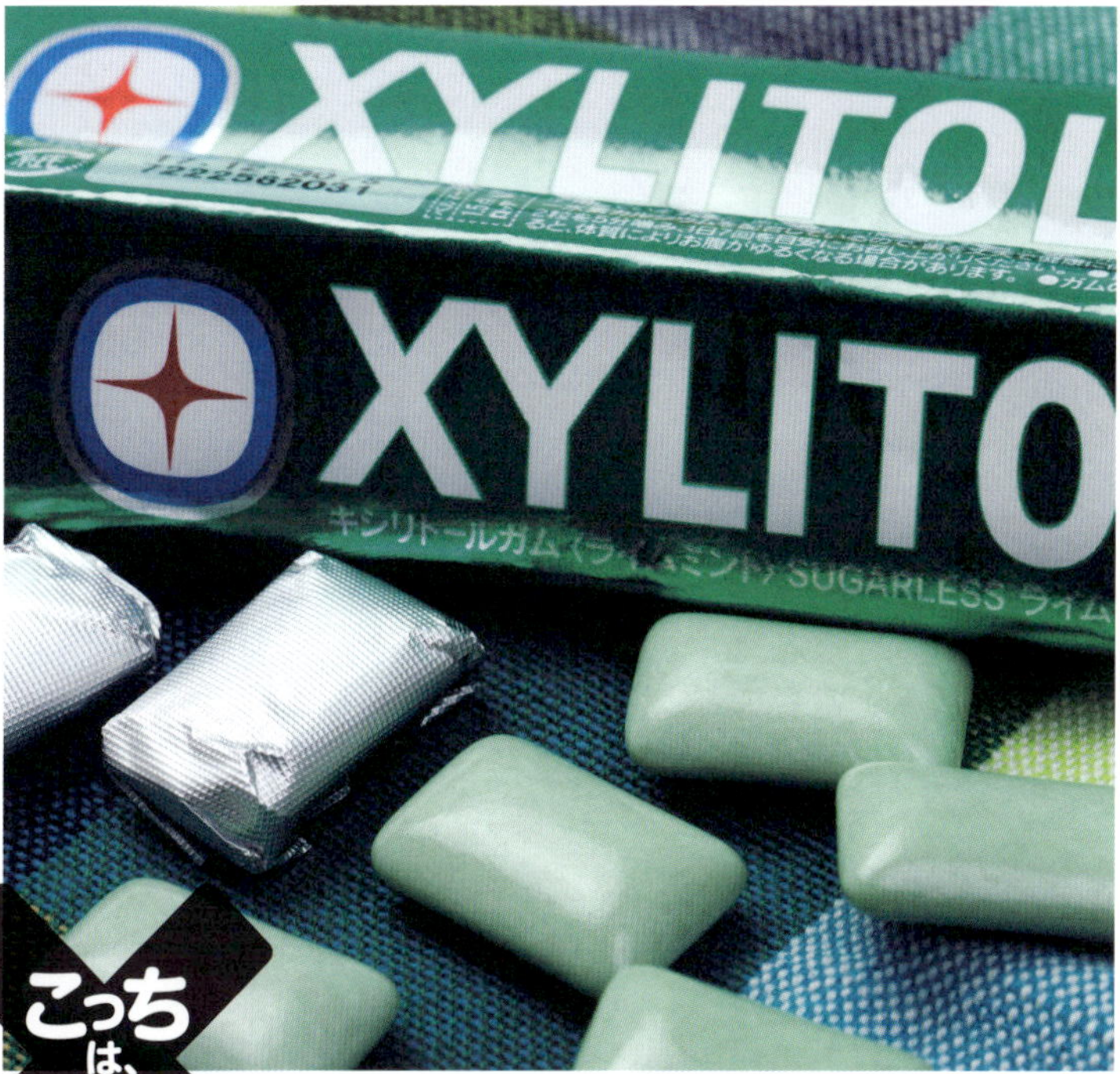

こっちは、ダメ

ロッテ キシリトールガム

（ロッテ）

【ロッテ キシリトールガム】だけではなく、現在販売されているガムのほとんどが「虫歯を防ぐ」かわりに危険性の高い合成甘味料が使用されている。

マルチトール / 甘味料（キシリトール、アスパルテーム・L- フェニルアラニン化合物）、ガムベース、香料、増粘剤（アラビアガム）、光沢剤、リン酸一水素カルシウム、フクロノリ抽出物、着色料（紅花黄、クチナシ）、ヘスペリジン、（一部にゼラチンを含む）

還元麦芽糖水あめともいう。甘みは砂糖に似ているが、虫歯の原因にならないなどの特徴がある

アラビアゴムの樹液を使った天然系の添加物。これはとくに心配はない

アメリカの複数の研究者によって脳腫瘍を起こす可能性が指摘された。また動物実験により白血病やリンパ腫を起こすという結果が出ている

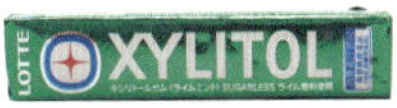

ガム

一昔前は「ガムを食べると虫歯になる」と言われました。砂糖が含まれていたため、虫歯菌を増やして、その結果、虫歯になりやすかったからです。そこで、ガムメーカーでは砂糖の使用をやめて、その代わりにパラチノースやマルチトール、さらに合成甘味料を使うようになったのです。

パラチノースは、はちみつやサトウキビに少量含まれる甘味成分で、砂糖から作られていて、食品に分類されています。虫歯菌は、パラチノースを栄養源としないため、虫歯になりにくいとされています。また、マルチトールは、還元麦芽糖水あめともいいます。デンプンを分解して作った二糖類の麦芽糖（マルトース）に水素を結合させて（これを還元という）、糖アルコールに変えたものです。化学構造としては、ぶどう糖にソルビトールが結合した構造をして

キシリッシュ クリスタルミント

(明治)

これもダメ

合成甘味料のアスパルテーム、アセスルファムK、スクラロースが使われているので×。

マルチトール、ミントパウダー、ミントエキス、植物油脂 / 甘味料（キシリトール、アスパルテーム·L-フェニルアラニン化合物、アセスルファムカリウム、スクラロース）、ガムベース、増粘剤（アラビアガム）、炭酸カルシウム、香料、セルロース、リン酸カルシウム、軟化剤、光沢剤、乳化剤、ポリフェノールオキシダーゼ、（原材料の一部に大豆、ゼラチンを含む）

います。甘みは砂糖に似ていますが、虫歯の原因にならない、吸収率が低いので血糖値が上がりにくい、低カロリーなどの特徴があります。

ところで、現在売られているガムのほとんどには、合成甘味料のアスパルテームやアセスルファムKが使われています。【ロッテ キシリトールガム】ももちろんそうです。したがって、これらはすべてNGです。

そんな状況の中で、**それらの合成甘味料を使っていない唯一のガムといえるのが【ロッテ ノータイムガム】です。**ガムベースや香料などいくつもの添加物が使われていますが、「どうしてもガムを噛みたい」という人には、これがよいでしょう。

なお、キシリトールは、虫歯を防ぐ甘味料ということでガムに使われています。もともとはイチゴやプラムなどに含まれる甘味成分で、安全性に問題はないと考えられます。

クロレッツ XP オリジナルミント

（モンデリーズ・ジャパン）

これもダメ

合成甘味料のアスパルテームとアセスルファムKが使われているので×。

マルチトール、還元水飴、食用油脂、ウラジロガシ茶抽出物、タイム、陳皮／甘味料（ソルビトール、キシリトール、アスパルテーム・L-フェニルアラニン化合物、アセスルファムK）、ガムベース、香料、アラビアガム、マンニトール、レシチン、植物ワックス、着色料（銅葉緑素）、ペルオキシダーゼ、（原材料の一部に大豆を含む）

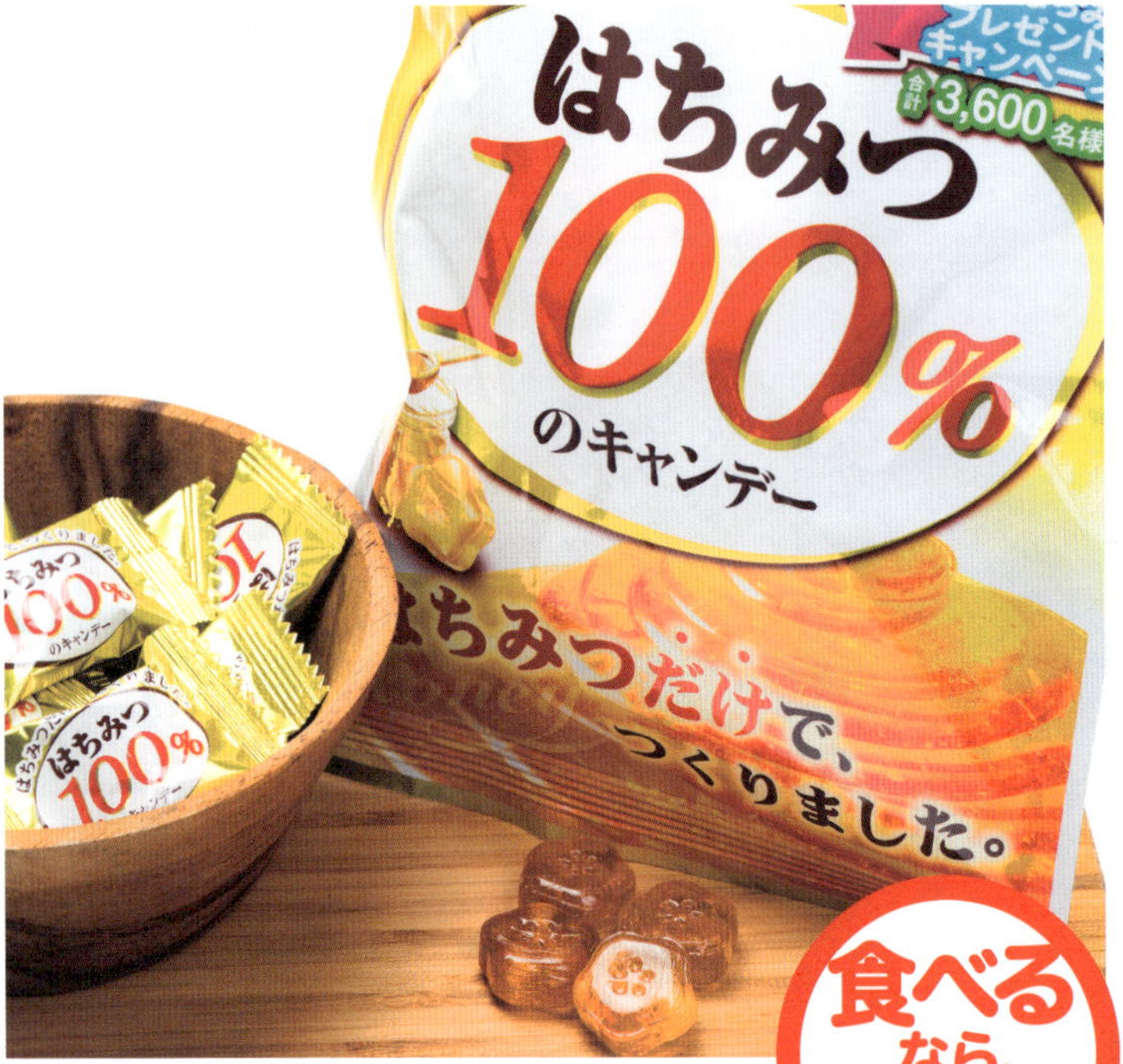

食べるなら、
こっち

はちみつ 100%のキャンデー

（扇雀飴本舗）

はちみつ

のどの炎症を抑える働きが確認されている

「のど荒れをなんとかしたい」というのが目的であれば、味のバリエーションを楽しもうとするより、効果の高いはちみつ製のものを選んでほしい。

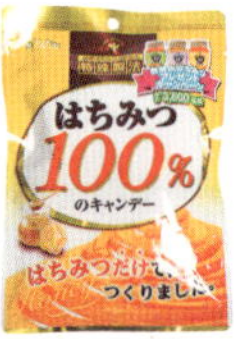

“のど飴”という名称だけで飛びつかず
原材料になにが使われているのかをチェック！

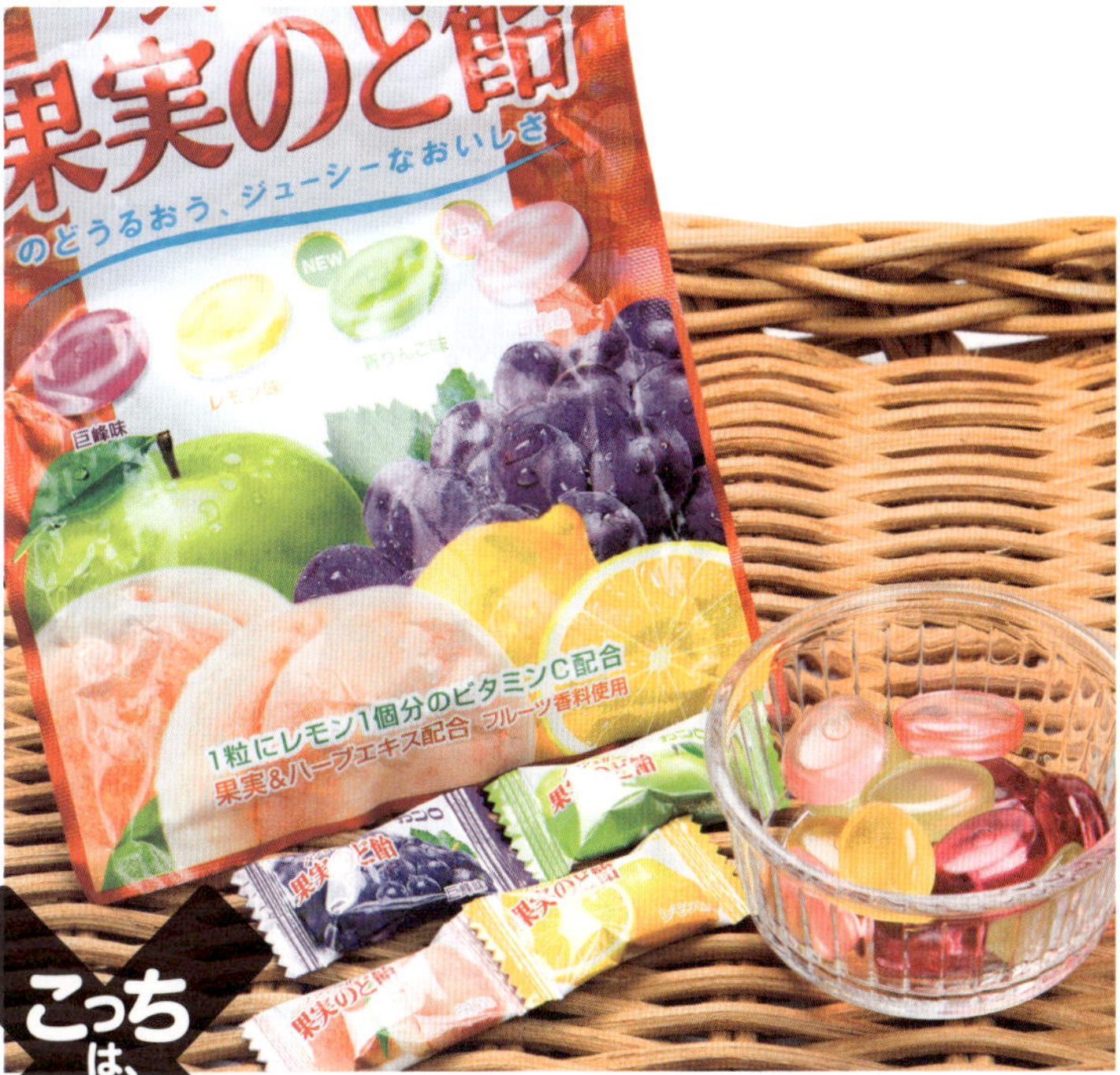

こっちは、ダメ

ノンシュガー 果実のど飴
（カンロ）

合成甘味料のスクラロースが含まれているのでおすすめできない。スクラロースは舌の細胞を刺激することもあり、慣れるのは危険。

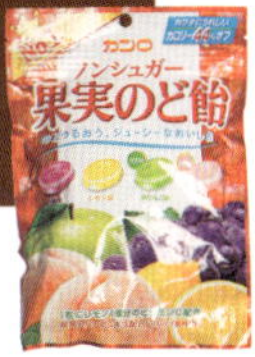

還元水飴、濃縮果汁（ぶどう、レモン、りんご、もも）、果実エキス、ハーブエキス、食用油脂 / 酸味料、香料、ビタミンC、ソルビトール、着色料（紅花黄、野菜色素、クチナシ、カラメル）、甘味料（スクラロース）、乳化剤（大豆由来）

クチナシ：動物実験では下痢、肝臓の出血、肝細胞の壊死が見られた。ただし大量に与えた実験のため、食品に微量添加された場合、どれだけ影響があるかは不明

カラメル：カラメル色素と同じ。4種類あるうち、2種類に発がん性物質が含まれる

紅花黄：マウスやラットを使った実験では、毒性は認められていない

スクラロース：免疫などのシステムを乱す心配がある

のど飴

のどが荒れている人が多いようで、のど飴の人気が高まっており、数多くの製品が出ています。そんな中でおススメしたいのは、【はちみつ１００％のキャンデー】です。添加物を一切使っておらず、原材料ははちみつだけです。それを固形化して飴にしているのです。なめていると、はちみつの成分が溶けてのどを潤してくれます。

昔から「はちみつはのどにいい」といわれていますが、国立健康・栄養研究所の「『健康食品』の安全性・有効性情報」によると、はちみつについて「咳、糖尿病に対してヒトでの有効性が示唆されている」とあります。

とくにのどの炎症を抑える働きが確認されていて、「上気道感染症の小児２７０名（イスラエル）を対象とした二重盲検無作為化プラセボ比較試験において、フトモモ科ハチミツ（64名、平均27・

キシリクリスタル ミルクミントのど飴

（モンデリーズ・ジャパン）

ギリギリOK!

香料と乳化剤が添加されているが、危険性の高い合成甘味料が添加されていないので、ギリギリOK。キシリトールとソルビトールは、安全性に問題なし。

還元麦芽糖水飴、食用油脂、乳製品乳酸菌飲料（殺菌）、マルチトール、ハーブエキス / 甘味料（キシリトール、ソルビトール）、香料、乳化剤、（原材料の一部に乳成分・大豆を含む）

5±13・9ヶ月齢)、ミカン科ハチミツ(62名、平均29±13・5ヶ月齢)、シソ科ハチミツ(73名、平均30±16・6ヶ月齢)を10g、就寝前30分以内に摂取させたところ、**ハチミツを摂取したすべての群で、咳の頻度、重症度、不快度、本人および親の睡眠、総合的な症状スコアの改善が認められた」とのこと。**【はちみつ100%のキャンデー】は100%はちみつでできているので、同様な効果が期待できます。

一方、【ノンシュガー 果実のど飴】のほうは、合成甘味料のスクラロースが添加されています。以前出版社の女性編集者が我が家を訪ねてきた際に、あるメーカーののど飴をなめていたのですが、「舌がしびれるようでおかしい」と言っていました。原材料を見ると、スクラロースが使われていました。スクラロースが舌の細胞を刺激したと考えられます。また【ノンシュガー 果実のど飴】には、着色料のカラメル(カラメル色素)も添加されています。

VC-3000のど飴

(ノーベル製菓)

これもダメ

ビタミンCが多く含まれているということで人気があるが、合成甘味料のアスパルテームが添加されているので×。

還元パラチノース、還元水飴、ハーブエキス、カリンエキス/ビタミンC、香料、甘味料(アスパルテーム・L-フェニルアラニン化合物、ステビア)、ウコン色素、ビタミンB2、ビタミンB1

スナックバー

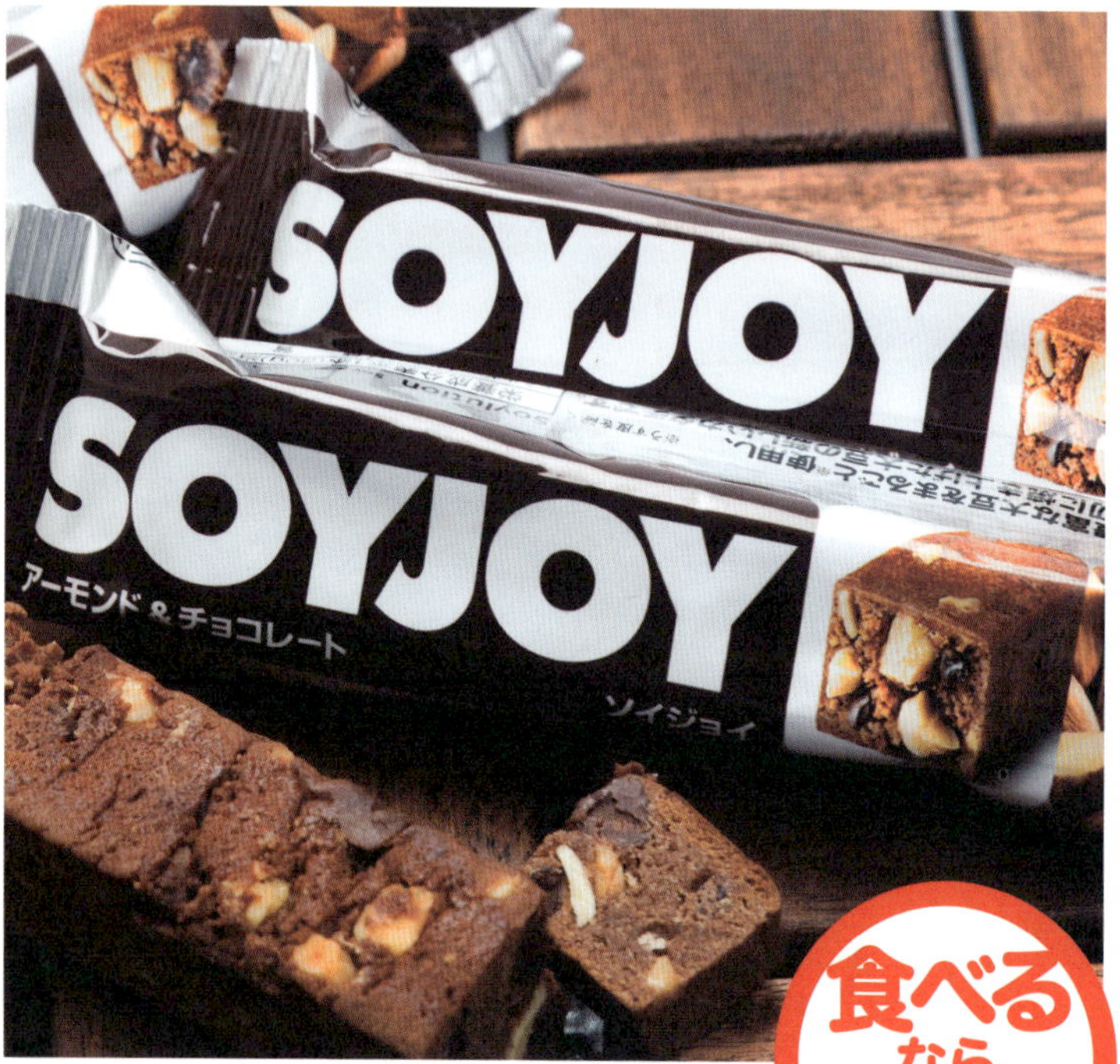

食べるならこっち

ソイジョイ アーモンド&チョコレート（大塚製薬）

大豆粉（遺伝子組換えでない）、アーモンド、食用植物油脂、砂糖、卵、チョコレート、難消化性デキストリン、アガベシロップ、ココアパウダー、イヌリン、食塩／香料（乳由来）、レシチン（大豆由来）、（原材料の一部に乳成分を含む）

卵黄、またはアブラナや大豆の種子から得られた油脂から、分離して得たもの。その由来から、安全性に問題はない

植物によって作られる多糖類。食物繊維の一種であり、問題はなし

消化されにくいため、一度に大量に摂取すると下痢を起こすことがある

小麦粉ではなく大豆が使われているため、大豆の栄養素が豊富に含まれる。香料も使われているもののにおいが弱めだから食べるならこっち。

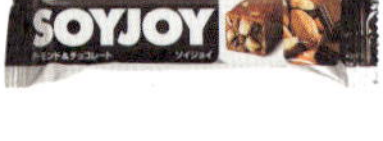

この空腹をすぐにでも「健康的に」満たしたい。そんな気持ちにこたえてくれるのはどれ？

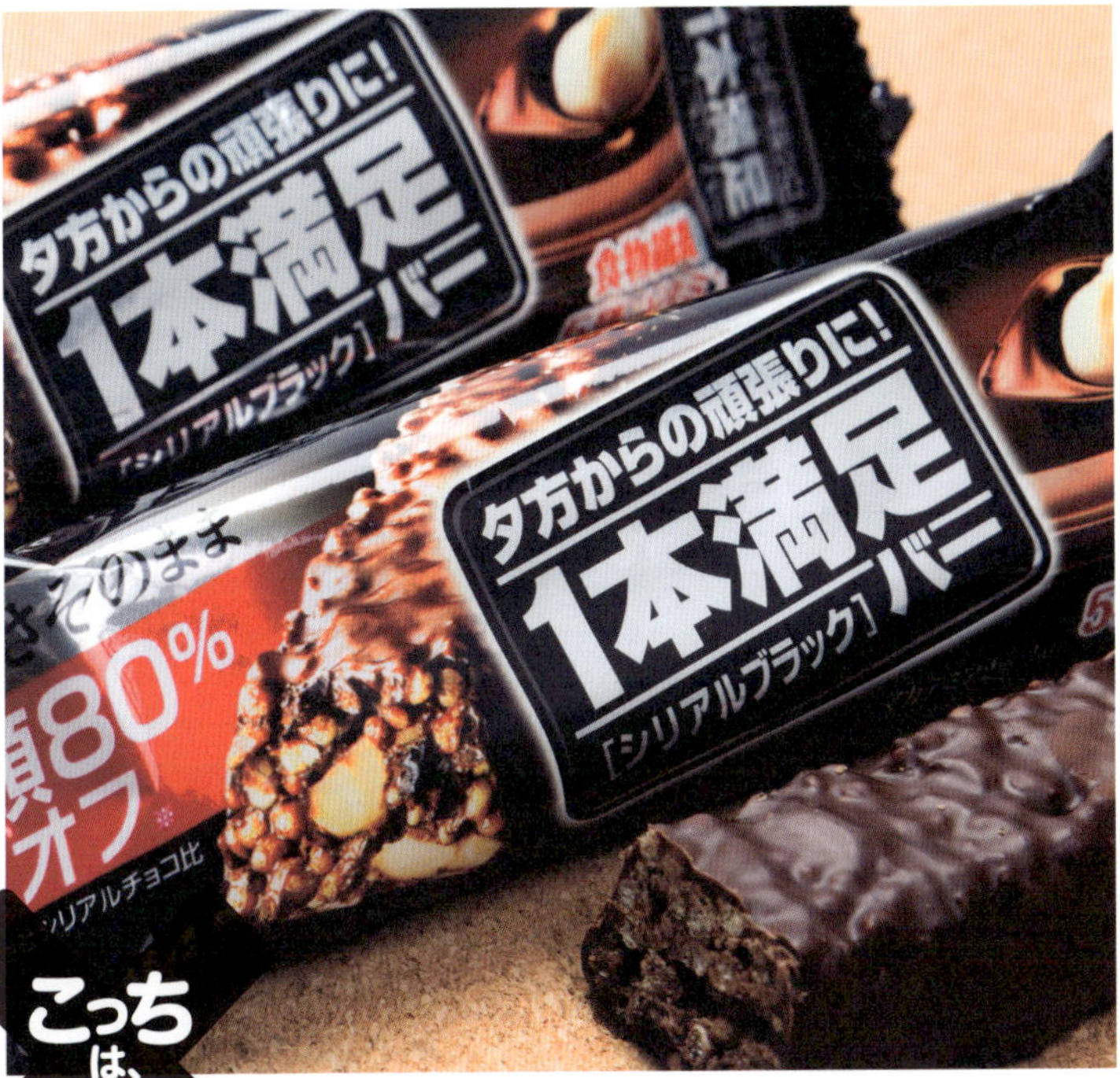

こっちは、ダメ

1本満足バー シリアルブラック

（アサヒグループ食品）

合成甘味料のスクラロースが使われているので×。食べたければスクラロースが使われていない【1本満足バー　シリアルチョコ】の方を選んで。

カカオマス、マルチトール、コーンフレーク、ポリデキストロース、植物油脂、マカデミアナッツ、小麦パフ（小麦粉、でん粉、その他）、レーズン、グルコマンナン / セルロース、乳化剤、香料、V.E、甘味料（スクラロース）、V.B6、V.B2、V.B12、（一部に小麦、乳成分、大豆を含む）

危険性の高い合成甘味料。免疫などのシステムを乱す心配がある

一般飲食物添加物の一種。海藻セルロース、サツマイモセルロース、トウモロコシセルロース、ナタデココなどがあり、どれを使っていても「セルロース」と表示される。いずれも安全性には問題なし

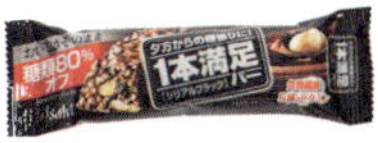

スナックバー

忙しくて食事をする時間のない時や小腹がすいた時に、手軽に食べられる便利なスナックバー。たんぱく質や炭水化物、ビタミンなどを含んでいるので、栄養補給にも役立ちます。しかし、注意しなければならない点があります。それは、【1本満足バー シリアルブラック】のように合成甘味料スクラロースが使われている製品があるという点です。したがって、表示をよく見て、そうしたものは買わないようにしてください。

ただし、**危険性の高い合成甘味料が添加された製品はそれほど多くはなく、ポピュラーなスナックバーである【ソイジョイ】にもそれは添加されていません。**【ソイジョイ】は、小麦粉を使わず、代わりに大豆を使っています。そのため、大豆の栄養素を豊富に含むというのがウリです。

1本満足バー シリアルチョコ

（アサヒグループ食品）

ギリギリ OK!

この製品には合成甘味料のスクラロースは使われていない。セルロースは問題なし。乳化剤や香料が使われているが、ギリギリ OK。

砂糖、コーンフレーク、カカオマス、全粉乳、ココアバター、アーモンド、植物油脂、レーズン、小麦パフ、グルコマンナン / セルロース、乳化剤（大豆由来）、香料、V.E、V.B6、V.B2、V.B1、V.B12

【ソイジョイ】はアーモンド&チョコレートのほかブルーベリー、ピーナッツ、ストロベリーなど全部で13種類ありますが、いずれにも食物繊維の一種の難消化性デキストリンが入っているのが特徴です。

　難消化性デキストリンは、糖や脂肪の吸収を抑えたり、おなかの調子を整えたりする働きがあります。そのため、数多くのトクホ（特定保健用食品）の関与成分として配合されています。

ただし、消化されにくいため、一度に大量に摂取すると下痢をおこすことがあります。ですから、一度に何本も食べない方がよいでしょう。

【ソイジョイ】に使われている添加物は、香料とレシチンくらいです。香料はにおいの弱いもので刺激性はありません。レシチンは、大豆から得られたものです。なお、大豆イソフラボン（過剰に摂取すると、がんを促進する可能性がある）が14ｍｇ含まれていますが、それの1日の上限値は70～75ｍｇなので心配ありません。

ウイダー in バー プロテイン バニラ

（森永製菓）

ギリギリ OK!

危険性の高い合成甘味料は使われていない。乳化剤、香料、膨張剤が使われているが、ギリギリ OK。

小麦粉、砂糖、ショートニング、大豆たんぱく、ホエイたんぱく（乳成分を含む）、植物油脂、ココアパウダー、果糖、とうもろこしでん粉、食塩 / 乳化剤、香料、膨張剤、ナイアシン、パントテン酸 Ca、V.B6、V.B2、V.B1、葉酸、V.B12

せんべい

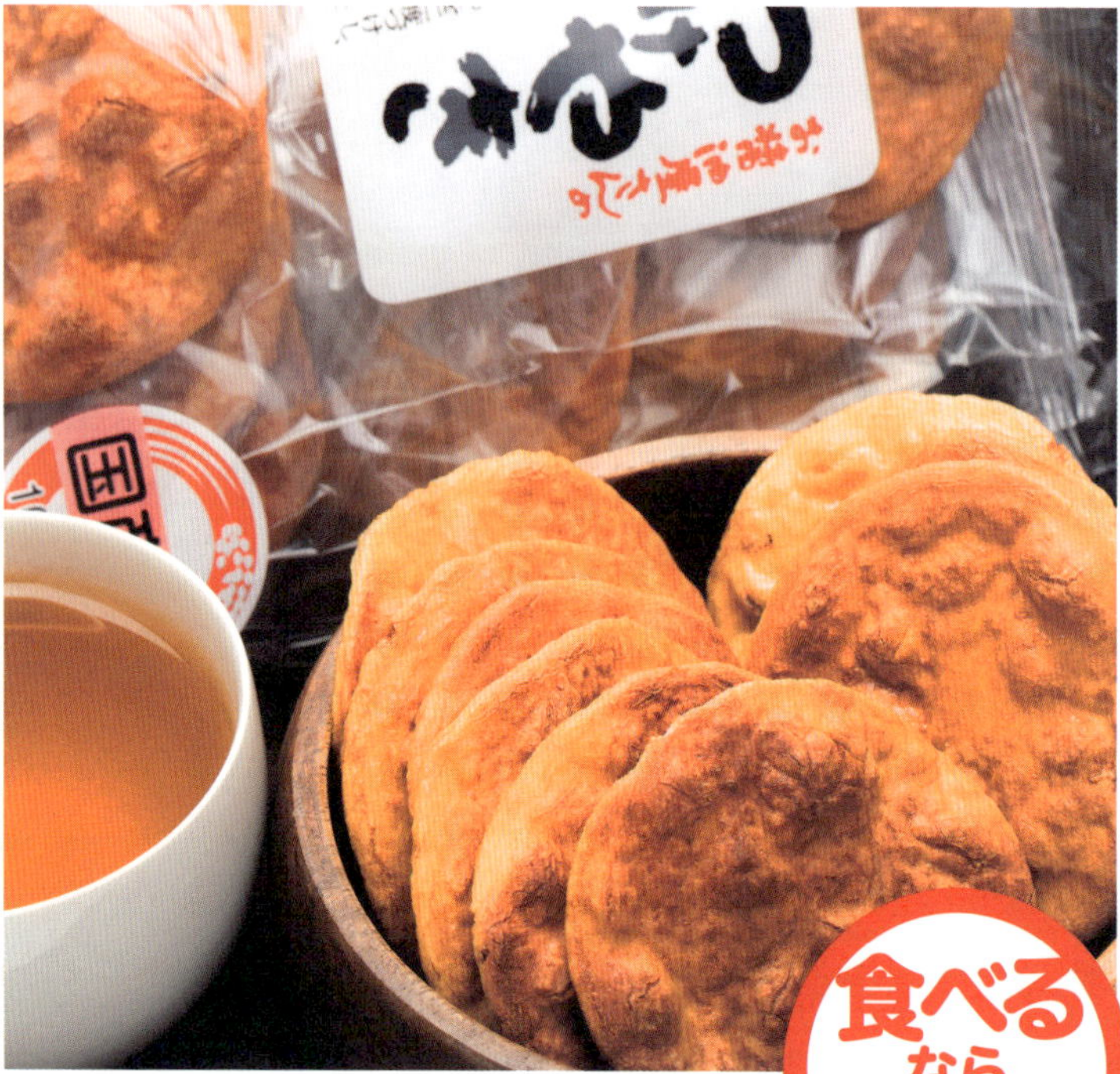

食べるなら、こっち

お醤油屋さんのつけやき

（関口醸造）

うるち米（国産）、醤油、砂糖、澱粉 / 増粘剤（加工デンプン）、調味料（アミノ酸等）、（原材料の一部に大豆、小麦を含む）

デンプンに化学処理を施したもの。食品安全委員会は「添加物として適切に使用される場合、安全性に懸念がないと考えられる」と言っているが、すべての安全性が十分に確認されているとはいえない

一度に多くとると、人によっては、顔や肩、腕などに灼熱感を覚えたり、動悸を感じることがある

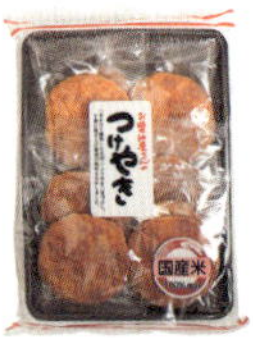

市販のせんべいの多くにはカラメル色素が添加されているが、【お醤油屋さんのつけやき】には入っていない。食べるならこっち。

ついつい食べすぎてしまうけど、
やみつきな味には裏がある？

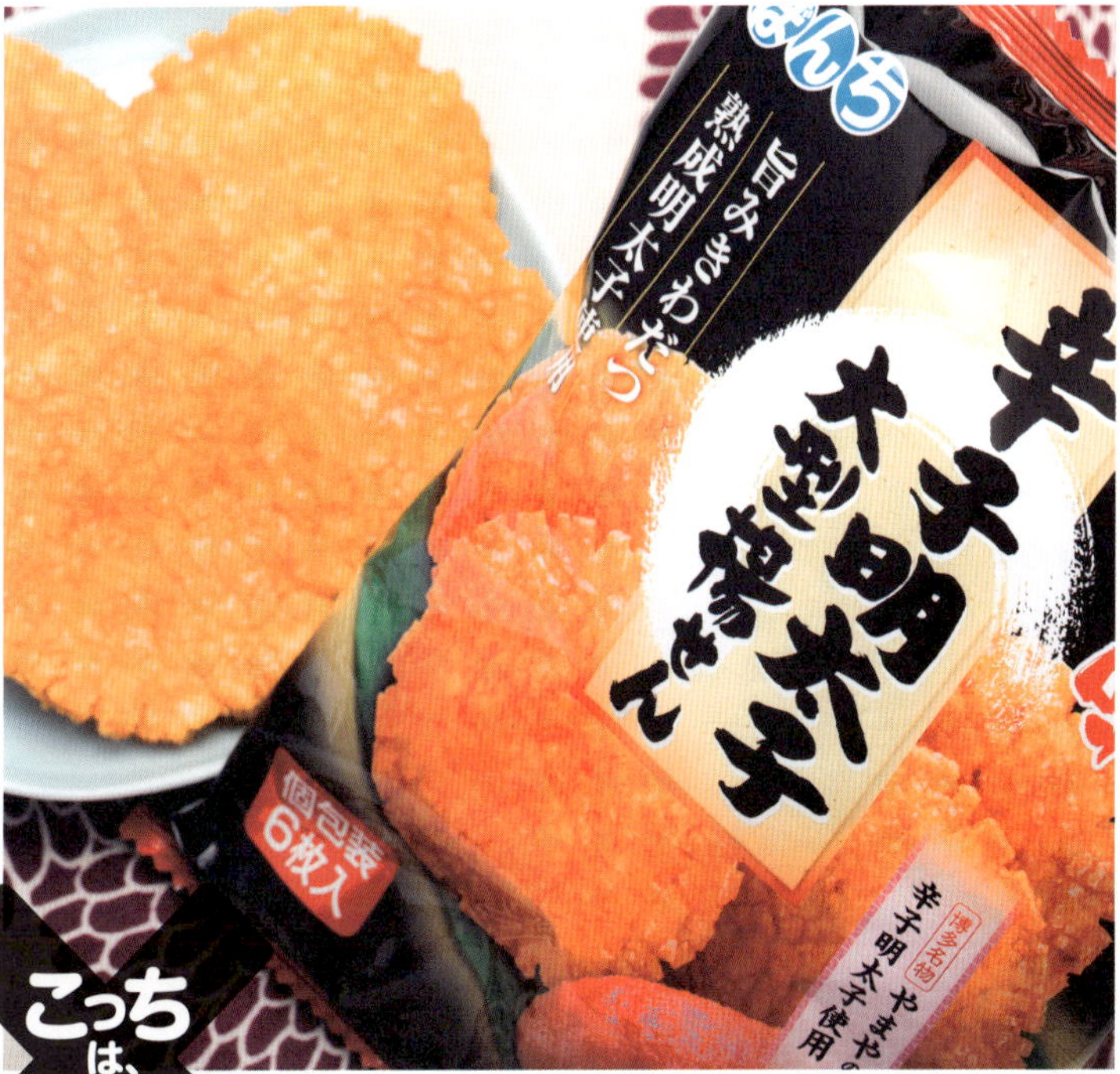

こっちは、ダメ

辛子明太子 大型揚せん

（ぼんち）

発がん性物質を含む心配のあるカラメル色素、また明太子がまぶされることで亜硝酸Naまでも添加されることになりNG。

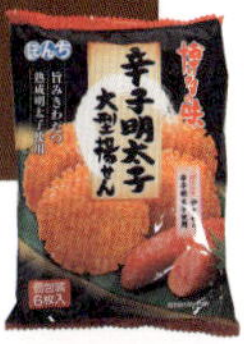

うるち米（国産米、米国産）、植物油脂、しょうゆ（小麦、大豆を含む）、砂糖、辛子明太子（小麦、大豆を含む）、みりん、メンタイシーズニング（乳成分、小麦、大豆、鶏肉、豚肉を含む）、昆布だし、唐辛子／加工デンプン、調味料（アミノ酸等）、トウガラシ色素（大豆由来）、ソルビット、香料（大豆由来）、野菜色素、カラメル色素、発色剤（亜硝酸Na）、香辛料抽出物

香辛料抽出物：コショウやニンニクなどの香辛料から抽出されたもの。安全性に問題なし

カラメル色素：発がん性物質が含まれている可能性がある

亜硝酸Na：急性毒性が強い。また魚卵に多く含まれるアミンという物質と反応して、ニトロソアミン類という強い発がん性物質に変化することがある

せんべい

【辛子明太子 大型揚せん】の袋には、「やまやの辛子明太子使用」と書かれています。つまり、辛子明太子大手のやまやの辛子明太子を揚げせんべいの表面にまぶしているということです。

弁当・惣菜・パン類のコンビニおにぎりの項でも述べましたが、通常辛子明太子には発色剤の亜硝酸Ｎａが添加されています。明太子が黒ずむのを防ぐためです。しかし、原料であるたらこに多く含まれるアミンと亜硝酸Ｎａが化学反応を起こして、強い発がん性のあるニトロソアミン類に変化するという問題があるのです。

したがって、この製品に使われている辛子明太子にはニトロソアミン類が含まれる可能性があります。また、まぶされた辛子明太子には亜硝酸Ｎａが残っているため、それが胃の中でアミンと反応して、ニトロソアミン類になることも考えられます。したがって、

金吾堂 手造りの味厚焼 しょうゆ味 ごま味

（金吾堂製菓）

ギリギリOK!

しょうゆ味もごま味も、使用添加物は調味料（アミノ酸等）のみ。カラメル色素は含まれない。

＜しょうゆ味＞うるち米（国産）、しょうゆ（大豆、小麦を含む）、砂糖、コンブエキス、デキストリン、ばれいしょでん粉／調味料（アミノ酸等）、＜ごま味＞うるち米（国産）、しょうゆ（大豆、小麦を含む）、黒ごま、砂糖、コンブエキス、デキストリン、ばれいしょでん粉／調味料（アミノ酸等）

頻繁に食べていると、胃がんなどになるリスクが高まると考えられます。

私もせんべいが好きで、かつてはよく食べていました。その頃はカラメル色素の一部に発がん性物質が含まれることがわかっていなかったので、カラメル色素や調味料（アミノ酸等）が入ったせんべいを食べていましたが、食べ終わったあとにいつも胃が荒れた感じになりました。

せんべいは塩分が多く、さらにカラメル色素などが加わることで胃の粘膜が荒れてしまったのだと思います。その点でも、カラメル色素入りはよくないようです。

一方、【お醤油屋さんのつけやき】のほうは、添加物は加工デンプンと調味料（アミノ酸等）のみで、カラメル色素は使われていません。その点、安全性は高まると考えられます。

市販のせんべいは、カラメル色素が添加された製品が多く出回っていますが、そうした製品はなるべく避けたほうがよいでしょう。

せんべい とろ火焼 サラダ味

（マルキン米菓）

ギリギリOK!

カラメル色素は添加されていない。調味料（アミノ酸等）が添加されているが、ギリギリOK。レシチンは問題なし。塩分が多いので食べすぎには注意。

うるち米（国内産）、植物油、食塩／調味料（アミノ酸等）、レシチン（大豆）

豆菓子

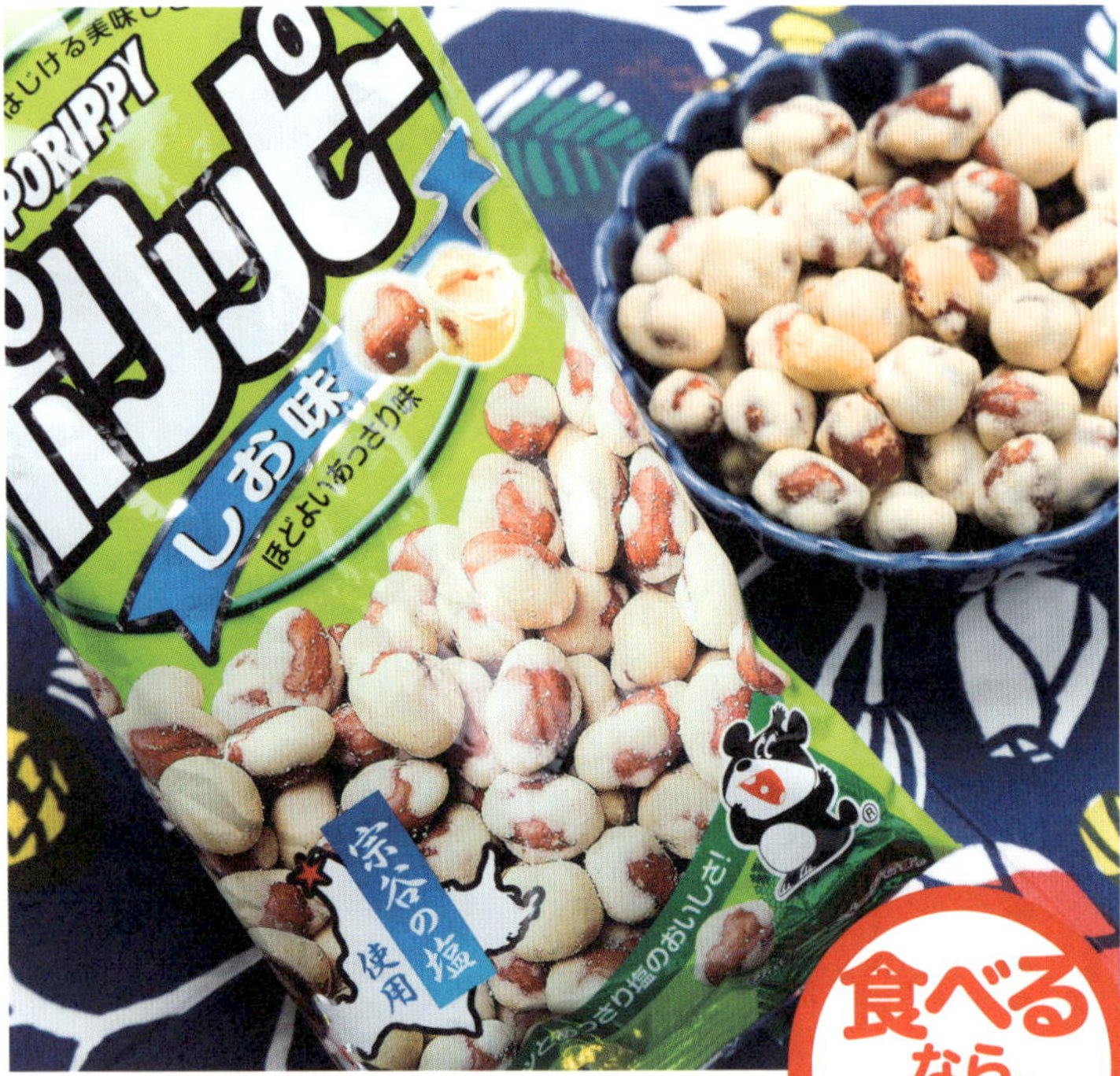

食べるなら、こっち

でん六 ポリッピー しお味

（でん六）

ピーナッツ、小麦粉、砂糖、澱粉、植物油脂、寒梅粉、食塩、酵母エキス、蛋白加水分解物 / 膨張剤、糊料（プルラン）、調味料（アミノ酸）、香料、（原材料の一部にごまを含む）

黒酵母の培養液から得られた多糖類。血液生化学的検査では、とくに検査値の変化は認められなかった

香料が添加されているものの、刺激性は低く、とくに危険性の高い添加物は使われていないので食べるならこっち。

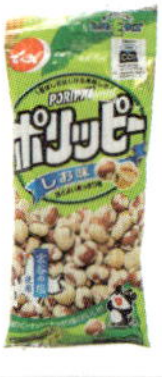

ビールやお茶がもっとおいしくなる。
でも、それは添加物のしわざかもしれない。

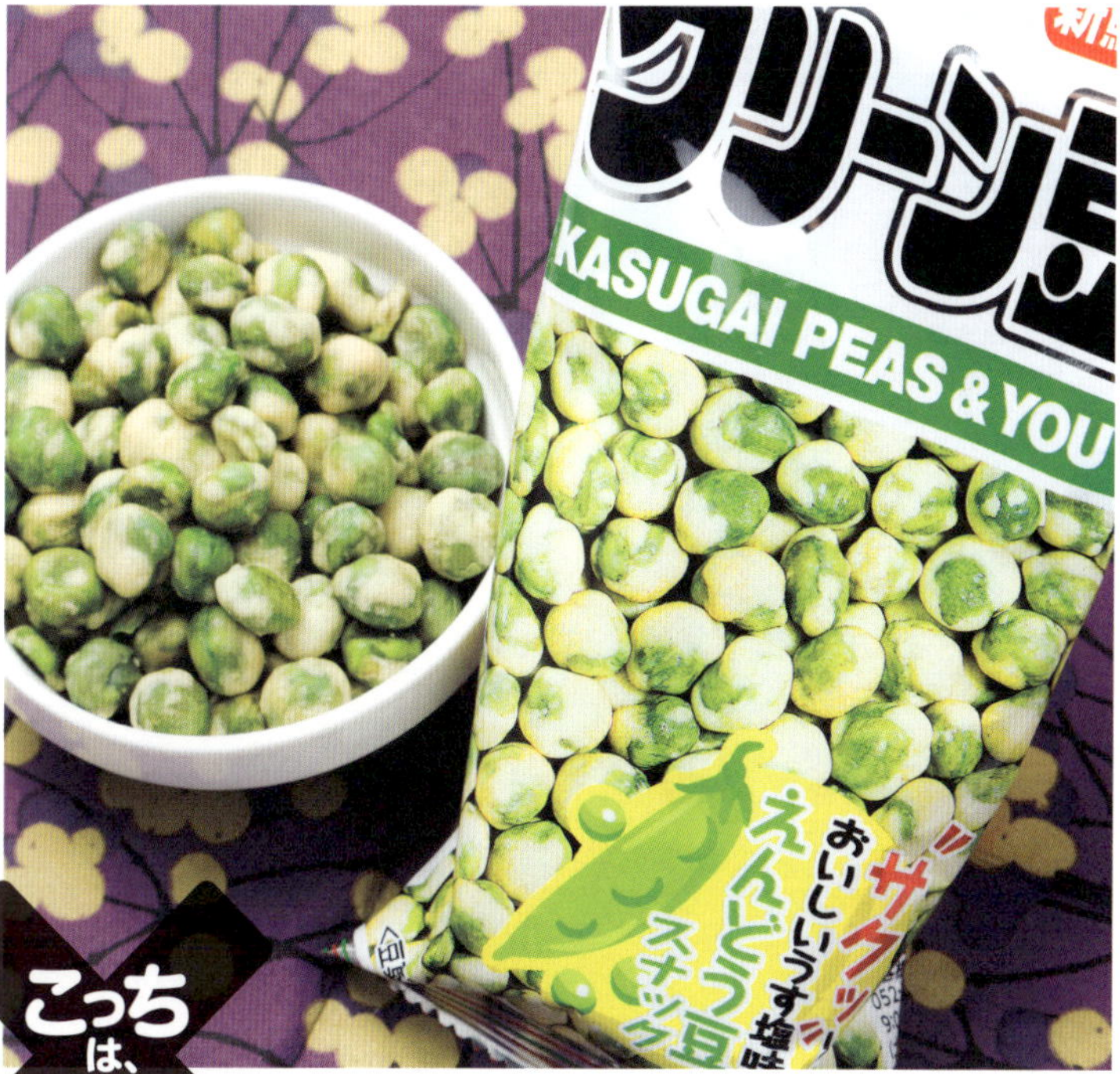

こっちは、ダメ

Kasugai グリーン豆

（春日井製菓）

発がん性が疑われる黄4や青1を含む食品である以上、おすすめはできない。タール色素が添加された製品は極力避けよう。

グリーンピース、食用油脂、澱粉、砂糖、小麦粉、寒梅粉、食塩／調味料（アミノ酸等）、膨張剤、着色料（黄4、青1）

タール色素の1つ。分解されにくい化学物質で、発がん性の疑いがあり、じんましんの原因になることも

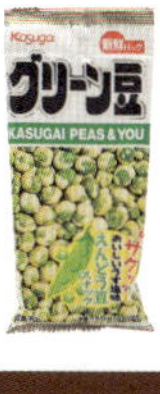

豆菓子

高齢者に人気のある豆菓子ですが、注意しなければならない点があります。それは、【Ｋａｓｕｇａｉグリーン豆】のようにタール色素が添加された製品があるので、それらは避けるようにすることです。

タール色素は合成着色料の一種で、黄4（黄色4号）や青1（青色1号）など全部で12品目について、食品添加物としての使用が認められています。しかし、**いずれも動物実験の結果やその化学構造から発がん性が疑われている**のです。

黄4については、0・5、1、2、5％含むえさを、ラットに対して2年間食べさせた実験で、5％群では明瞭な、2％群では軽度な下痢が見られました。動物や人間が下痢を起こすのは、害のあるものが体内に入ってきた時、それを早く排泄するためです。黄色

三幸の柿の種

（三幸製菓）

ギリギリOK!

柿の種は各メーカーから出ており、ほとんどカラメル色素が使われているが、この製品は不使用。パプリカ色素は、トウガラシから抽出された色素。

ピーナッツ、もち米、しょうゆ（大豆、小麦を含む）、植物油脂（大豆を含む）、デキストリン、砂糖、食塩、かつお節エキス、かつお節パウダー、唐辛子／加工でん粉、調味料（アミノ酸等）、パプリカ色素、乳化剤

4号は、自然界に存在しない化学合成物質なので、体がうまく処理できず、こうしたことが起こると考えられます。また、黄色4号は、人間にじんましんを起こすことが知られています。

青1の場合、2％または3％含む液1mlをラットに週に1回、94〜99週にわたって皮下注射した実験では、76％以上にがんが発生しました。さらに別のラットを使った実験でも、注射によってがんの発生が認められています。

したがって、黄4や青1を含む食品は避けたほうがよいのです。一方、【でん六 ポリッピー しお味】のほうは危険性の高い添加物は使われていません。香料が添加されていますが、刺激性の低いものです。また糊料のプルランは、黒酵母の培養液から得られた多糖類ですが、男性13人に1日に10gのプルランを14日間投与した血液生化学検査では、検査値の変化は認められませんでした。

豆しば おつまみアソート

（でん六）

食べない方が安心！

タール色素は含まれていないが、着色料のカラメル（カラメル色素）のほか、膨張剤や調味料（アミノ酸等）など全部で13種類の添加物が使われている。

ピーナッツ、砂糖、澱粉、小麦粉、米、寒梅粉、しょう油、米粉、植物油脂、食塩、香辛料、デキストリン、ガラクトオリゴ糖、のり、かつおエキス、ブドウ糖、はちみつ、酵母エキス／加工でん粉、膨張剤、炭酸カルシウム、調味料（アミノ酸等）、着色料（クチナシ、カラメル、カロチノイド、紅こうじ）、香辛料抽出物、糊料（プルラン）、ピロリン酸鉄、酸味料、香料、（原材料の一部に乳、ごま、大豆、豚肉を含む）

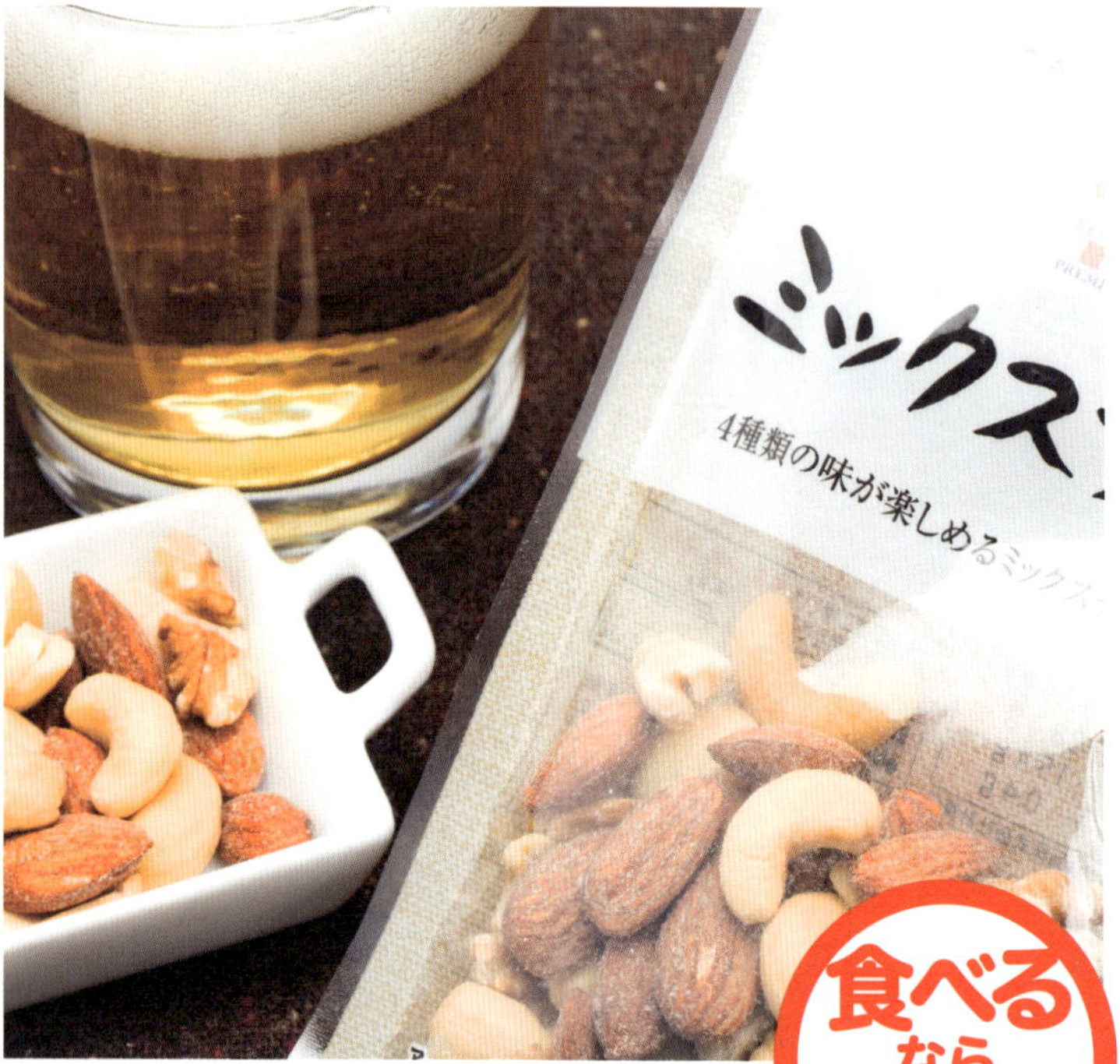

食べるなら、こっち

セブンプレミアム ミックスナッツ

（セブン&アイ・ホールディングス）

アーモンド（アメリカ）、カシューナッツ（インド）、クルミ（アメリカ）、マカダミアナッツ（オーストラリア）、食塩、植物油脂

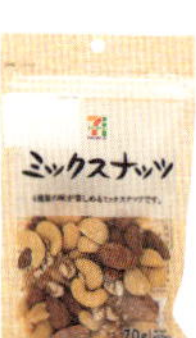

添加物が使われておらず、塩分もわずかなので、お酒のおつまみにするなら、こっち。

飲み会用に乾き物をいくつかまとめ買い。
そんなときは、どんなものを選べばいい？

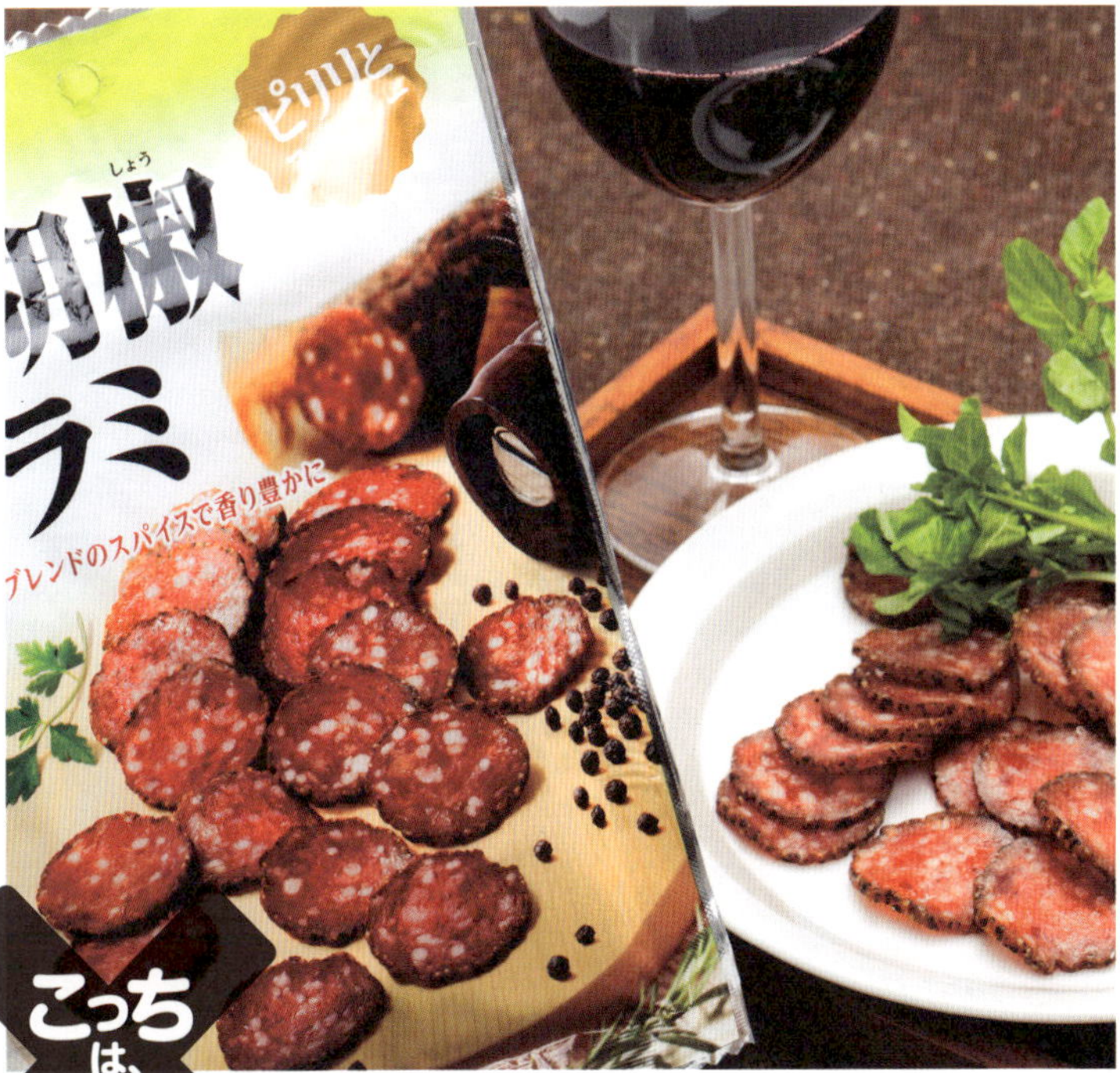

こっちは、ダメ

黒胡椒サラミ

（なとり）

発色剤の亜硫酸 Na が含まれるため、発がんのリスクを高める心配がある。カラメル色素も含まれている。

豚肉、豚脂肪、食塩、粉末水飴、結着材料（粗ゼラチン、乳たん白）、黒こしょう、ナツメグ、白こしょう、ビーフエキス、ガーリック、唐辛子 / 加工でん粉（小麦由来）、ソルビトール、カゼイン Na、調味料（アミノ酸等）、リン酸塩（Na）、酸化防止剤（ビタミン C）、発色剤（亜硝酸 Na）、カラメル色素、（原材料の一部に大豆を含む）

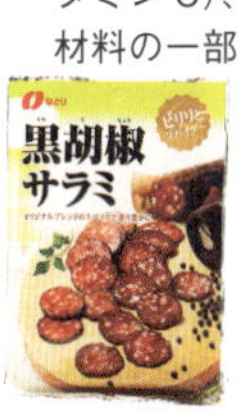

おつまみ

お酒のおともに不可欠なおつまみですが、中でも根強い人気があるのがサラミで、各種の製品が売られています。独特の噛みごたえと肉のうまみがあるからでしょう。しかし、避けたほうが賢明です。なぜなら、ハムやウインナーソーセージなどと同様に発色剤の亜硝酸Ｎａが添加されているからです。そのため、**製品に発がん性物質のニトロソアミン類が含まれる可能性があり、さらに体内でそれができる心配もある**のです。

サラミは独特の赤茶色をしていますが、その色を維持するために【黒胡椒サラミ】のように亜硝酸Ｎａが添加されています。亜硝酸Ｎａは反応性の高い化学物質で、肉に含まれるヘモグロビンやミオグロビンという赤い色素と結合して、ニトロソヘモグロビン、ニトロソミオグロビンになります。これらは鮮やかな赤い色を示すの

イカリ豆 うまか豆

（ミツヤ）

これもOK!

添加物は使われていない。ナトリウムは１袋（76g）あたり289mgで、食塩相当量は0.73gなのでそれほど多くはないが、393kcalあるので、食べすぎには注意。

そら豆（中国）、植物油、食塩

で、肉がいつまでも黒ずむことなく、美しい色を保つことができるのです。

しかし、その反応性の高さが仇になっているのです。肉にはアミンという物質が多く含まれているため、それとも反応して、ニトロソアミン類に変化してしまうのです。なお、ビーフジャーキーやおつまみベーコンにも亜硝酸Ｎａが添加されているので、同様な問題があります。

一方、ナッツ類もおつまみとして人気がありますが、【セブンプレミアム ミックスナッツ】の場合、添加物は使われていないので安心して食べることができます。

「塩分が多いんじゃないの?」と心配する人もいると思いますが、1袋（70ｇ）あたり食塩相当量はわずか0・4ｇなのであまり心配しなくてもよいでしょう。

糸柳焼かまぼこ

（なとり）

ギリギリOK!

加工デンプンと調味料（アミノ酸等）が使われているが、ギリギリOK。ソルビトール（ソルビット）は果実や海藻などに含まれる甘味成分で、問題なし。

鱈すり身、でん粉、植物性たん白、食塩、砂糖、植物油、しょうゆ / ソルビトール、加工でん粉、調味料（アミノ酸等）、（原材料の一部に小麦を含む）

アイスクリーム

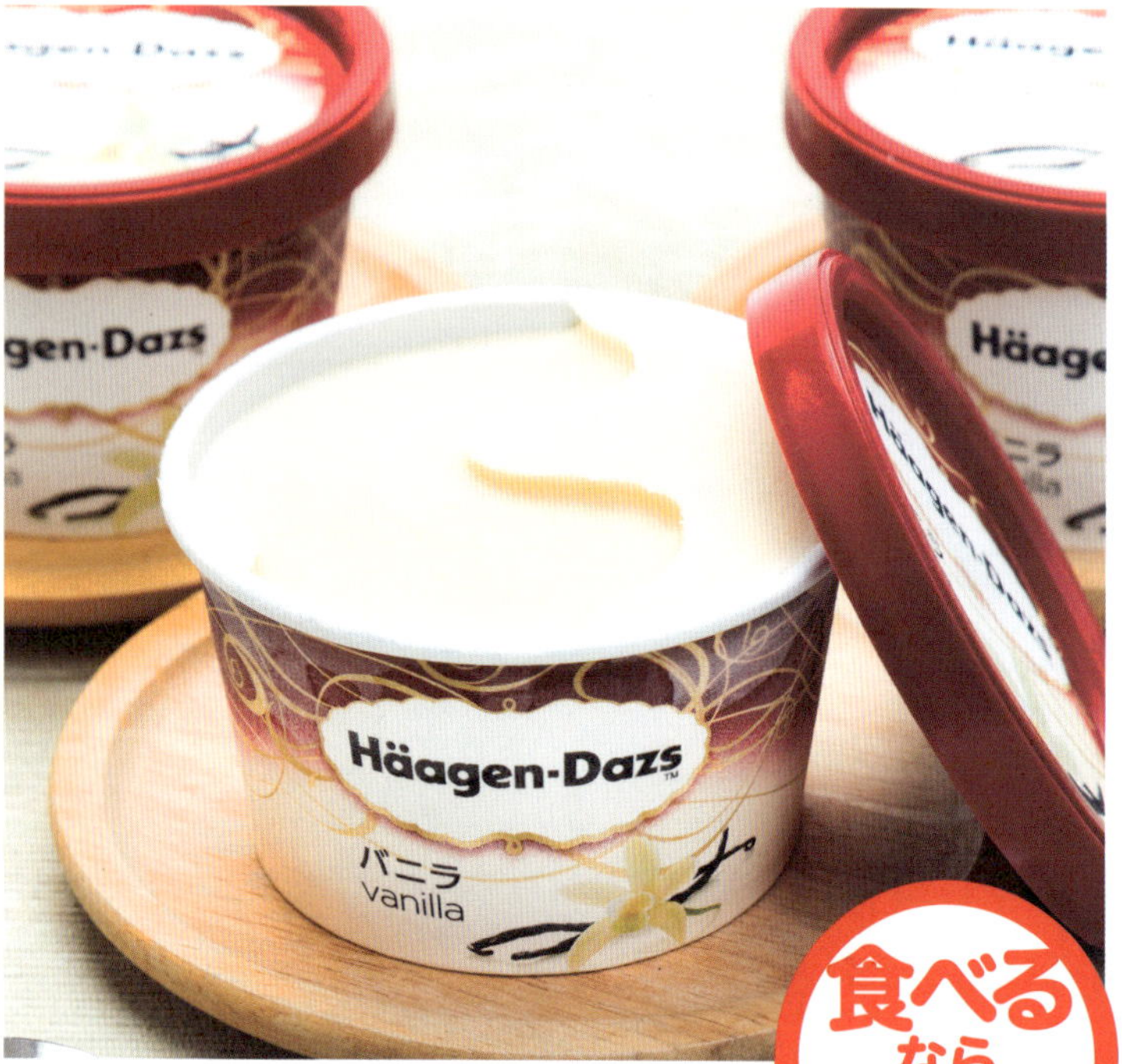

食べるなら、こっち

ハーゲンダッツ バニラ

（ハーゲンダッツジャパン）

クリーム、脱脂濃縮乳、砂糖、卵黄 / バニラ香料、（原材料の一部に卵白を含む）

バニラビーンズから得られる。古くから使われており、その安全性は広く認められている

他の製品と比べると割高だが、中身は本物のアイスクリーム。カロリーが高いので食べすぎには注意だが、安心して食べたいならこっち。

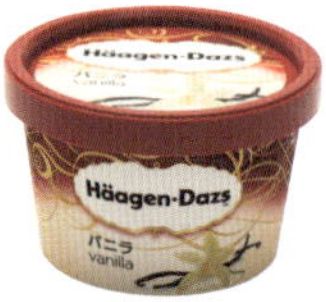

「自分へのごほうび」に買って帰りたい。
そんなとき、どれを選べば安全なんだろう？

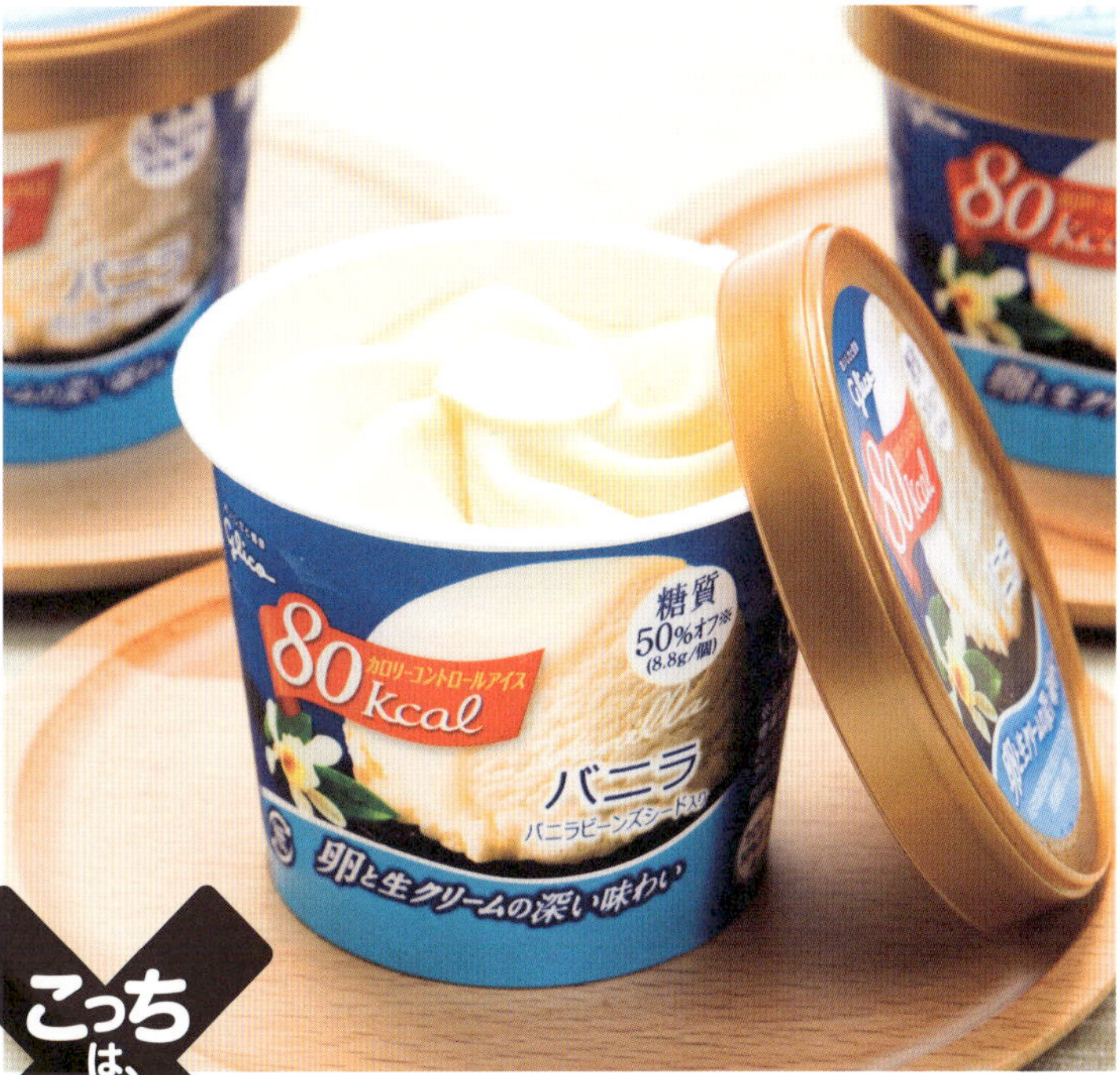

こっちは、ダメ

カロリーコントロールアイス バニラ（江崎グリコ）

ハーゲンダッツに近い場所によく陳列されている。一見高級そうに見えるがラクトアイスであり、危険性の高い合成甘味料入りなのでNG。

ポリデキストロース、豆腐、植物油脂、還元水あめ、乳製品、乳たんぱく、マルチトール、乳糖を主要原料とする食品、食塩、バニラビーンズシード / 香料、乳化剤、安定剤（増粘多糖類）、甘味料（スクラロース、アセスルファムK）、カロチン色素

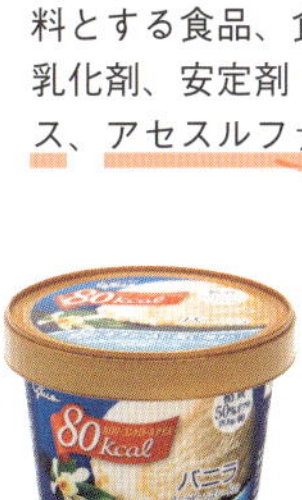

アセスルファムカリウムは2000年に認可された添加物で、砂糖の約200倍の甘味がある。動物実験の結果から、肝臓や免疫に対するダメージが心配される

非常に分解されにくい化学物質なので、人間の体内にとりこまれた際、全身に回って、免疫などのシステムを乱す心配がある

アイスクリーム

実はみなさんがアイスクリームだと思って食べているものは、本当はアイスクリームではないと言ったら、「なぜ?」と思う人も多いでしょう。しかしこれは事実なのです。市販のいわゆるアイスクリーム類は、国の乳等省令によって次の3種類に分類されています。

①アイスクリーム＝乳固形分15・0％以上、うち乳脂肪分が8・0％以上含まれているもの。

②アイスミルク＝乳固形分10・0％以上、うち乳脂肪が3・0％以上含まれているもの。

③ラクトアイス＝乳固形分3・0％以上。

一番濃厚な味がするのはアイスクリームですが、**コンビニやスーパーなどで売られている100円前後の製品は、ほとんどがラクトアイスに該当します。**そして、【カロリーコントロールアイス

エッセルスーパーカップ 超バニラ

（明治）

ギリギリOK!

アナトー色素は、動物実験の結果などから安全性に問題はないと考えられる。香料は、バニラの香りのするものが使われているが、具体名が表示されず。

乳製品、植物油脂、砂糖、水あめ、卵黄、ぶどう糖果糖液糖、食塩 / 香料、アナトー色素、（原材料の一部に大豆を含む）

バニラ】も一見高級そうに見えますが、実はラクトアイスなのです。しかも、合成甘味料のスクラロースとアセスルファムＫが使われています。したがって、ＮＧです。

一方、【ハーゲンダッツ バニラ】はれっきとしたアイスクリームです。値段は高めですが、乳固形分と乳脂肪分が多いため、コクがあってなめらかな本来のアイスクリームの味がします。「【ハーゲンダッツ】はおいしい」という声が多いのはこのためです。

この製品に使われている添加物は、バニラ香料のみです。これは、バニラビーンズから得られた香料です。バニラ香料は古くから使われており、その安全性は広く認められています。

なお、【ハーゲンダッツ ストロベリー】の原材料は、「クリーム、脱脂濃縮乳、ストロベリー果肉、砂糖、卵黄、（原材料の一部に卵白を含む）」、【ハーゲンダッツ グリーンティー】の原材料は、「クリーム、脱脂濃縮乳、砂糖、卵黄、まっ茶、（原材料の一部に卵白を含む）」です。どちらも添加物は使われていません。

バニラモナカ ジャンボ

（森永製菓）

これもダメ

合成甘味料のアセスルファムＫが使われている。さらに、カラメル色素も使われている。

乳製品、砂糖、モナカ（小麦を含む）、チョコレートコーチング、水あめ、デキストリン／加工デンプン、乳化剤（大豆由来）、セルロース、安定剤（増粘多糖類）、香料、カラメル色素、甘味料（アセスルファムＫ）

発泡酒

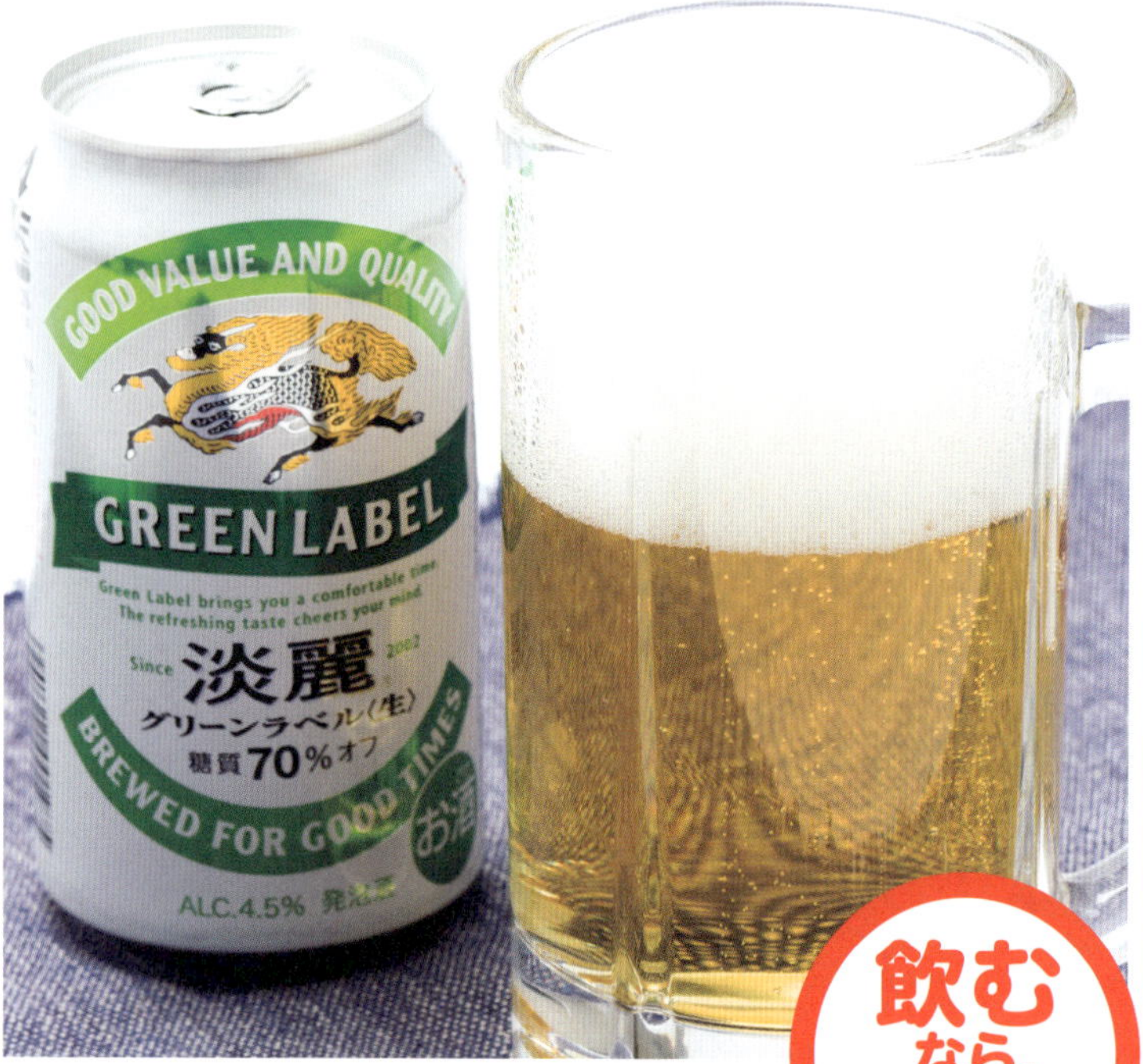

飲むなら、こっち

淡麗 グリーンラベル

（麒麟麦酒）

麦芽、ホップ、大麦、コーン、糖類

ぶどう糖や果糖などの単糖類およびショ糖や麦芽糖などの二糖類のこと

糖質を減らしている上に、危険性の高い添加物も見当たらないので飲むならこっち。ただし糖質はあくまでも「過剰摂取がいけない」というだけ。

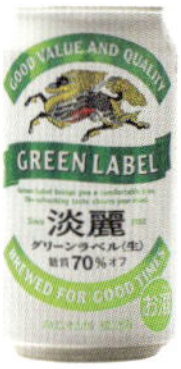

同じメーカーの、同じ銘柄だから。
そんな理由で「問題ない」と思っていませんか？

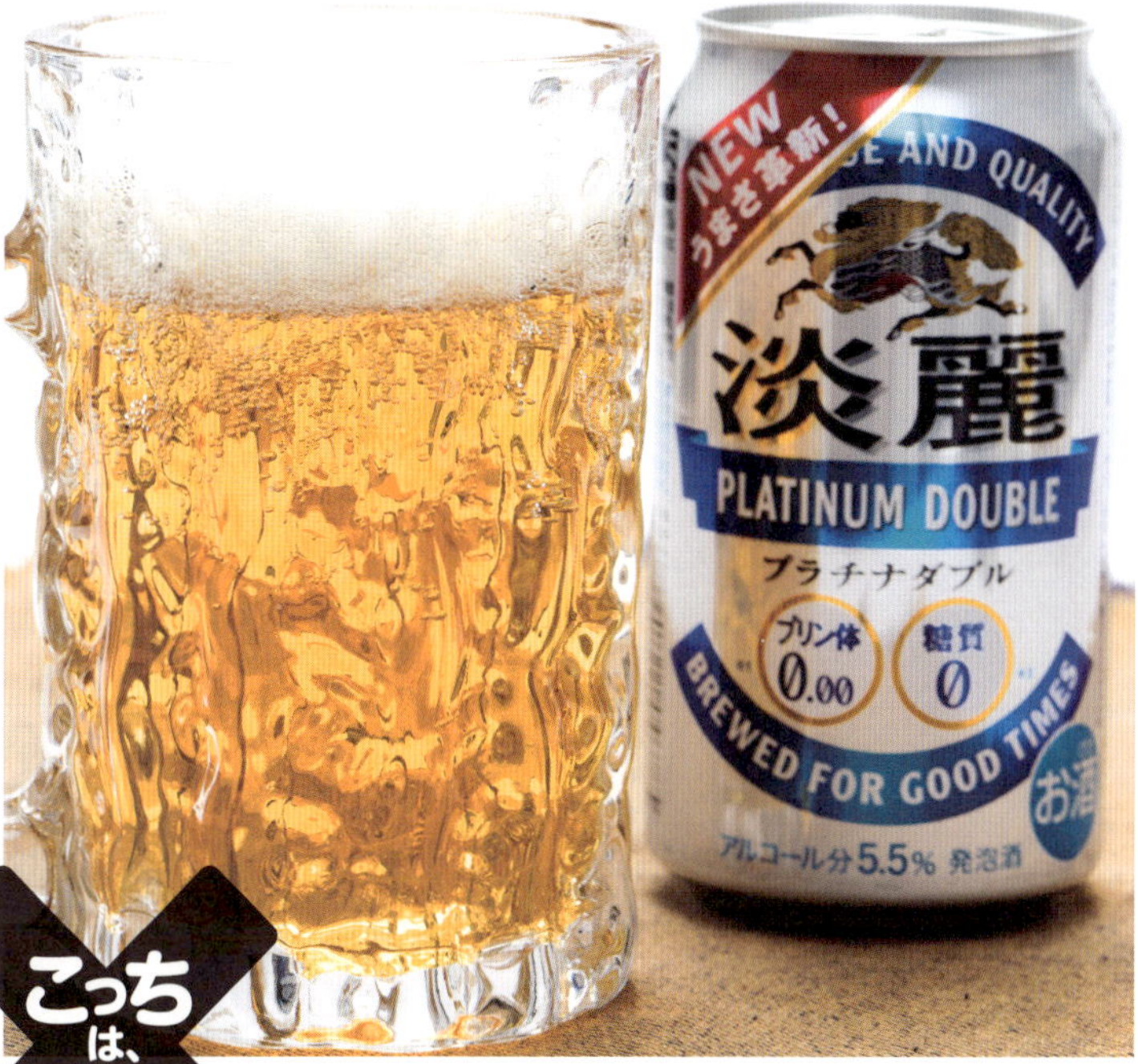

こっちは、ダメ

淡麗 プラチナダブル

（麒麟麦酒）

よく【淡麗 グリーンラベル】の隣に陳列されているが、こちらはカラメル色素や香料、さらに合成甘味料のアセスルファムKが添加されているので×。

麦芽、ホップ、大麦、糖類 / カラメル色素、アルコール、香料、酸味料、乳化剤、甘味料（アセスルファムK）

カラメル色素：発がん性物質が含まれているものもある

アセスルファムK：砂糖の約200倍の甘味がある。肝臓や免疫に対するダメージが心配される

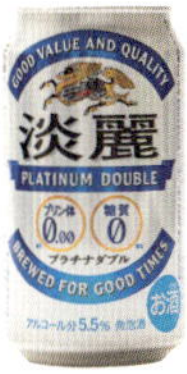

発泡酒

　発泡酒の場合、【淡麗】の独壇場の観がありますが、その【淡麗】にもいくつか種類があります。最初に売り出されたのは【淡麗】で、次に【淡麗 グリーンラベル】が出て、さらに【淡麗 プラチナダブル】が出ました。それらの違いは、徐々に糖質やカロリーが少なくなっていることです。【淡麗】の場合、１００ｍｌ当たり45ｋｃａｌで、糖質は３・２ｇです。【淡麗 グリーンラベル】は同じく28ｋｃａｌで、糖質は０・５～１・１ｇ。そこで「糖質70％オフ」と盛んに宣伝しているのです。

　さらに【淡麗 プラチナダブル】は、同じく31ｋｃａｌで、糖質は０ｇです。「０ｇ」といっても、完全にゼロではなく、１００ｍｌあたり０・５ｇ未満ということです。食品表示基準では飲料の場合、１００ｍｌあたりの糖質が０・５ｇ未満であれば、「糖

淡麗

（麒麟麦酒）

これもOK!

添加物は使われていない。【淡麗グリーンラベル】に比べると糖質が多めだが、「【淡麗】のほうがうまい」という人もいるだろう。糖質を含むつまみを少し減らそう。

麦芽、ホップ、大麦、コーン、糖類

質0g」という表示が認められているからです。

いまや糖質は悪者扱いされていて、糖質制限ダイエットが注目を集めており、そんなこともあって糖質を減らした飲み物や食品の人気が高まっています。

糖質とは、食物繊維を除いた炭水化物のことであり、体内で消化・吸収されて、エネルギーとなります。ですから、人間にとっては不可欠なものなのです。ところが、過剰に摂取すると、高血糖の原因となり、また脂肪として蓄積されて肥満を引き起こします。そのため、忌み嫌われるようになったのです。しかし、あくまで過剰摂取がいけないのであって、糖質そのものが悪いわけではありません。

その点では、糖質を減らした【淡麗 グリーンラベル】がおススメで、私もよく飲んでいます。一方、【淡麗 プラチナダブル】は糖質をほとんど含みませんが、カラメル色素や香料などの添加物を含み、さらに合成甘味料のアセスルファムKが添加されています。その点でNGです。

極 ZERO

（サッポロビール）

飲まない方が安心！

糖質は0gだが、苦味料、カラメル色素、香料、酸味料、安定剤のアルギン酸エステルなどが使われている。その点では、おススメはできない。

麦芽、ホップ、大麦、糖類、苦味料、カラメル色素、スピリッツ、水溶性食物繊維、エンドウたんぱく抽出物、香料、塩化カルシウム、酸味料、安定剤（アルギン酸エステル）

第三のビール

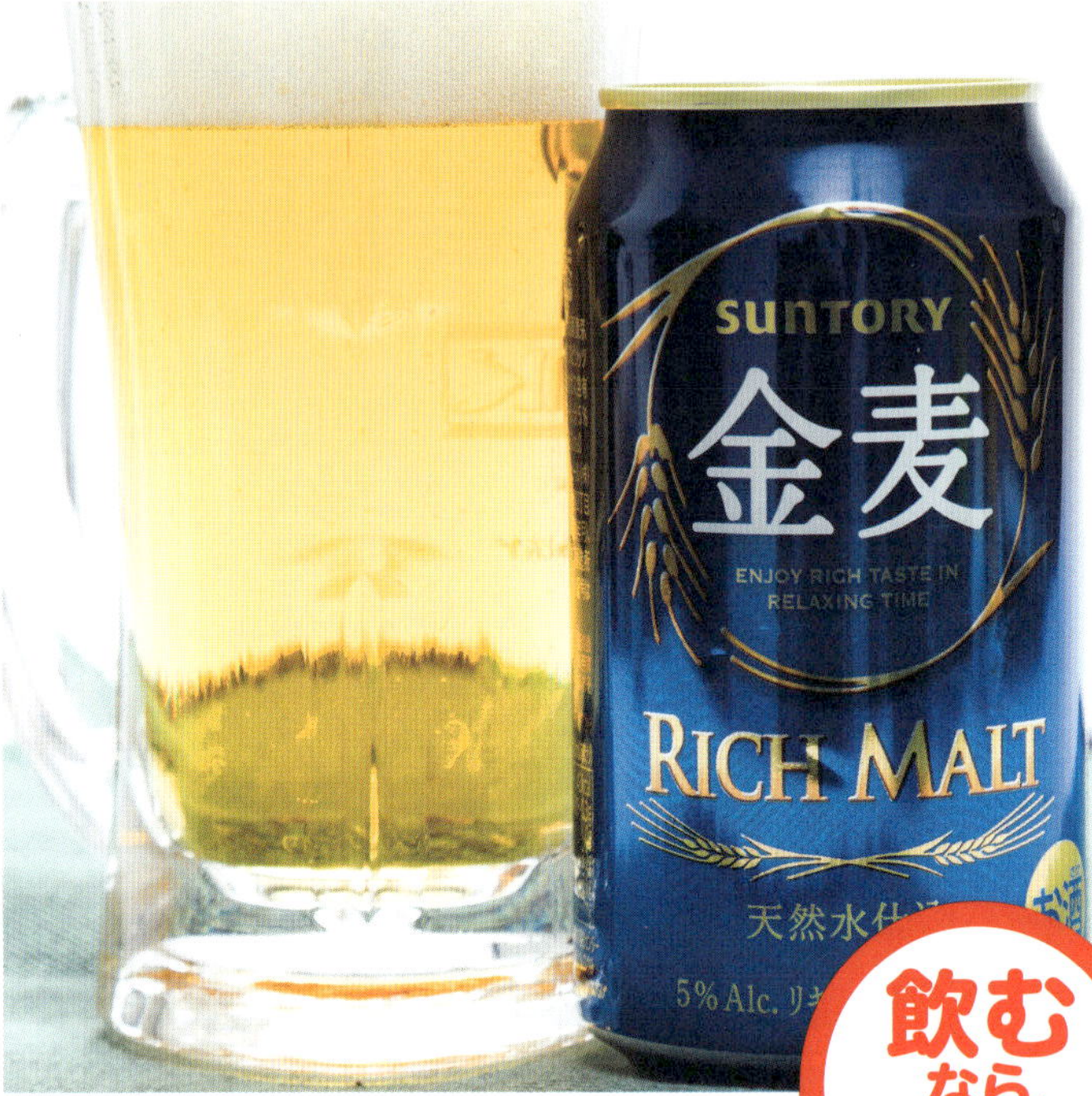

飲むなら、こっち

金麦

（サントリービール）

発泡酒（麦芽、ホップ、糖類）、スピリッツ（小麦）、
炭酸ガス含有

添加物は使われていない

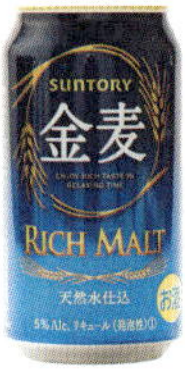

発泡酒にスピリッツを加えたものであり、炭酸ガス以外は添加物は使われていない。糖質が気になる人には【金麦 糖質75%オフ】もおすすめ。

「これで十分満足」という人は多いはず。
ただ味は似ていても、中身は一緒じゃない！

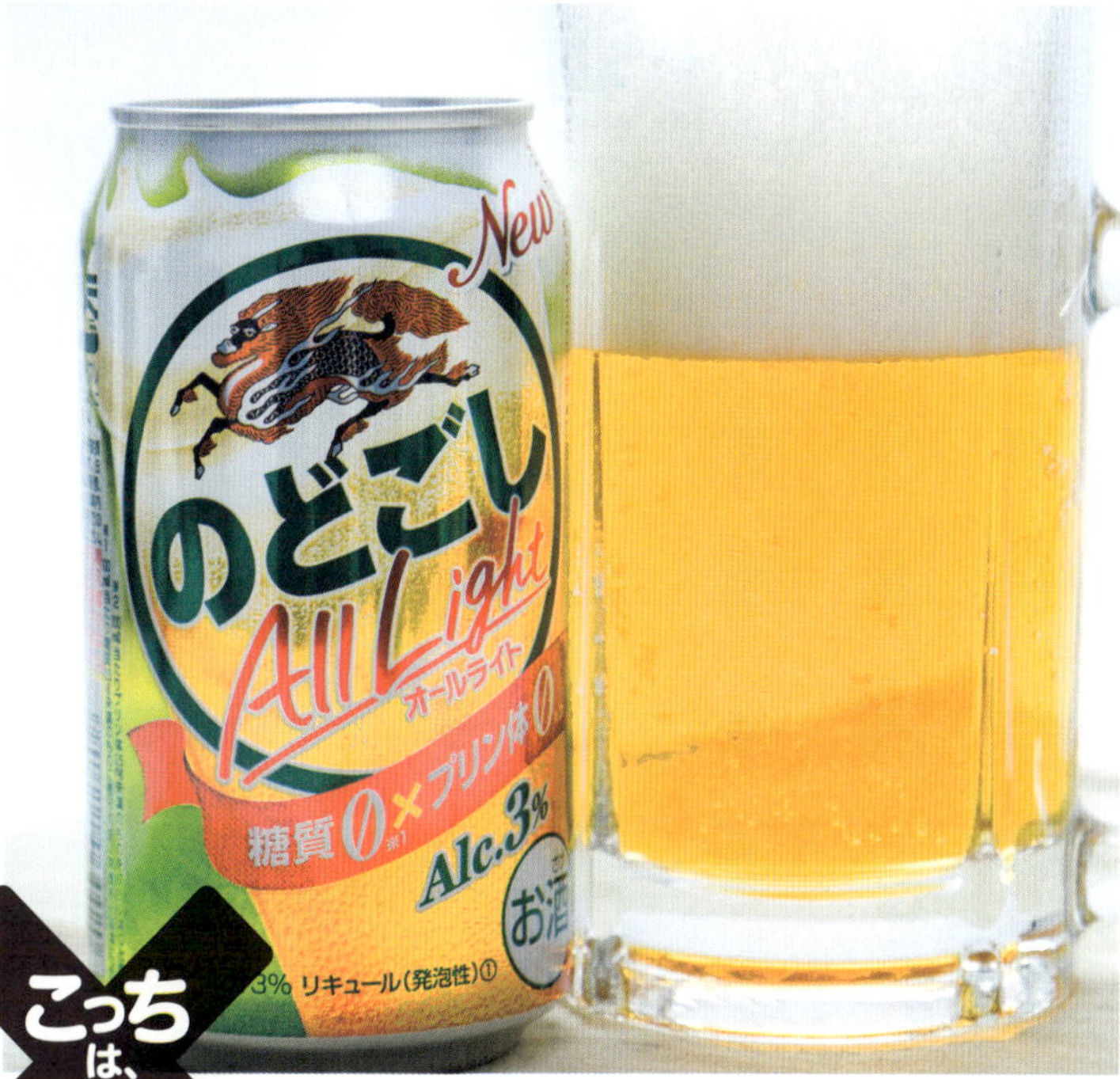

こっちは、ダメ

のどごし オールライト

（麒麟麦酒）

糖質が0gでカロリーが低いため、ダイエット時に手が伸びやすいが、香料、乳化剤、アセスルファムKが含まれているため×。

発泡酒（麦芽エキス、ホップ、糖類、食物繊維、大豆たんぱく、赤ワインエキス、香料、乳化剤、甘味料〈アセスルファムK〉）、大麦スピリッツ

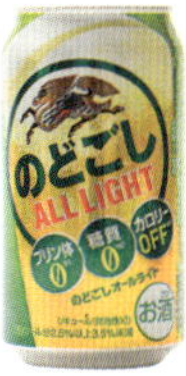

香料には合成が約150品目、天然が約600品目ある。中には危険性のあるものもあるが、添加量が通常0.01％以下と少なく、また使用される品目数が多いため一括名表示が認められている

水と油を混じりやすくするために使われる。合成のものが12品目あるうち6品目は安全性が高いが、そのほかは問題あり。しかし、一括名表示が認められているため、どれが使われているのかわからない

第三のビール

ビール系飲料には、ビール、発泡酒、第三のビールがあって、値段は第三のビールが一番安くなっていますが、そもそも第三のビールとは何でしょうか?

まずビールですが、これは麦芽にホップなどを加え、ビール酵母で発酵させたもので、原料（水とホップを除く）における麦芽の割合が3分の2以上のものです。次に発泡酒は、麦芽を原料の一部として発酵させたもので、ビールに比べて麦芽の割合が低いものです。

そして、第三のビールですが、これには2種類あります。1つは、発泡酒にスピリッツ（アルコール度数の高いお酒）を加えたもの、2つめは、麦芽を使わずにホップや糖類などを発酵させて、ビール風の味と香りに仕上げたものです。

ビール、発泡酒、第三のビールは原料や味に違いがありますが、

のどごし

（麒麟麦酒）

これもOK!

麦芽を使わずに、糖類や大豆たんぱくなどを発酵させることで作られている。危険性の高い合成甘味料やカラメル色素は使われていない。

ホップ、糖類、大豆たんぱく、酵母エキス

さらに大きな違いは酒税法に基づく税率です。ビールの税率が350mlあたり77円であるのに対して、発泡酒は47円、第三のビールは28円と安いため、それらの順で販売価格も安くなっているのです。

【金麦】の場合、発泡酒にスピリッツを加えたものです。添加物は使われていません。独特の香りがあって、飲み口もよいので、私は第三のビールの中では一番気に入っています。なお、「糖質が気になる」という人には、【金麦 糖質75％オフ】がよいでしょう。原材料は、「発泡酒（麦芽、ホップ、糖類、食物繊維）、スピリッツ（小麦）、炭酸ガス含有」です。食物繊維を入れることによって、糖質を減らしているのです。味は【金麦】と多少違いますが、まずくはないと思います。

一方、【のどごし オールライト】のほうは、糖質が0gで、カロリーも低いのですが、合成甘味料のアセスルファムKのほか、香料や乳化剤などの添加物が使われているので、避けたほうが賢明です。

クリアアサヒ

（アサヒビール）

これもOK!

【金麦】と同様に発泡酒にスピリッツを混ぜて作られている。危険性の高い合成甘味料やカラメル色素は添加されていない。

発泡酒（麦芽、ホップ、大麦、コーン、スターチ）、スピリッツ（大麦）

ワイン

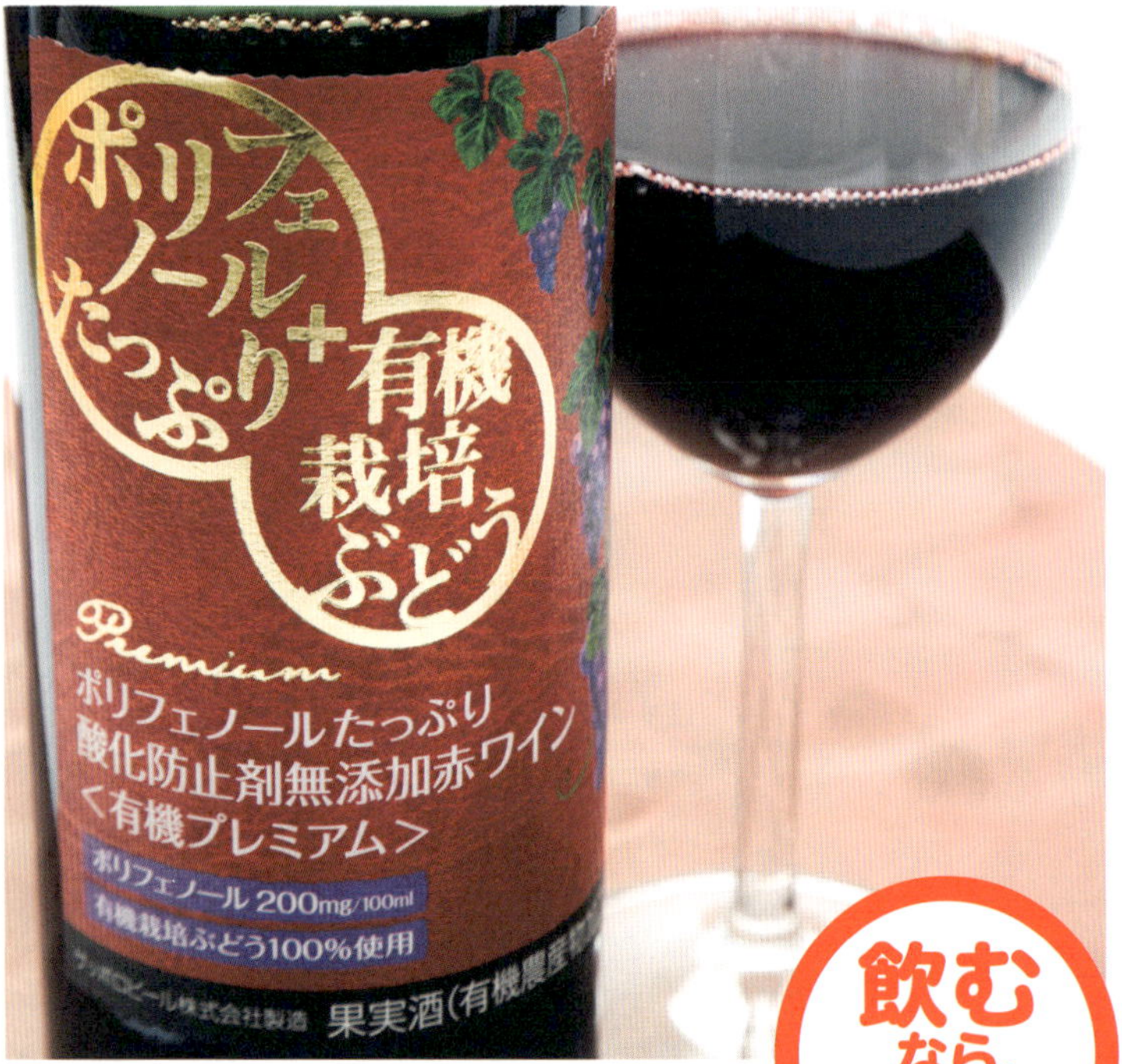

飲むならこっち

ポリフェノールたっぷり 酸化防止剤無添加赤ワイン

＜ 有機プレミアム ＞（サッポロビール）

輸入有機ぶどう果汁

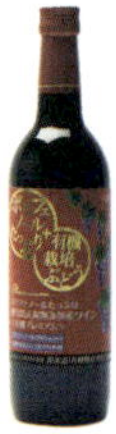

飲むならこっち。スーパーには何種類ものワインが並んでいるが、気軽に自宅で飲みたいときは、体にやさしい「無添加もの」を選ぶのがおすすめ。

ポリフェノール摂取のためにワインを飲みたい。でも、かえって危険なものが入っている製品も！

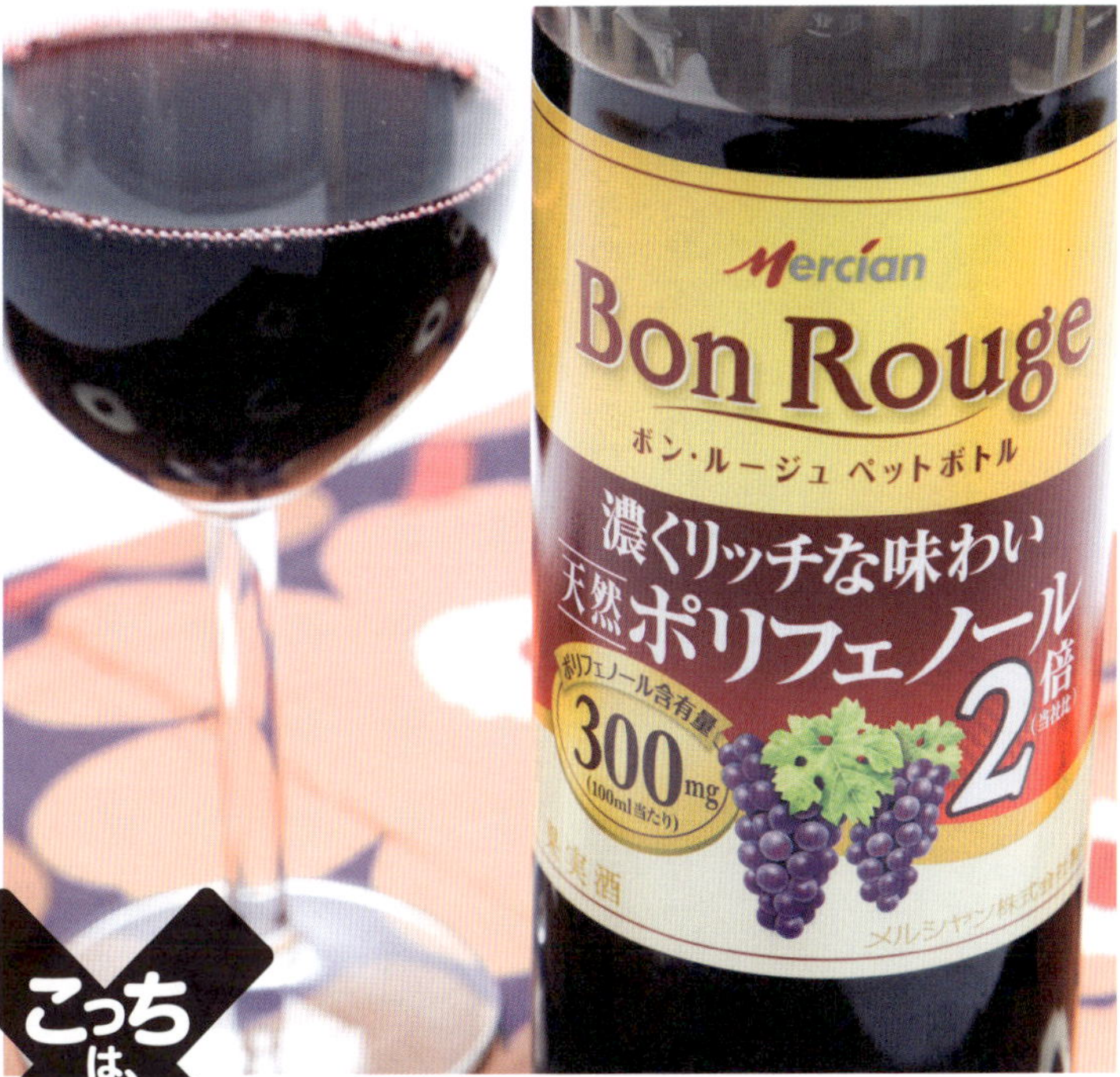

こっちは、ダメ

ボン・ルージュ（赤）

（メルシャン）

輸入ワイン、輸入ぶどう果汁 / 酸化防止剤（亜硫酸塩）

亜硫酸塩は簡略名で、実際には亜硫酸ナトリウム、次亜硫酸ナトリウム、ピロ亜硫酸カリウム、ピロ亜硫酸ナトリウム、二酸化硫黄のいずれか。いずれも胃や腸の粘膜を刺激しやすく、またビタミンB1の欠乏を引き起こし、成長を悪くする心配がある。ワインには通常二酸化硫黄が使われている

酸化防止剤である亜硫酸塩が添加されているので×。中には強い毒性があるとわかっているものもあり、さまざまな体へのリスクが心配される。

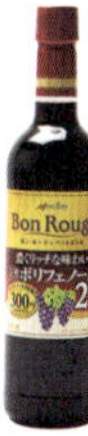

ワイン

今、市販のワインにある変化が起きています。それは、酸化防止剤無添加のワインが増えていることです。コンビニやスーパーのお酒売り場には各種のワインが並んでいますが、無添加ワインが多くなっています。おそらく無添加ワインの需要が増えているため、ワインメーカーが、販売を強化しているのでしょう。

外国産も含めて市販のワインには通常、酸化防止剤の亜硫酸塩が添加されています。これはほとんどが二酸化硫黄ですが、強い毒性があるのです。二酸化硫黄は気体を亜硫酸ガスともいい、火山の噴火ガスや工場排煙などにも含まれている有毒物質です。ちなみに、三宅島が噴火した際に住民が島の外に避難し、その後なかなか島に戻れませんでしたが、空気中の二酸化硫黄の濃度が高かったからです。

フルーティでおいしい 酸化防止剤無添加ワイン 赤

（アサヒビール）

これもOK!

酸化防止剤の亜硫酸塩が添加されていない。「ワインを飲むと頭痛がする」という人でも安心して飲むことができる。

輸入ぶどう果汁

ワインに二酸化硫黄を添加する目的は、酵母が増えすぎて発酵が進みすぎるのを抑えたり、雑菌を消毒したりするためです。それだけ二酸化硫黄の毒性が強いということです。ですから、二酸化硫黄が添加されたワインを飲むと、人によってはその影響で頭痛を起こします。私は添加物に関する講演を行った際に、「ワインを飲むと頭痛がする人は？」と必ず参加者に質問するのですが、４人に１人くらいは手を挙げます。しかし、そんな人でも無添加ワインを飲んだ時は、頭痛を起こさないのです。

二酸化硫黄を０・01％および０・０４５％含む水および赤ワインをラットに長期にわたって毎日飲ませた実験では、肝臓の組織呼吸に障害が認められました。厚生労働省は、ワイン中の二酸化硫黄の量を０・０３５％以下に規制しています。ということは、**二酸化硫黄入りのワインを飲み続けた場合、肝臓に悪影響が出る可能性が高い**ということです。

リラ ぶどう香るまろやか赤

（アサヒビール）

これもダメ

酸化防止剤の亜硫酸塩が添加されているので、その影響が心配される。人によっては、飲むと頭痛を起こす心配がある。また肝臓への影響も懸念される。

輸入ぶどう果汁 / 香料、酸化防止剤（亜硫酸塩）

日本酒

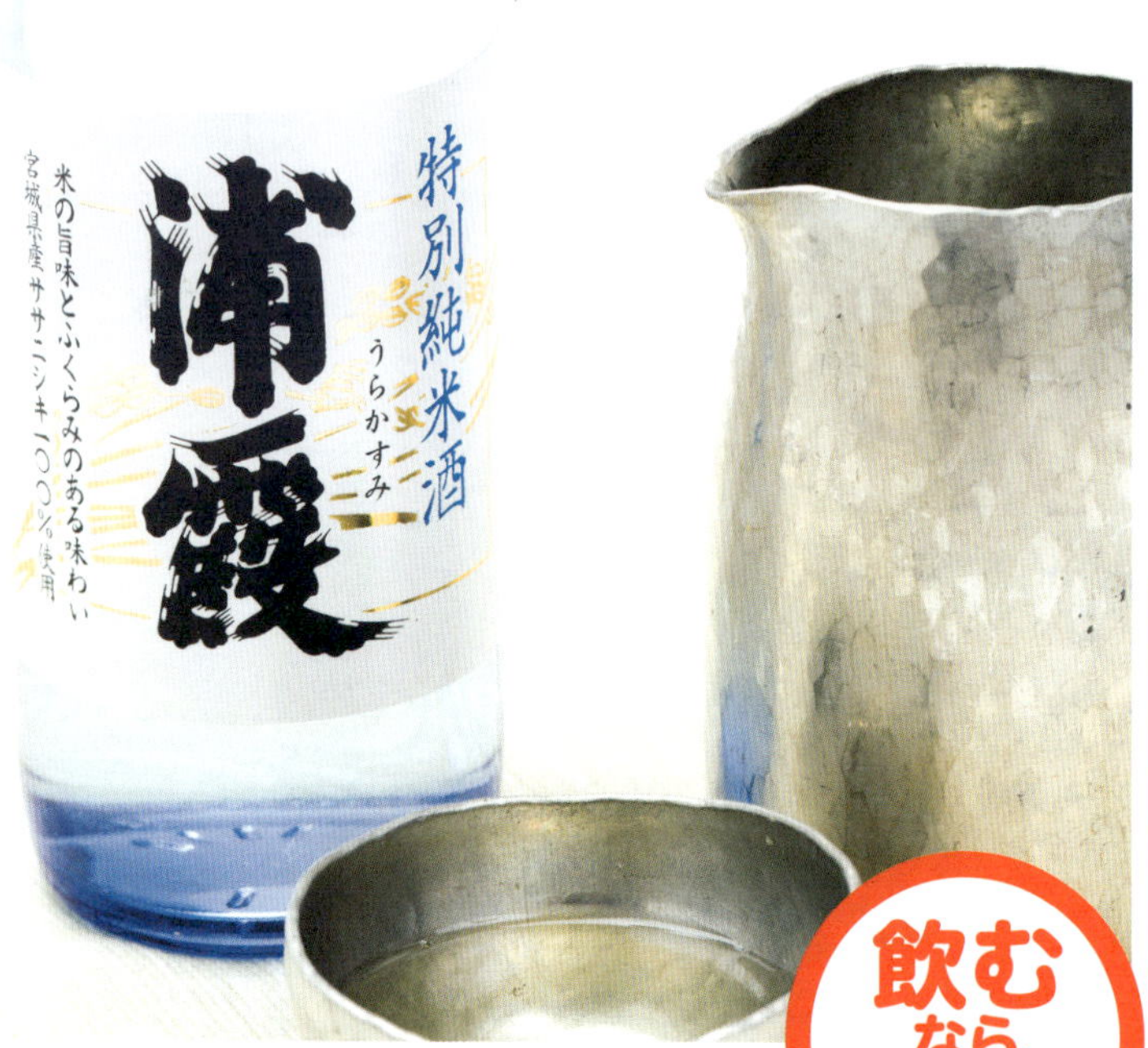

飲むなら、こっち

浦霞　特別純米酒

（佐浦）

米（国産）、米こうじ（国産米）

米、米こうじ及び水のみを原料として製造されている純米酒は、一般的に味もよく、悪酔いも少ないことが多いので、飲むならこっち。

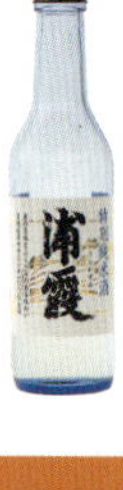

好き嫌いが分かれやすい日本酒だが、悪い印象を作っている正体とは!?

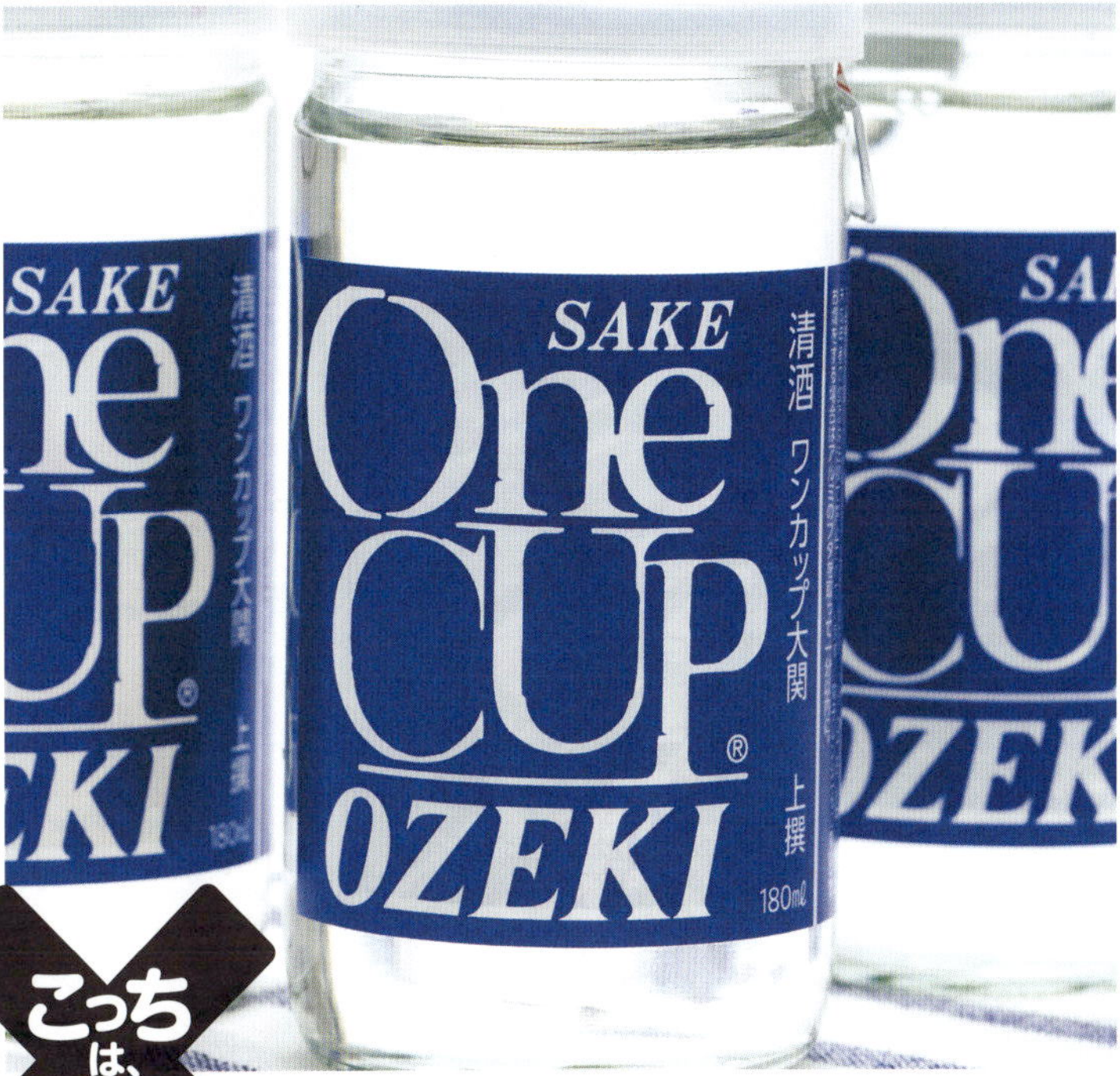

こっちは、ダメ

ワンカップ大関

（大関）

米（国産）、米こうじ（国産米）、醸造アルコール

食用に用いられるエタノール、つまりトウキビなどを原料とした蒸留酒のこと

醸造アルコールが加えられることで、ツンときてのどの通りが悪い日本酒になっているので、おすすめできない。

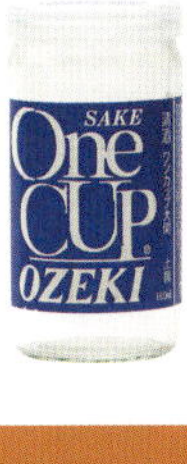

日本酒

「日本酒はツンときてまずい」「日本酒を飲むと悪酔いする」という声をよく耳にします。おそらくそう感じる人が多いので、日本酒の人気がだんだんなくなっているのだと思います。しかし、そう感じる人は、多分本来の日本酒とはいえないものを飲んでいるからでしょう。本来の日本酒を飲めば、そうした思いも払拭されるはずです。

コンビニやスーパー、あるいは酒店には各種の日本酒が売られていますが、**多くは本来の日本酒（これを純米酒という）に醸造アルコールを加えたもの**なのです。前ページの**【ワンカップ大関】**や**【白鶴まる】**などもそうです。

醸造アルコールは、とうもろこしや芋のデンプン、廃糖蜜などを原料として、発酵法によって大量に作られています。そのため値段

黄桜 通の純米冷酒

（黄桜）

これもOK!

大手酒造会社の製品だが、醸造アルコールを使っていない純米酒。そのため、ツンと鼻をつくにおいがなく、味もまろやかで、のどの通りもよい。

米、米麹

が安いのです。したがって、それを加えれば加えるほど、低コストの日本酒を作ることができるのです。しかしその結果、鼻にツンとくる、味も消毒用アルコールを混ぜたような、のどの通りの悪い日本酒になってしまうのです。

本来の日本酒は、米と米麹から作られるものです。つまり、米に含まれる炭水化物を麹菌によって糖分に変え、それを酵母で発酵させてアルコールにするのです。これが江戸時代から伝わる本来の日本酒で、純米酒といい、「純米酒」と表示されています。

これはあくまで私の経験ですが、純米酒を飲んだ翌朝は体がすっきりしていて調子がいいのですが、醸造アルコール入りの日本酒を飲んだ翌朝は、体に異物が入っているような、変な違和感を覚え、調子がよくありません。これは何度も経験していることです。この感覚が人によっては「悪酔い」と感じるのかもしれません。「日本酒がまずい」と感じている方は、ぜひ純米酒を一度飲んでみてください。

白鶴まる

（白鶴酒造）

飲まない方が安心！

醸造アルコールのほかに、糖類と酸味料を使っていて、本来の伝統的な日本酒（純米酒）とはだいぶ違う。ツンときて、のどの通りもよくない。

米（国産）、米こうじ（国産米）、醸造アルコール、糖類 / 酸味料

缶チューハイ

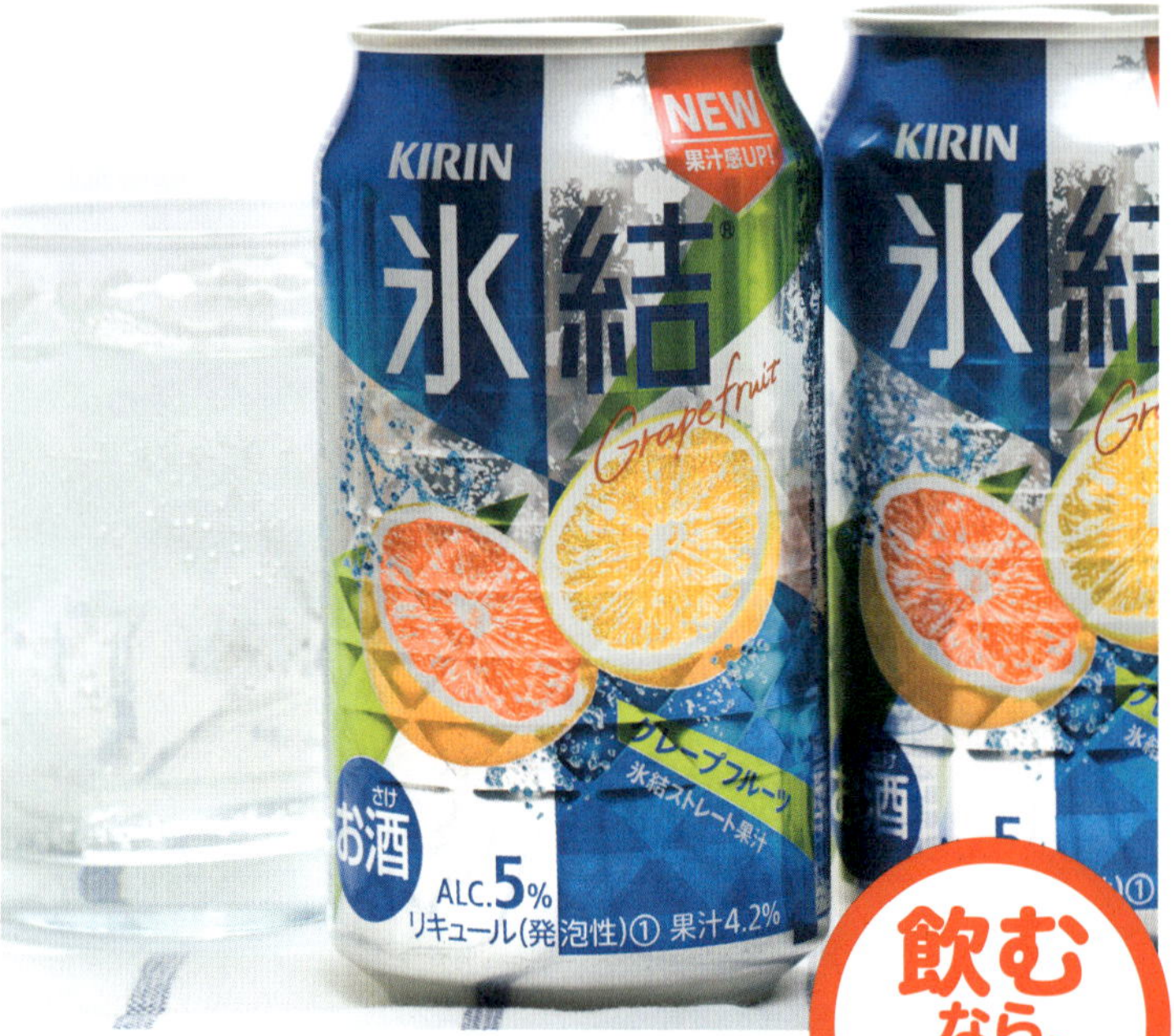

飲むなら、こっち

キリン氷結 グレープフルーツ

（麒麟麦酒）

グレープフルーツ果汁、ウォッカ、糖類 / 酸味料、香料

ぶどう糖や果糖などの単糖類およびショ糖や麦芽糖などの二糖類のこと

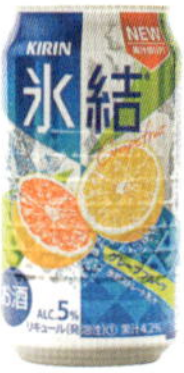

合成甘味料が使われていないので飲むならこっち。ただし糖類が使われ、1缶あたり糖質を16.1g、168kcal摂ることになるので、飲みすぎには注意したい。

基本的にはどれもあまりおすすめできない。
気にすべきは糖質の多さか、合成甘味料の有無か。

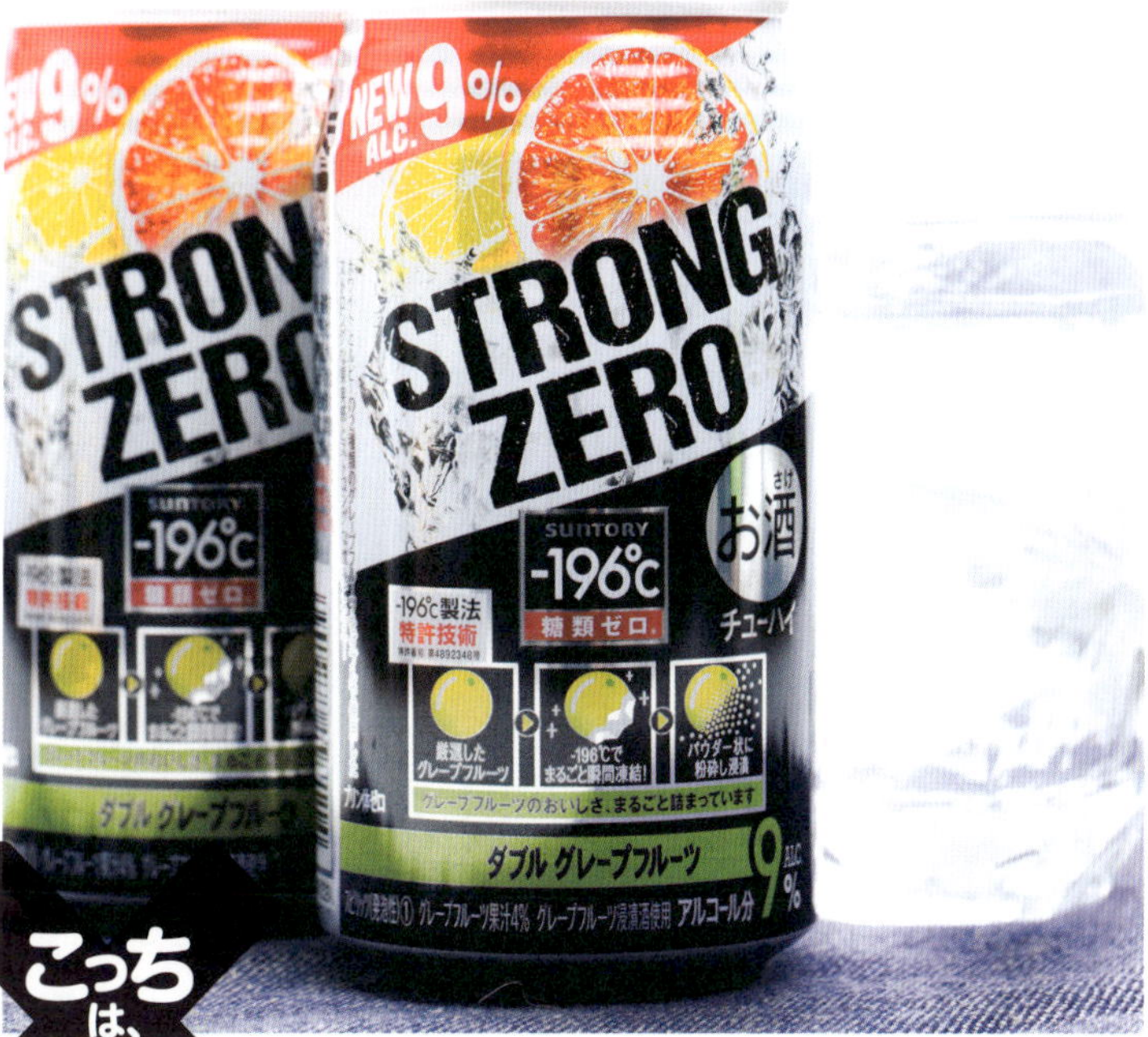

こっちは、ダメ

ストロングゼロ ダブルグレープフルーツ（サントリースピリッツ）

太りたくない人でも、将来の健康を気遣うなら、合成甘味料のアセスルファムＫとスクラロースが入っているものはNG。

グレープフルーツ、ウオッカ / 酸味料、香料、甘味料（アセスルファムＫ、スクラロース）、炭酸ガス含有

アセスルファムＫ：砂糖の約200倍の甘味があり、肝臓や免疫に対するダメージが心配される

スクラロース：非常に分解されにくい化学物質なので、人間の体内にとりこまれた際、全身に回って、免疫などのシステムを乱す心配がある

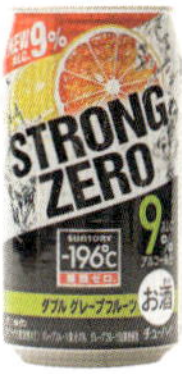

缶チューハイ

とくに若者や女性に人気のある缶チューハイですが、いずれの製品も甘味があります。その甘味は、砂糖などの糖類によるものと、合成甘味料によるものとに大別されます。

【キリン氷結 グレープフルーツ】や【こくしぼり グレープフルーツ】は、糖類が使われています。一方、【ストロングゼロ ダブルグレープフルーツ】や【もぎたて 新鮮オレンジライム】【チューハイ】は、糖類は使われておらず、代わりに合成甘味料のアセスルファムＫとスクラロースが使われています。

これまでにも何度もこれらの合成甘味料については、危険性を指摘しましたが、これらが添加された缶チューハイはＮＧです。

また、【キリンチューハイビターズ ほろにがグレープフルーツ】（麒麟麦酒）にもアセスルファムＫが使われているので、避けたほ

こくしぼり グレープフルーツ チューハイ

（サントリースピリッツ）

ギリギリOK!

危険性の高い合成甘味料は使われていない。酸味料や香料が添加されているが、ギリギリ OK。

グレープフルーツ、スピリッツ、グレープフルーツ浸漬酒、糖類 / 酸味料、香料、炭酸ガス含有

うがよいでしょう。このほか、【ほろよい もも】（サントリースピリッツ）や【極ZERO（ゴクハイ）レモン】（サッポロビール）には、合成甘味料は使われていません。

なお、**合成甘味料が使われていない缶チューハイの場合、糖類が使われているので、カロリーや糖類の摂りすぎが気になるところ**です。【キリン氷結 グレープフルーツ】は、1缶（350ml）あたり168kcalで、糖質を16・1g含みます。したがって、3缶飲むと、糖質を50g近く摂ることになるので、飲みすぎには注意してください。ちなみに、【ほろよい もも】も、1缶（350ml）あたり192・5kcalで、糖質（炭水化物）は32・9gと多いので、とくに注意が必要です。また、【極ZERO（ゴクハイ）レモン】は、1缶（350ml）あたり122・5kcalですが、糖質は0gです。ただし、天然甘味料のステビアが添加されています。

もぎたて 新鮮オレンジライム【チューハイ】

これもダメ

（アサヒビール）

合成甘味料のアセスルファムKとスクラロースが添加されているので×。とくにアセスルファムKは、肝臓にダメージを与える心配がある。

ウォッカ、オレンジ果汁、ライム果汁、オリーブ果実エキス、マルトデキストリン/酸味料、香料、甘味料（アセスルファムK、スクラロース）

ノンアルコールビール

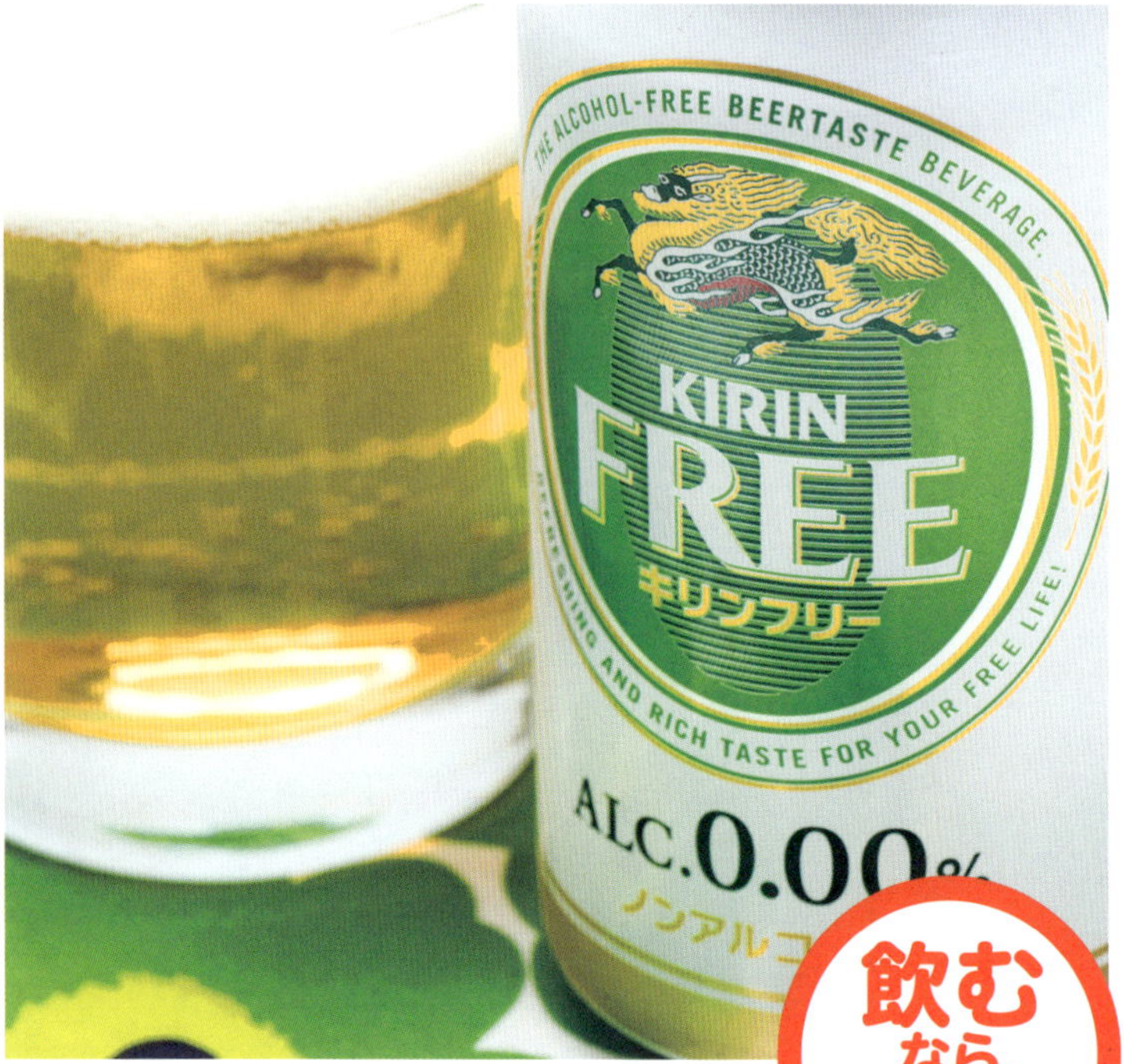

飲むなら、こっち

キリンフリー

（麒麟麦酒）

麦芽、糖類（果糖ぶどう糖液糖、水あめ）、ホップ／酸味料、香料

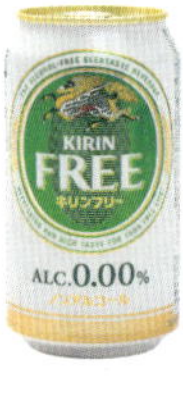

なかなか店頭で見かけなくなったが、危険な添加物が含まれず、ホップの自然な苦味と、ビールに近い見た目を楽しめるので○。

休肝日や運転する時、気にせずに飲む。
そんな人も、悪い添加物の有無を確かめてから。

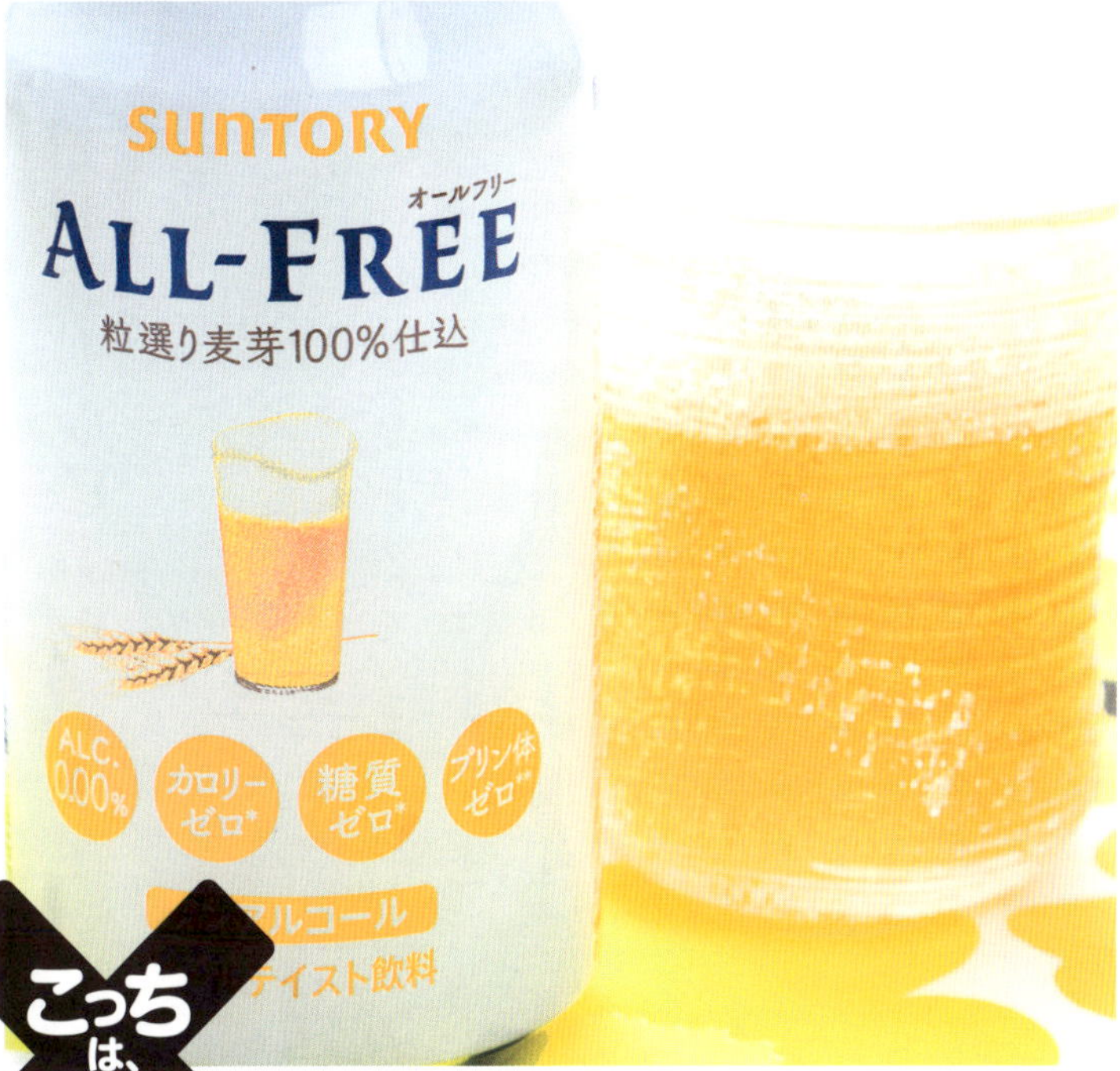

こっちは、ダメ

オールフリー

(サントリービール)

飲んではいけない。健康のためにアルコールを抜いたとしても、体に不安なアセスルファムKとカラメル色素を取り入れたら本末転倒。

麦芽、ホップ/香料、酸味料、カラメル色素、酸化防止剤(ビタミンC)、苦味料、甘味料(アセスルファムK)

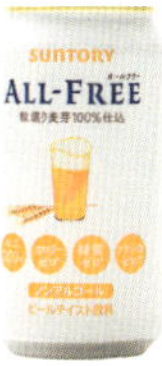

肝臓や免疫に対するダメージが心配される

コーヒー由来、ココアの豆由来、ホップの雌花由来など、いずれも自然のものなので問題はないといえる

４種類あるうち２種類には発がん性物質が含まれている。しかし、「カラメル色素」としか表示されず、どれが使われているかわからない点が不安

ノンアルコールビール

時々「ノンアルコールビールは何がいいですか?」と知り合いなどに聞かれることがあります。そんな時はすぐに「【キリンフリー】がいいですよ」と答えることにしています。

現在、ノンアルコールビールは【オールフリー】と【ドライゼロ】の人気が断然強く、スーパーやコンビニではこれらがずらっと並んでいます。ところが、【キリンフリー】はほとんど見当たりません。以前添加物について講演を行った際に、参加していた女性が「主人は【キリンフリー】はまずいと言って飲まない」と言っていました。おそらく同じような人が多いのでしょう。

しかし、**飲むのなら【キリンフリー】がおススメなのです。なぜなら、合成甘味料が使われておらず、添加物は酸味料と香料だけだからです。**

これもダメ

ドライゼロ

(アサヒビール)

「カロリーゼロ」「糖質ゼロ」と表示されているが、合成甘味料のアセスルファムKが添加されているのでNG。カラメル色素も不安要因になっている。

食物繊維、大豆ペプチド、ホップ/香料、酸味料、カラメル色素、酸化防止剤(ビタミンC)、甘味料(アセスルファムK)

一方、【オールフリー】や【ドライゼロ】には、アセスルファムKとカラメル色素が添加されており、それだけ危険性が高いといえます。これらの添加物を使うことで、カロリーを低くして、ビールらしい褐色を作り出しているのです。

私は【キリンフリー】を何度か飲んだことがありますが、ホップの自然な苦味とビールに似た色で、とくに「まずい」という印象はありませんでした。ですから、なぜ「まずい」という人が多いのか理解に苦しむのですが、おそらく多くの人は【オールフリー】や【ドライゼロ】の「カロリーゼロ」「糖質ゼロ」という宣伝文句に魅かれているのだと思います。

またアセスルファムKは、渋いような苦いような変な甘さなのですが、ホップの苦味にかき消され、それを感じない人が多いのだと思います。しかし、何度も言うようにアセスルファムKを含む飲料は飲まないほうが賢明です。

サッポロプラス

(サッポロビール)

これもダメ

「糖の吸収をおだやかにする」というトクホだが、合成甘味料のアセスルファムK、さらにカラメル色素も使われているのでNG。

難消化性デキストリン(食物繊維)、大豆ペプチド、ホップ/香料、酸味料、苦味料、カラメル色素、安定剤(大豆多糖類)、酸化防止剤(ビタミンC)、甘味料(アセスルファムK)

ノンアルコール飲料

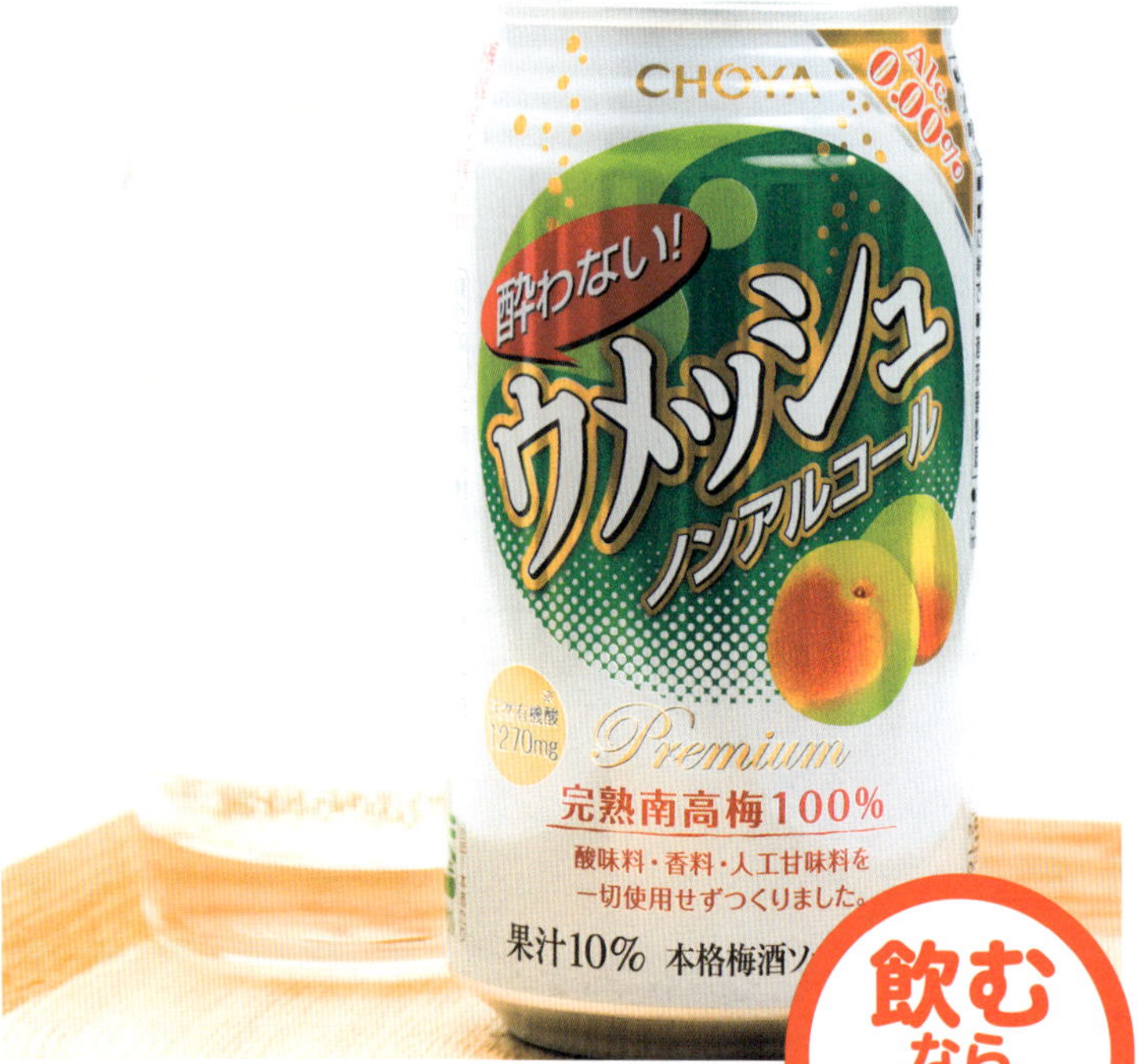

飲むならこっち

ウメッシュ ノンアルコール

（チョーヤ梅酒）

梅（和歌山産）、砂糖 / 炭酸

添加物の一種だが、多くの炭酸飲料に使われているものであり、安全性に問題はない

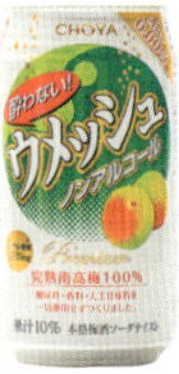

この手のジャンルにしては珍しく、炭酸以外は添加物が一切使われていないため飲むならこっち。まじめな製品づくりをする会社を応援したい。

ちょっぴりお酒の気分を味わいたいとき、一番安心して飲めるものはどれ？

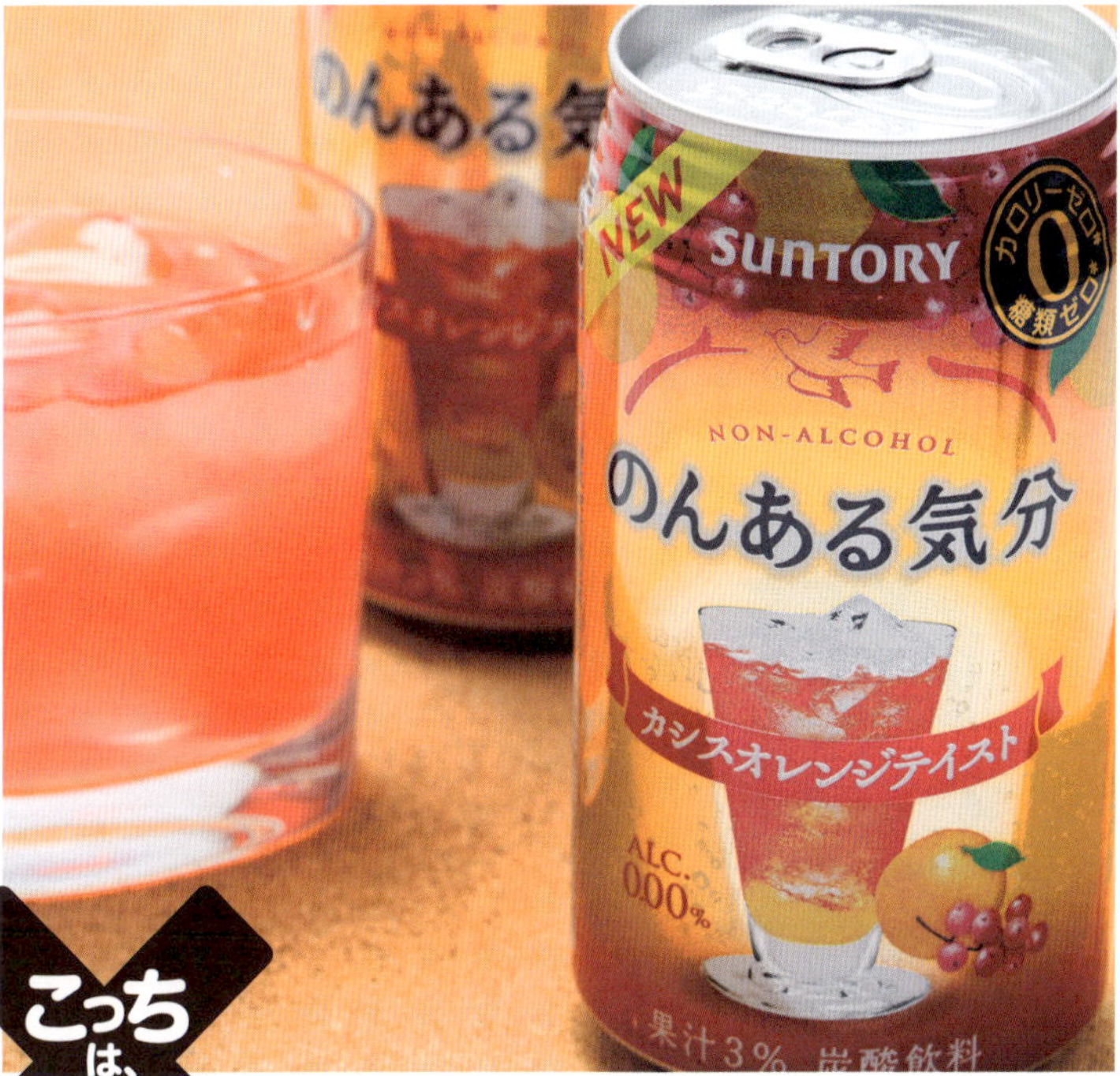

こっちは、ダメ

のんある気分 カシスオレンジテイスト（サントリースピリッツ）

酸っぱさ、甘さ、フルーティーな匂い、いずれもが酸味料、合成甘味料、香料で作られているものであるため、健康を気にするなら飲んではいけない。

カシス果汁、オレンジ果汁／酸味料、香料、甘味料（アセスルファムK、スクラロース）、野菜色素

アセスルファムK、スクラロース：体内にとりこまれた際、肝臓や免疫システムに対する悪影響が心配される

酸味料：一括名表示なので、何が使われているかわからない。どれも毒性はそれほどないが、一度に大量にとると口内や胃の粘膜を刺激する心配がある

野菜色素：ビートレッドやムラサキイモなどの野菜から抽出された赤い色素。安全性に問題なし

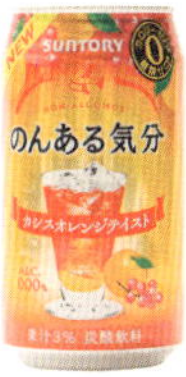

ノンアルコール飲料

【ウメッシュ　ノンアルコール】は、女優・高畑充希のテレビＣＭで知られている製品です。缶には「完熟南高梅１００％」「酸味料・香料・人工甘味料を一切使用せずつくりました」と表示されています。飲んでみたところ、うめの甘酸っぱい味がして、添加物が使われていないため、雑味のないスッキリとした味でした。これなら安心して飲むことができます。なお、炭酸（二酸化炭素）は添加物の一種ですが、多くの炭酸飲料に使われているものであり、安全性に問題はありません。

チョーヤ梅酒という会社は、基本的には添加物は使わない製品づくりを行っています。**合成甘味料や香料などの添加物を安易に使った製品づくりを行っている会社がほとんどの現況の中にあっては、珍しい会社**といえます。

まるで梅酒なノンアルコール

（サントリースピリッツ）

飲まない方が安心！

危険性の高い合成甘味料は使われていないが、カラメル色素が使われているので、飲まないほうが安心。

果糖ぶどう糖液糖、梅果汁（南高梅）、梅エキス（梅、砂糖）、梅酢 / 酸味料、香料、カラメル色素

一方、これと対照的な製品が、【のんある気分　カシスオレンジテイスト】です。カシス果汁とオレンジ果汁は使われていますが、このほか、酸味料ですっぱさを増し、香料で甘ったるいにおいを付け、さらに合成甘味料のアセスルファムＫとスクラロースで、人工的な甘味をつけているのです。

しかも、原材料名の文字が小さくて、見にくいという印象を受けます。サントリーの製品は、一般に他の大手メーカーに比べて原材料名の文字が小さく、わかりにくいものが多いのです。もっと文字を大きくして、消費者が一目でわかるようにしてほしいと思います。

なお、【ウメッシュ　ノンアルコール】の場合、栄養成分が表示されていませんが、同社のホームページによると、１００ｍｌあたり42ｋｃａｌで、炭水化物（ほとんどが糖質と考えられる）は10・５ｇ含まれます。１缶（３５０ｍｌ）は１４７ｋｃａｌで、炭水化物は36・75ｇ含まれますので、飲みすぎには注意しましょう。

巻末特典 1

食品添加物の基礎知識

■食品添加物とは？

食品添加物は、「食品の製造の過程において又は食品の加工若しくは保存の目的で、食品に添加、混和、浸潤その他の方法によって使用する物」（食品衛生法第４条）と定義されています。つまり、**食品を加工する際に添加するものであって、小麦や米、塩、砂糖などの食品原料とは明らかに別物ということ**なのです。ちなみに、食品衛生法は、１９４７年に定められた法律で、食品行政の要になっているものです。

添加物には、石油製品などから化学的に合成された〝合成添加物〟と、自然界にある植物、海藻、昆虫、細菌、鉱物などから抽出された〝天然添加物〟とがあります。２０１６年10月現在で、指定添加物（実際にはほとんどが合成添加物で、一部天然添加物）が４５４品目、既存添加物（すべて天然添加物）が３６５品目、使用が認可されています。どちらも、認可されているもの以外は使用することはできません。

なお、これらの添加物のほかに、〝一般飲食物添加物〟と〝天然香料〟というものがあります。一般飲食物添加物は、一般に食品として利用されているものを添加物の目的で使用するもので、約１００品目がリストアップされています。また、天然香料は、自然界の植物や昆虫などから抽出された香り成分で、なんと約６００品目がリストアップされています。ただし、これらはリストアップされているだけで、**実際にはリストにないものも使用することができます。**その点が、前の指定添加物と既存添加物との大きな違いです。

■原則は物質名表示

原材料の表示は、添加物も含めて食品表示法によって義務付けられています。**まず食品原料を多い順に記載**し、それが終わったら、**次に添加物を多い順に記載する**ことになっています。そして、食品原料と添加物の間には「／」などを入れることになっています。

添加物は、原則としてすべて物質名を表示することになっています。スクラロース、アセスルファムＫ、カラメル色素、亜硝酸Ｎａ、赤１０２といった具体的な名称が、物質名です。それらは用途によって、発色剤、酸化防止剤、着色料、保存料などに分類されています。そして、これらの用途名を併記することが義務付けられているものがあります（用途名併記）。たとえば、亜硝酸Ｎａは、「発色剤（亜硝酸Ｎａ）」と表示されていますが、これが用途名併記です。「甘味料（アセスルファムＫ）」、「着色料（赤１０２）」などもそうです。**用途併記が義務付けられている添加物は次の通りです。**

- **甘味料**……甘味をつける
- **酸化防止剤**……酸化を防止する
- **着色料**……着色する
- **保存料**……保存性を高める
- **漂白剤**……漂白する
- **発色剤**……黒ずみを防いで、色を鮮やかに保つ
- **防カビ剤**……カビの発生や腐敗を防ぐ
- **糊料（増粘剤、ゲル化剤、安定剤）**……トロミや粘性をもたせたり、ゼリー状に固める

なお、着色料の場合、添加物名に「色」の文字がある場合、用途名を併記しなくてよいことになっています。たとえば、「カラメル色素」は、「色素」の文字があるので、用途名は併記されていません。着色料と書かなくても、使用目的がわかるからです。それから、これが重要なことなのですが、**用途名併記の添加物は、毒性の強いものが多い**のです。ただし、すべて毒性が強いというわけではなく、中には酸化防止剤の「ビタミンE」や「ビタミンC」、着色料の「β-カロチン」などのように毒性がほとんどないものもあります。

■実際には物質名表示はわずか

　ですから、表示を見ればどんな添加物が使われているのか、すべて具体的にわかるはずなのですが、実際には違うのです。**「一括名表示」という大きな抜け穴があって、大半の添加物は物質名が表示されていない**のです。

　一括名とは、用途名とほぼ同じで、たとえば、酸味料の乳酸、クエン酸、リンゴ酸を使ったとします。この場合、酸味料という一括名を表示すればよいのです。**一括名表示が認められている添加物は、次のようなものです。**

- **香料**……香りをつける
- **乳化剤**……油と水を混じりやすくする
- **調味料**……味付けをする
- **酸味料**……酸味をつける
- **膨張剤**……食品を膨らます
- **pH調整剤**……酸性度やアルカリ度を調節し、保存性を高める
- **イーストフード**……パンをふっくらさせる

- **ガムベース**……ガムの基材となる
- **チューインガム軟化剤**……ガムを軟らかくする
- **豆腐用凝固剤**……豆乳を固める
- **かんすい**……ラーメンの風味や色合いを出す
- **苦味料**……苦味をつける
- **光沢剤**……つやを出す
- **酵素**……たんぱく質からできた酵素で、さまざまな働きがある

なお、**一括名表示が認められている添加物の場合、多くはそれほど毒性の強いものではありません。**そのため、厚生労働省も、物質名ではなく一括名を認めているという面がなくはありません。しかし、乳化剤のポリソルベートのなかには、発がん性が疑われるものがあり、また、香料のなかにも毒性の強いものがあるのも事実です。

このほか、**表示免除が認められている添加物があります。**つまり、添加物を使っていても、表示しなくてよいのです。それは、次の3種類です。

まず、**栄養強化剤（強化剤）。これは、食品の栄養を高めるためのもの**で、ビタミン類、アミノ酸類、ミネラル類があります。体にとってプラスになり、安全性も高いと考えられ

ているので、表示が免除されているのです。ただし、メーカーの判断で表示してもかまいません。

次に、**加工助剤。これは、食品を製造する際に使われる添加物で、最終的に食品には残らないもの、あるいは残っても微量で食品の成分には影響を与えないもの**です。たとえば、塩酸や硫酸がこれにあたります。これらは、たんぱく質を分解するなどの目的で使われていますが、水酸化ナトリウム（これも添加物の一つ）などによって中和して、食品に残らないようにしています。この場合、加工助剤とみなされ、表示が免除されます。

もう一つは、**キャリーオーバーで、原材料に含まれる添加物のこと**です。たとえば、せんべいの原材料は、米としょうゆですが、しょうゆのなかに保存料が含まれることがあります。この際、その保存料がせんべいに残らないか、残っても微量で効果を発揮しない場合、キャリーオーバーとなります。キャリーオーバーは、表示免除となるため、「米、しょうゆ」という表示になります。

このほか、店頭でバラ売りされているパン、ケーキ、飴なども、添加物の表示をしなくてよいことになっています。つまり、**容器に入っていない食品は、添加物を表示しなくてもよい**のです。

巻末特典 2

がん・心臓病・脳卒中を防ぐコツ

■がんはなぜ起こる

「健康に長生きしたい」と切望している人は多いと思いますが、それは十分可能なのです。40代からの死亡原因は不慮の事故と自殺を除けば、ほとんどが何らかの病気です。したがって、死に至る病を防ぐことができれば、健康に長生きできることになります。

現在、死亡原因の第1位はがんで、3人に1人ががんで死亡しています。そして、がんを発病している人は2人に1人とされています。これは、国立がん研究センターが2014年に発表した男性の60％、女性の45％ががんを発病しているというデータに基づくものです。

死亡原因の第2位は心臓病で、第3位が肺炎、第4位が脳卒中です。それ以降は不慮の事故や自殺などです。肺炎による死亡が多いのは、高齢者が増えているためです。高齢になると、どうしても免疫力が低下していきます。すると、肺にもともと棲みついている細菌やウイルスなどが増殖して炎症を起こします。その結果、呼吸が困難となり、死に至るのです。したがって、肺炎による死亡は、ある意味では老衰死に近いものといえるでしょう。

この肺炎を除くと、**死亡原因のほとんどはがん、心臓病、脳卒中ということになります。**これらが原因で亡くなる人は、全死亡者の約55％に上ります。ですから、40代以降も健康に生きていくためには、これらの病気を防ぐことが何より重要なのです。

がんの原因は、放射線、ウイルス、化学物質、紫外線などです。これらが、細胞の遺伝子を破壊したり、変形したりするなどして突然変異を起こし、その結果、細胞ががん化してしまうのです。がん細胞が増殖したものが、がんです。ですから、それらの影響を減らせば、がんを防ぐことは可能なのです。

男性で多いがん（２０１４年）は、胃がん、肺がん、前立腺がん、大腸がん、肝臓がんです。女性では、乳房がん、大腸がん、胃がん、肺がん、子宮がんです。このうち、死亡者が多いのは、男性では肺がん、胃がん、大腸がん、女性では大腸がん、肺がん、胃がんの順になっています。

死亡者の多い、**胃がんと大腸がんは消化器に発生するがんで、食べ物が関係していると考えられます。**本文でも書きましたが、ハムやウインナーソーセージなどの加工肉に含まれる発色剤の亜硝酸Ｎａが大腸がんと関係していますし、また、明太子やたらこなどの塩蔵魚卵に含まれる亜硝酸Ｎａは、胃がんと関係しています。さらに、練うにに含まれるタール色素も、胃がんと関係していると考えられます。ですから、これらの添加物が含まれる食品を避けることによって、大腸がんや胃がんの発生を減らせるのです。

■発がん性物質の摂取を減らそう

実は私たちの体はがんを防ぐための機能を持っています。細胞の遺伝子は、放射線や化学物質などの影響を受けて壊れたり、変形したりしますが、遺伝子はそれを修復する働きを持っているのです。つまり狂いが生じると、常に正しい構造に修復されているのです。これを「ＤＮＡの修復」といいます。

たとえば、ＤＮＡの４つの塩基のうちの１つが、化学物質の影響で変化すると、それを切り取って除去したのち、空いたところに改めて正常な塩基を補充して、ＤＮＡを正常にすることができるのです。ところが、**狂いを起こす要因が多すぎると、修復が間に合わなくなってしまい、異常な細胞が生まれてがん細胞になる**と考えられます。ただし、これだけではがんは発生しません。体の免疫ががん細胞を破壊しているからです。

免疫は、ウイルスや細菌などの「外敵」を攻撃して、体を守るシステムですが、それは、がん細胞にも作用するとされています。ですから、化学物質などの影響でがん細胞が誕生しても、免疫が機能していれば、それを駆逐することができるわけです。

こうした防御機構は、私たちの体のあらゆる臓器や組織が備えています。ところが、遺伝子に害作用をもたらす要因があまりにも多すぎると、遺伝子の修復が間に合わずにがん細胞が発生し、さらに免疫もがん細胞があまりにも多すぎで破壊できないとなると、当然ながらがん細胞が残ってしまうことになります。すると、それが増殖して、ついにがんが発生すると考えられています。

胃や大腸にあまりにも多くの発がん性物質が入り込んできて、これらの防御機構が働かないと、がん細胞が発生し、それが増殖して胃がんや大腸がんになると考えられます。したがって、**日々の食生活で、胃や大腸に入り込む発がん性物質を減らす必要があるのです。**また、腸から吸収された発がん性物質は血液の流れに乗って、肝臓や膵臓、腎臓などに到達すると考えられます。したがって、発がん性物質の摂取を減らすことは、それらのがん発生を減らすことにもなると考えられます。

■心臓病・脳卒中は防げるか

死亡原因の第2位である心臓病と第4位の脳卒中については、発生する部位は違っていますが、基本的には血管の障害によって起こるものです。ちなみに、脳卒中と心臓病による死亡は、死亡者の４人に１人となっています。

脳卒中のうち、**脳出血やくも膜下出血は、血管が破れて起こるものですから、血管を丈夫にすれば、防ぐことができます。**そのためには、コラーゲンを十分に摂取することです。**血管は血管細胞とコラーゲンによってできています。**したがって、コラーゲンを摂取することで、それを基に体内でコラーゲンが十分生成されて、血管が丈夫になれば、血管は破れにくくなるのです。

トクホ・栄養・機能性食品のコラーゲン食品の項で述べたように、**【**ゼライス**】**などのゼラチンパウダーによって、コラーゲンを摂取するようにしてください。また、コラーゲンを多く含む、牛すじや鶏軟骨、鶏もも肉、鶏手羽先、鶏皮、豚レバー、豚スペアリブ、豚こま切れ、ハモ皮、ハモ肉、ウナギ、サケの皮、チリメンジャコ、イカ、エビ、アサリ、シメサバ、マグロ、フカヒレ、エイヒレ、くらげ、かまぼこなどを積極的に食べるようにしてください。

一方、心臓病の心筋梗塞や狭心症、脳卒中の脳梗塞は、血管が詰まることで起こる病気です。これは動脈硬化が原因ですが、**最近では動脈硬化は単にコレステロールによって起**

こるのではないことが分かってきました。東海大学の大櫛陽一名誉教授は、「動脈硬化を起こす本当の原因は血管の炎症であり、ＬＤＬ（悪玉）コレステロールは、その炎症を修復する目的で細胞膜の材料を届けに集まっていただけにすぎない」（大櫛陽一著『コレステロール・血圧・血糖値　下げるな危険‼　薬があなたの体をダメにする』永岡書店刊より）と述べています。

つまり、動脈硬化を起こした血管にはコレステロールが溜まっているが、それは、血管に発生した炎症、すなわち傷を修復するためにコレステロールが運ばれてきただけであって、**本当の原因は、血管の炎症（傷）にある**というのです。

血管に傷をつける原因は、タバコの煙に含まれる有害物質や活性酸素、過酸化脂質などが挙げられています。また、本文でも述べたように血管中を異物となって移動する合成甘味料のアセスルファムＫやスクラロースも血管に傷をつける可能性があると考えられます。したがって、これらの原因物質を減らすことが動脈硬化を防ぎ、結果的に心筋梗塞や狭心症、脳梗塞を予防することにつながると考えられるのです。

とくに危険な添加物一覧

臓器や免疫システムに障害をもたらす可能性のあるもの

「甘味料」アセスルファムK、スクラロース

発がん性の疑いがあるもの

「着色料」タール色素（赤色2号、赤色3号、赤色 40 号、赤色 102 号、赤色 104 号、赤色 105 号、赤色 106 号、黄色4号、黄色5号、青色1号、青色2号、緑色3号）、二酸化チタン、カラメルⅢ、カラメルⅣ

「甘味料」アスパルテーム・L- フェニルアラニン化合物、ネオテーム、サッカリン、サッカリン Na（ナトリウム）

「発色剤」亜硝酸 Na（ナトリウム）

※亜硝酸 Na そのものではなく、それが化学変化したニトロソアミン類に強い発がん性が認められている。

「防カビ剤」 OPP（オルトフェニルフェノール）、OPP-Na（オルトフェニルフェノールナトリウム）、ピリメタニル、フルジオキソニル

「漂白剤」過酸化水素

「乳化剤」ポリソルベート 60、ポリソルベート 80

「酸化防止剤」BHA（ブチルヒドロキシアニソール）、BHT（ジブチルヒドロキシトルエン）

「小麦粉改良剤」臭素酸カリウム

急性毒性が強く、臓器などに障害をもたらす可能性のあるもの

「防カビ剤」イマザリル、ジフェニル、アゾキシストロビン

「漂白剤」亜硫酸 Na（ナトリウム）、次亜硫酸 Na（ナトリウム）、ピロ亜硫酸 Na（ナトリウム）、ピロ亜硫酸 K（カリウム）、二酸化硫黄

「保存料」安息香酸 Na（ナトリウム）、パラベン（パラオキシ安息香酸エステル類）

※安息香酸 Na はビタミンCと化学反応を起こして、人間に白血病を起こすベンゼンに変化することがある。

催奇形性の疑いがあるもの

「防カビ剤」 TBZ（チアベンダゾール）

「酸化防止剤」EDTA-Na（エチレンジアミン四酢酸ナトリウム）

おわりに

先日、大学時代からの友人である医師が大腸がんと診断され、手術を受けました。またその数年前には、やはり大学時代からの知人女性が大腸がんで手術を受けています。さらに中学の同級生だった女性も大腸がんと診断され、それが脳や肺に転移し、命を落としています。このほか、私の周辺では子宮がんや肝臓がんなどになっている人が何人もいます。

今や日本人の2人に1人ががんになる時代となり、がんは私たちが生きていくうえで、最大の障壁となっていると言っていいでしょう。つまり、がんにならないこと、もしなってしまった場合は、それを何とか克服していくことが、健康に長生きするために必須になってきているのです。

また、40代以降は心臓病や脳卒中で命を落とす人が多くなっています。これらをいかにして防いでいくかも、健康に長生きするためには必要です。

おそらく私たちの体は、自己を正常に維持するために毎日必死に働いているのだと思います。つまり、傷ついた遺伝子を修復したり、発生したがん細胞を駆除したり、あるいは傷ついた血管壁を修復したり、体内に侵入してきた病原体をやっつけたり……。体は常に戦っているのだと思います。

ところが、文明化した現代社会で生きる我々人間は、それを上回るような悪影響を体にもたらしているのでしょう。その結果、がんが発生したり、心筋梗塞や脳梗塞などが起こっていると考えられます。

したがって、体の状態を正常に保つためには、それらの悪影響を意識して減らしていくことが必要なのです。そうしないと、やがては重い病気になって、命を縮めることになってしまうのです。

本書では、ふだんからよく食べている食品に着目し、それらのなかでがんになる心配のない製品、あるいは体に障害の発生する心配のない製品をお示ししています。またその逆の製品も示しています。日々の生活でお役に立てていただければ幸いです。

なお、本書の編集・制作にあたっては、サンクチュアリ出版・編集長の橋本圭右さんにたいへんお世話になりました。この場を借りて、感謝の意を表したいと思います。

２０１６年11月　渡辺雄二

主な参考文献

「スクラロースの指定について」（厚生労働省行政情報）

「アセスルファムカリウムの指定について」（厚生労働省行政情報）

『第7版　食品添加物公定書解説書』（谷村顕雄ほか監修、廣川書店刊）

『食品添加物の実際知識　第3版および第4版』（谷村顕雄著、東洋経済新報社刊）

『既存天然添加物の安全性評価に関する調査研究－平成8年度厚生科学研究報告書－』
（厚生省生活衛生局食品化学課監修、日本食品添加物協会発行）

『天然添加物の安全性に関する文献調査　平成3年3月』（東京都生活文化局発行）

『平成9年度委託調査報告書　天然添加物の安全性に関する文献調査　平成10年5月』
（東京都生活文化局消費者部発行）

『発がん物質事典』（泉邦彦著、合同出版刊）

40代から食べるなら、どっち!?

2016年12月1日 初版発行

著者　渡辺 雄二

写真　榊 智朗
デザイン　井上 新八
営業　二瓶 義基／筑田 優（サンクチュアリ出版）
編集　橋本 圭右（サンクチュアリ出版）
進行管理　小林 容美（サンクチュアリ出版）

原本編集　新関 拓

印刷・製本　株式会社シナノパブリッシングプレス

発行者　鶴巻謙介
発行所　サンクチュアリ出版
〒151-0051　東京都渋谷区千駄ヶ谷 2-38-1
TEL 03-5775-5192　FAX 03-5775-5193
http://www.sanctuarybooks.jp
info@sanctuarybooks.jp

ISBN978-4-8014-0031-3

※本書に掲載されている企業名、商品名、成分データは2016年10月当時のものです。